まんが 押川先生、

「抗がん剤は危ない」って本当ですか？

押川勝太郎
おちゃずけ

JN052706

光文社新書

はじめに

おちゃずけ

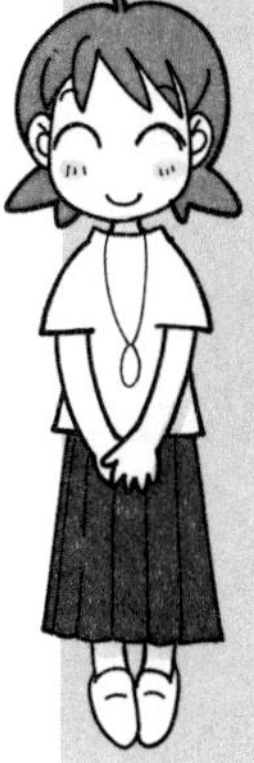

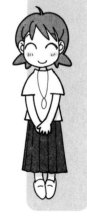

はじめまして、まんが家のおちゃずけです。

私は、自分はがんになっても「抗がん剤だけは絶対やらない！」と決めていました。

もともと、ダイエットが趣味で、食事や健康情報に敏感。

妊娠をきっかけに、さらに拍車がかかり、食べ物はなるべくオーガニック。病気になっても、極力病院に行かず、免疫力を上げて自然治癒力で治す。愛読書は、『家庭でできる自然療法』――。

……そんな私にとって「抗がん剤は猛毒」、体に毒を入れたら「免疫力が下がって、かえってがんと闘えなくなる」、そう頑《かたく》なに信じていました。

そんな私の意識を変えたのは、友人の妹さんの乳がんの闘病でした。

彼女は2児のママ。待望の2人目を妊娠中にがんが発覚。帝王切開で出産後、すぐに治療を開始しました。子どもたちのためにも、必ず生き抜くと、前向きに闘病。抗がん剤治療にも積極的に励んでいました。

幸い、抗がん剤はよく効き、腫瘍は縮小。副作用もほとんどなく、よく食べ、元気で育児に動き回る姿に、親友も私も驚き、安堵《あんど》しながら見守っていました。

……しかし、数カ月後、がんは肺に転移。

それをきっかけに、彼女の病院への不満と治療への不信が膨れ上がりました。

そんな時に、ある代替療法と出会い、彼女の治療に対する姿勢が一変していきました。その治療法の指導者が勧める食事法や、様々な機材、温熱療法、アーシングなどを次々に取り入れ、さらには、抗がん剤も通院も止めてしまったのです。

しばらくは、生き返ったように元気になった彼女でしたが、徐々に体調は悪化。やがて体のあちらこちらが痛み始め、首一つ動かせなくなった頃……。

家族の強い説得で病院に戻り、その1週間後に亡くなりました。


彼女の死は、姉である私の友人はもちろん、私にも大きな悲しみとなりました。と同時に、たくさんのことを私に気づかせてくれました。その一つが、私が今まで信奉してきた、自然療法や代替療法に対する疑問でした。

私が、抗がん剤や標準治療などの病院での医療を拒否していたのは、その根底にがんに対する強い「恐怖」があったからです。

真正面からがんについて学び、向かい合うことを避け、「必ず治る」「手術をしなくてもよい」などの自分にとって耳あたりのよい言葉だけを集めて安心したかったのです。

でも、彼女が投げかけてくれた疑問を無駄にしないためにも、今のがん医療について、もう一度学び直してみよう――。

そう決意した時、出会ったのが押川《おしかわ》勝《しょう》太《た》郎《ろう》先生でした。

押川先生がYouTubeで配信されている動画には、

「抗がん剤の発展は、その副作用を抑える薬の発展である」こと

「薬は、副作用や痛みが出る前に、予防的に飲む」こと

「標準治療は〝並〟の治療法ではなく、選び抜かれた最高水準の治療である」こと

……などが、繰り返し、繰り返し、語られています。

どれもこれもが、私には目からウロコの驚きの情報でした。

そして、押川先生の動画をクリックするたびに、がんに対する漠然とした「恐怖」が、す

こしずつ薄らいでいきました。

　押川先生は、「恐怖は、闘うべき相手の正体が見えない時、増幅します。逆に、相手の正体を徹底的に学んだ時、闘い方が明確になり、生き延びる確率は格段に上がるのです」と語られています。

　この本は、私自身が、がんを知らないことからくる「恐怖」を克服するために、押川先生に取材を重ね、描かせていただきました。

「2人に1人はがんになる時代」

　このまんがが、いつか来る、がんと向き合うその時に、少しでもお役に立てれば嬉しいです。

　最後になりましたが、この本を描くきっかけを作ってくれた、友人の金沢福美さん、妹の美和さんに、心より感謝いたします。

まえがき

押川勝太郎

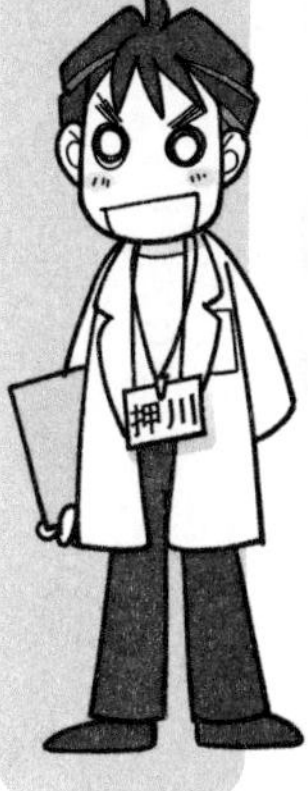

こんにちは。現役がん治療医でYouTuberの押川勝太郎です。

近年、がん治療の発展が著《いちじる》しいことは、報道などでよく知られています。

一方で、がんにまつわる都市伝説や間違った噂なども様々に出回っており、いったい何を信じていいのかわからない人も多いはずです。

せっかくがん治療が発展しているのにその恩恵を享受できない、それどころか、とんだ被害に遭ってしまったという残念な例も後を絶ちません。

がんの専門家が集まるがん関連の学会は、がんばって正しい情報の啓発活動をしていますが、そのことを知っている一般の方はあまり多いとはいえないでしょう。

最近ではＳＮＳやYouTubeなどに、センセーショナルな、あるいは不安を煽《あお》るような関連コンテンツが溢《あふ》れています。

医学的に正しいがん治療の情報を伝えればよいというだけではもはや通用せず、どうすれば無理なく、わかりやすく知ってもらえるかということを、私はずっと考えてきました。

世の中の人はいろいろな先入観にとらわれ、理解の程度も分かれています。大勢の人に伝える最も効果的な方法は、がん専門医としてYouTubeで平易に語ることだと思うに至り、この6年間ずっと「がん防災チャンネル」を運営してきました。

ただ、視聴時間のかかる動画を見ない人もいますし、「がん防災チャンネル」の動画は1500本以上もあるため、初めての方はどこから見てよいのか迷ってしまうでしょう。かといって、活字だけの本は読みたくない、その気力がない人もたくさんいます。

そういう意味で、がん治療の実際を理解していただくためのお手伝いを、まんがという手法でお届けできたらいいなと願っていました。

そんな時、おちゃずけさんが私にお声掛けしてくださったのは、まさに渡りに船でした。

私のYouTube「がん防災チャンネル」の内容をもとに、オリジナルストーリーと2人の患者さんの体験談をまんがで描いてくださっています。

近年のがん治療は、発展とともに、非常に複雑化しています。

しかし、自分に最適ながん治療の見つけ方や、戦略的ながんとの共存の仕方は、じつはそれほど難しいことではないことを、ぜひこの本を通じて知っていただければ幸いです。

『押川先生、「抗がん剤は危ない」って本当ですか？』目次

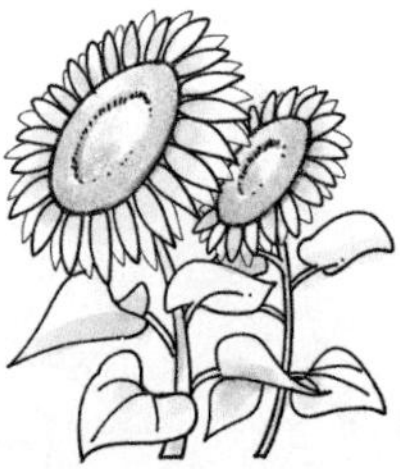

特別編

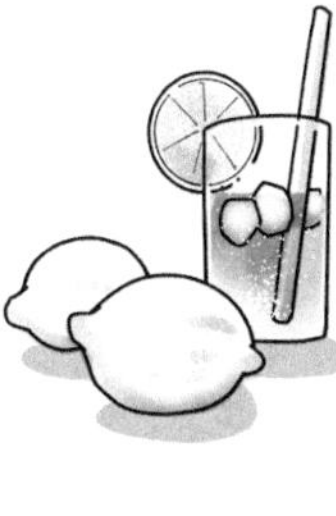

本文デザイン／熊谷智子
解説構成／オバタカズユキ

登場人物紹介

桜木なな

突然の乳がんの
宣告を受けた
妊活中の主婦

桜木真人

ななの夫
妻の闘病を支え
て奮闘する

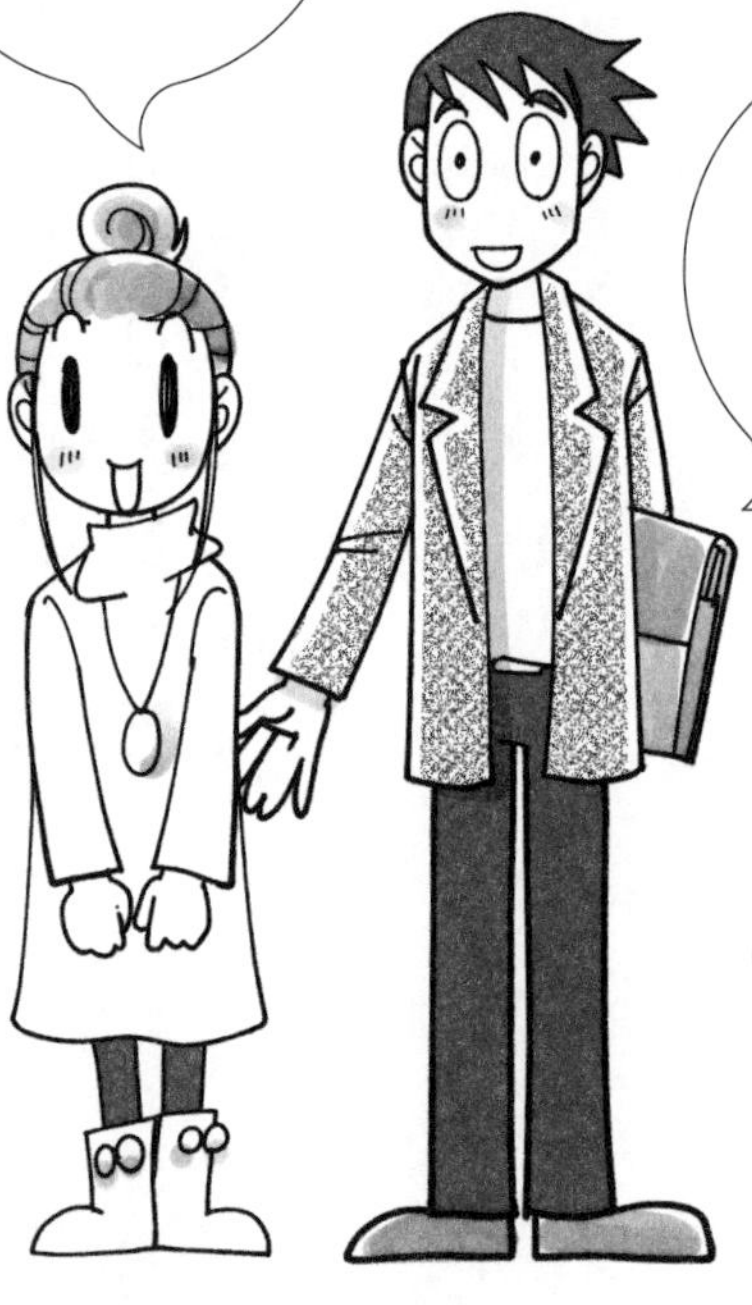

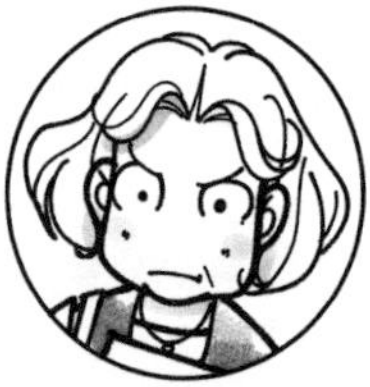

真人の母

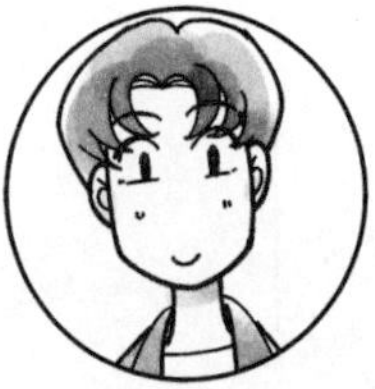

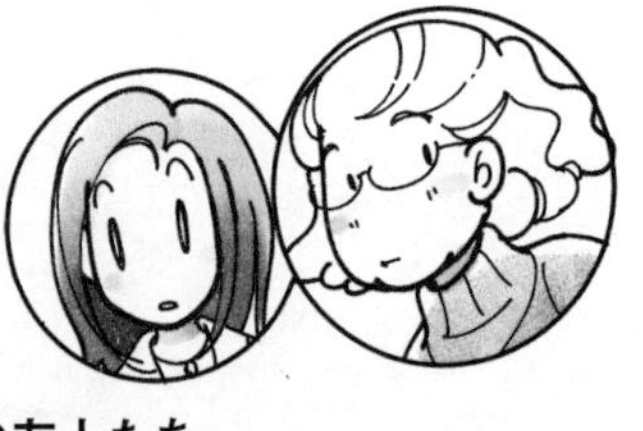

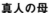

ななの友人たち

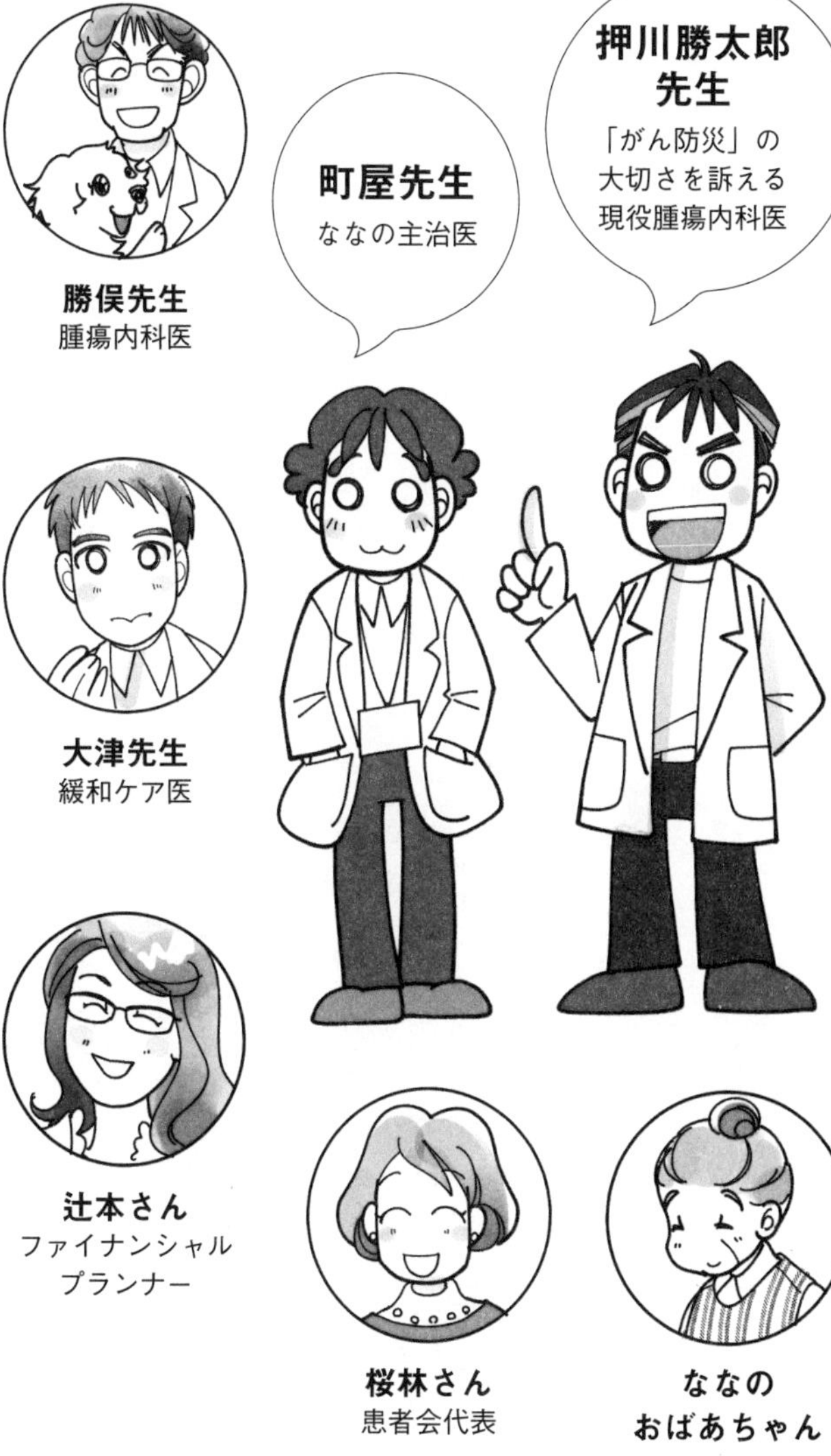
勝俣先生
腫瘍内科医
町屋先生
ななの主治医
押川勝太郎
先生
「がん防災」の
大切さを訴える
現役腫瘍内科医
大津先生
緩和ケア医
辻本さん
ファイナンシャル
プランナー
桜林さん
患者会代表
ななの
おばあちゃん

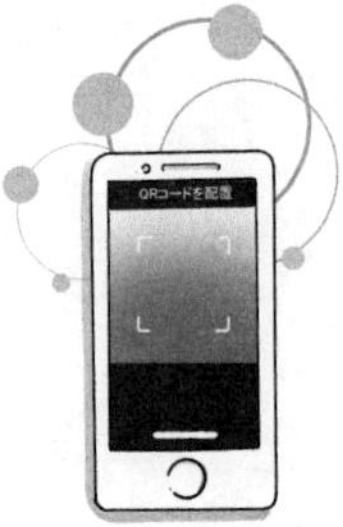

本書の第1話から最終話（第20話）の各話の内容の参考になる動画を、巻末（292頁～）でご紹介しています（QRコードも掲載）。まんがと併せてぜひご覧下さい。本書をお読みになった方限定の特別動画もあります。

第1話

押川先生！

「抗がん剤は危ない」って本当ですか？

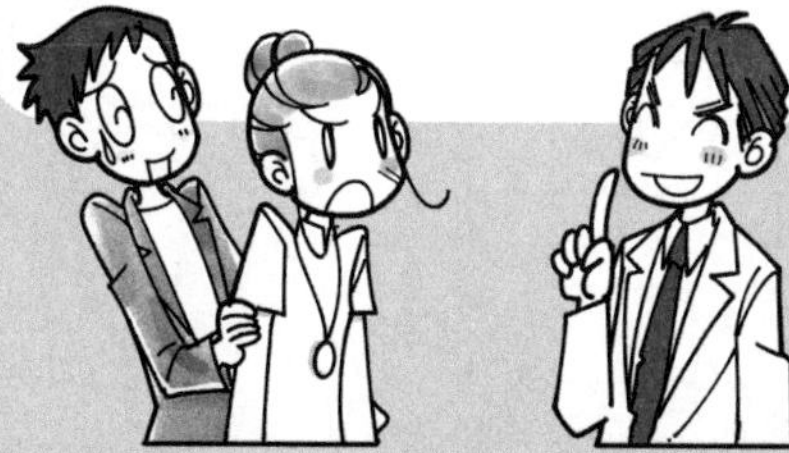

もともと健康オタクだった主人公のななさん。
治療を始めるにあたって、
抗がん剤への不信と心配で頭がいっぱいです。
「知らない」「わからない」ことが原因で起こる、
不安、恐怖。
医療や治療が進化していても、
それをうまく伝えられる専門家も少ない現状です。
まずは病気について、治療について、よく知ることで、
「抗がん剤の誤解」を解いていきましょう。

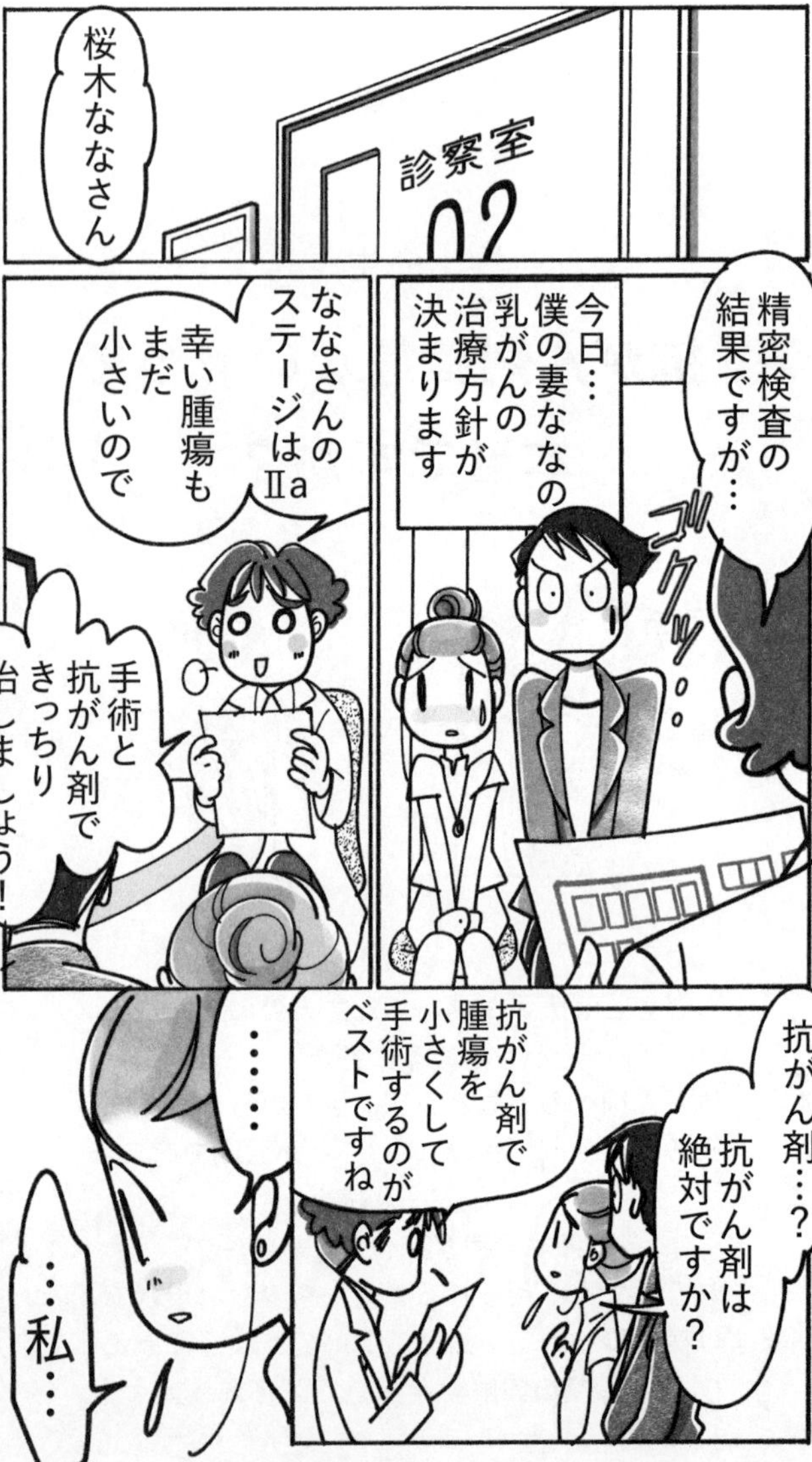
診察室
02
桜木ななさん
精密検査の結果ですが…
ゴクッ…
今日…僕の妻ななの乳がんの治療方針が決まります
ななさんのステージはⅡa
幸い腫瘍もまだ小さいので
手術と抗がん剤できっちり治しましょう！
抗がん剤…？
抗がん剤は絶対ですか？
抗がん剤で腫瘍を小さくして手術するのがベストですね
……
…私…

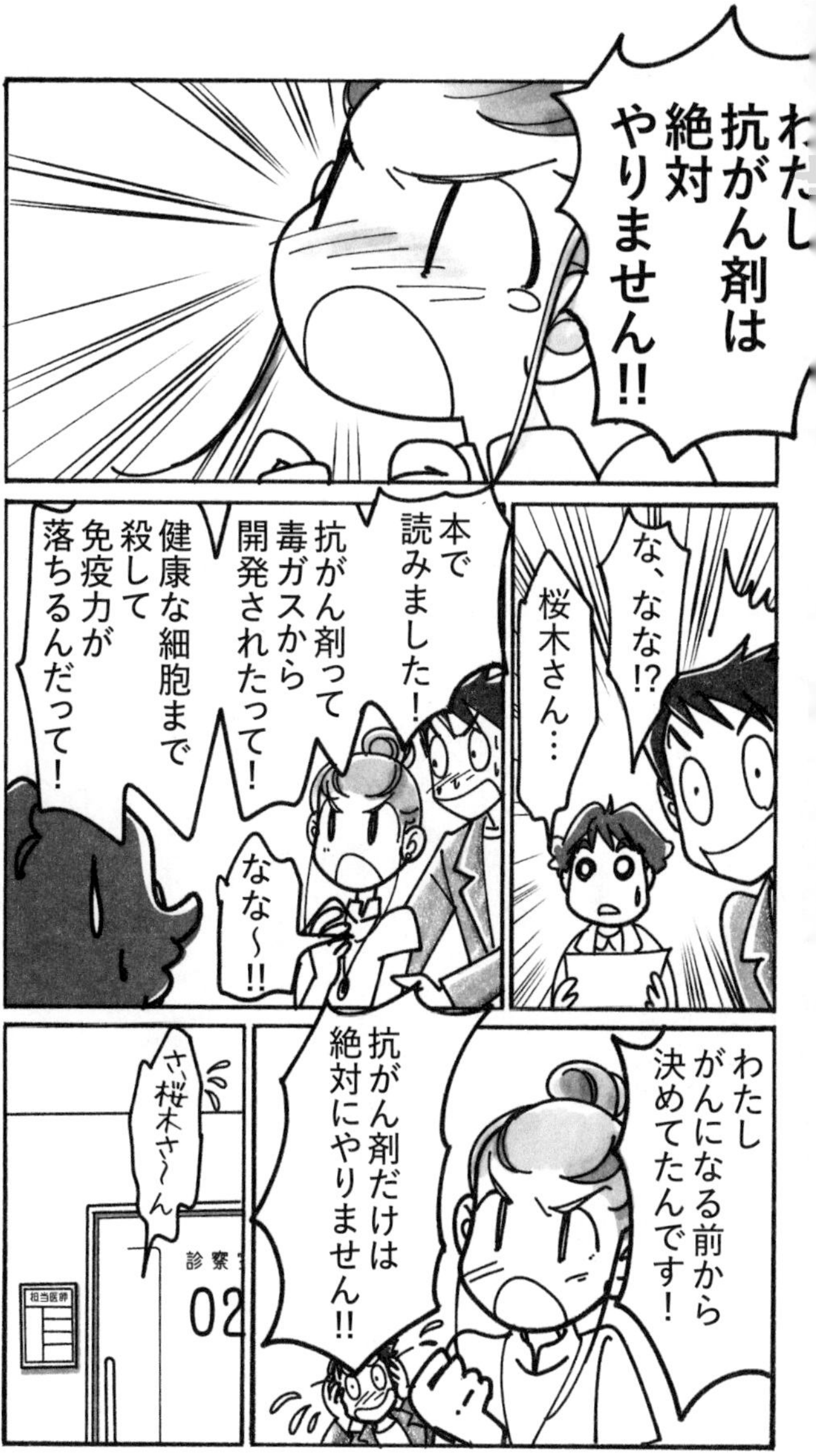
わたし抗がん剤は絶対やりません!!
な、なな!?
桜木さん…
本で読みました!
抗がん剤って毒ガスから開発されたって!
健康な細胞まで殺して免疫力が落ちるんだって!
なな〜!!
わたしがんになる前から決めてたんです!
抗がん剤だけは絶対にやりません!!
さ、桜木さ〜ん
診察
02

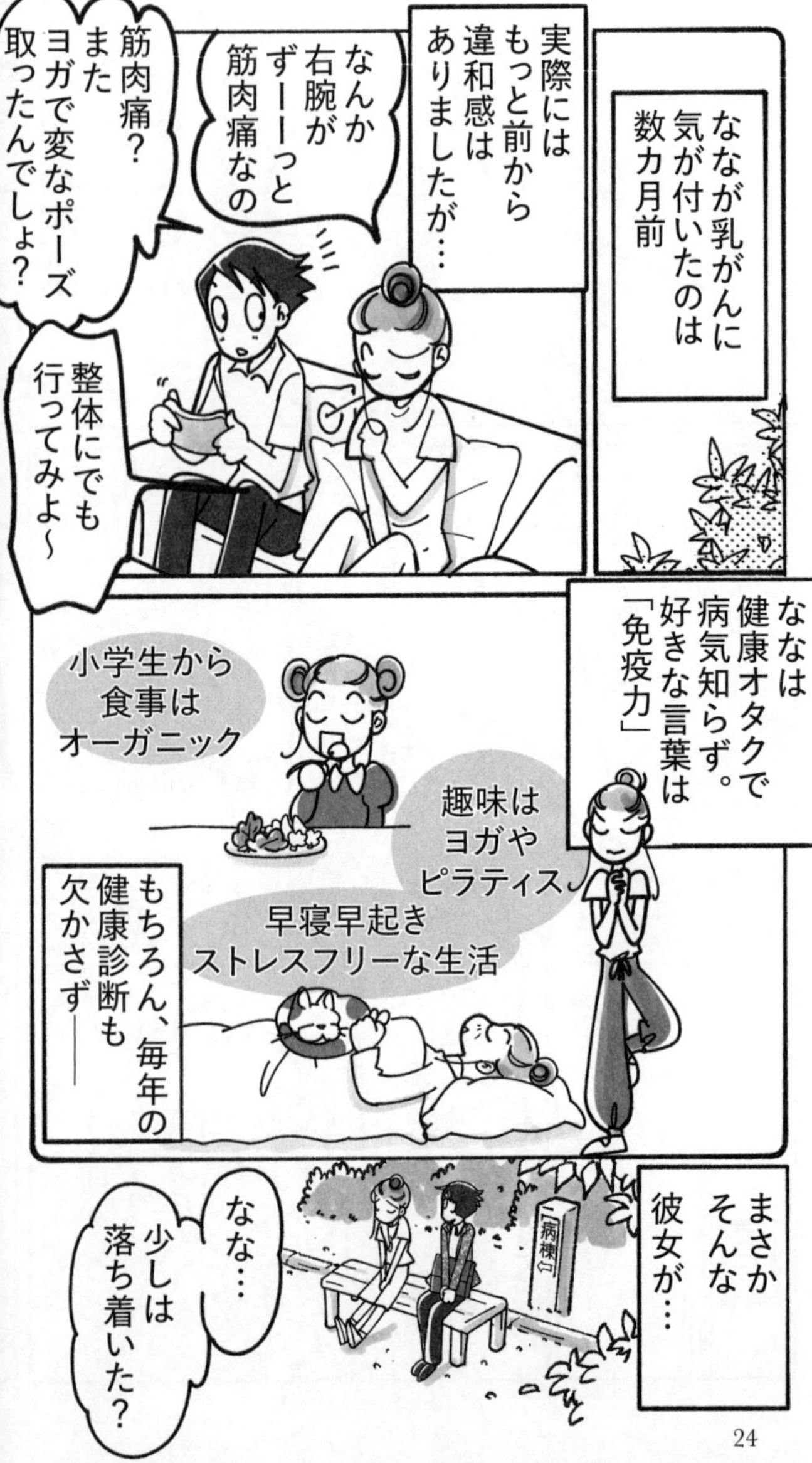
ななが乳がんに気が付いたのは数カ月前
実際にはもっと前から違和感はありましたが…
なんか右腕がずーーっと筋肉痛なの
筋肉痛？またヨガで変なポーズ取ったんでしょ？
整体にでも行ってみよ～
ななは健康オタクで病気知らず。好きな言葉は「免疫力」
小学生から食事はオーガニック
趣味はヨガやピラティス
早寝早起きストレスフリーな生活
もちろん、毎年の健康診断も欠かさず――
病棟⇦
まさかそんな彼女が…
なな…
少しは落ち着いた？

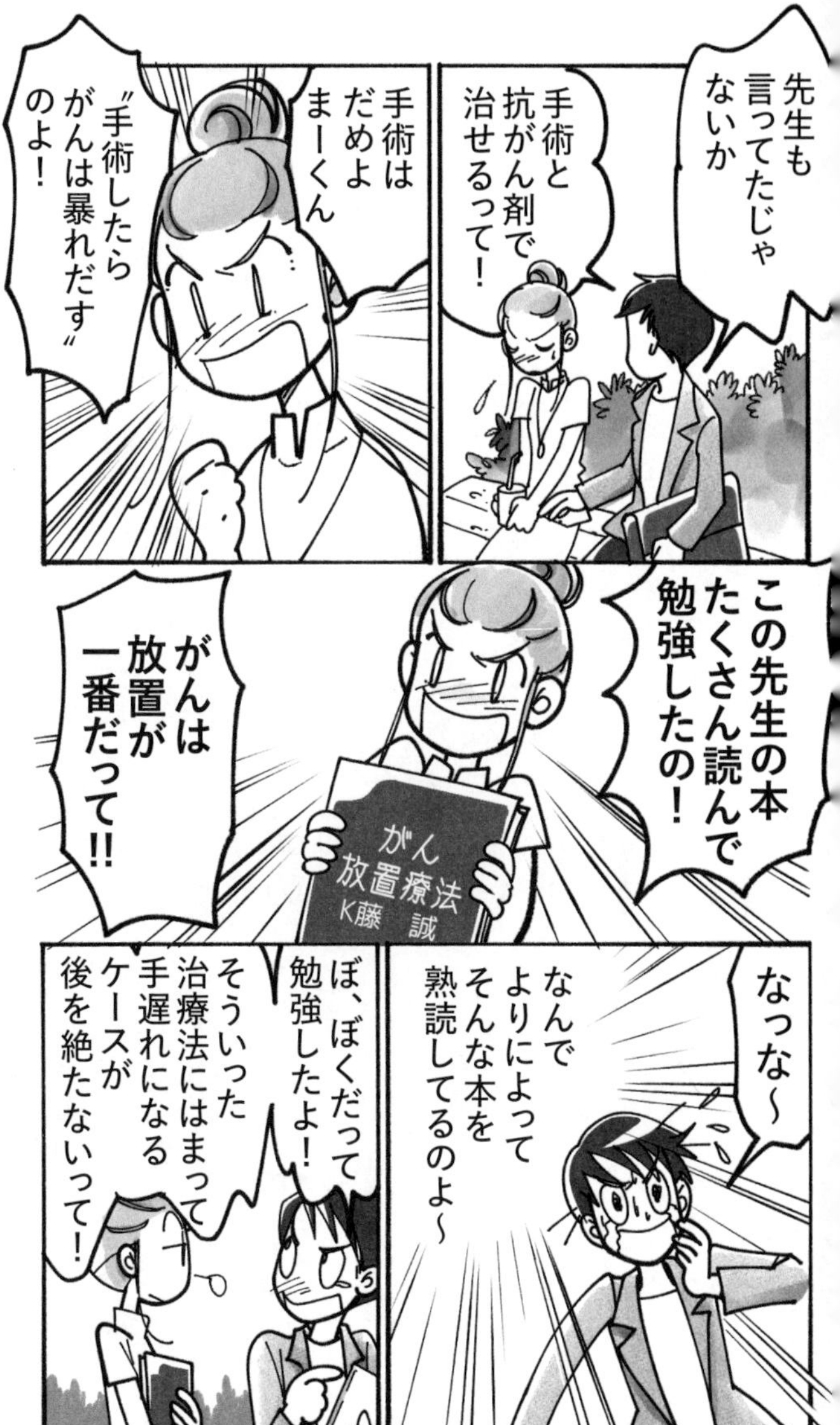
先生も言ってたじゃないか
手術と抗がん剤で治せるって！
手術はだめよまーくん
〝手術したらがんは暴れだす〟のよ！
この先生の本たくさん読んで勉強したの！
がんは放置が一番だって!!
がん放置療法
K藤　誠
なっな〜
なんでよりによってそんな本を熟読してるのよ〜
ぼ、ぼくだって勉強したよ！
そういった治療法にはまって手遅れになるケースが後を絶たないって！

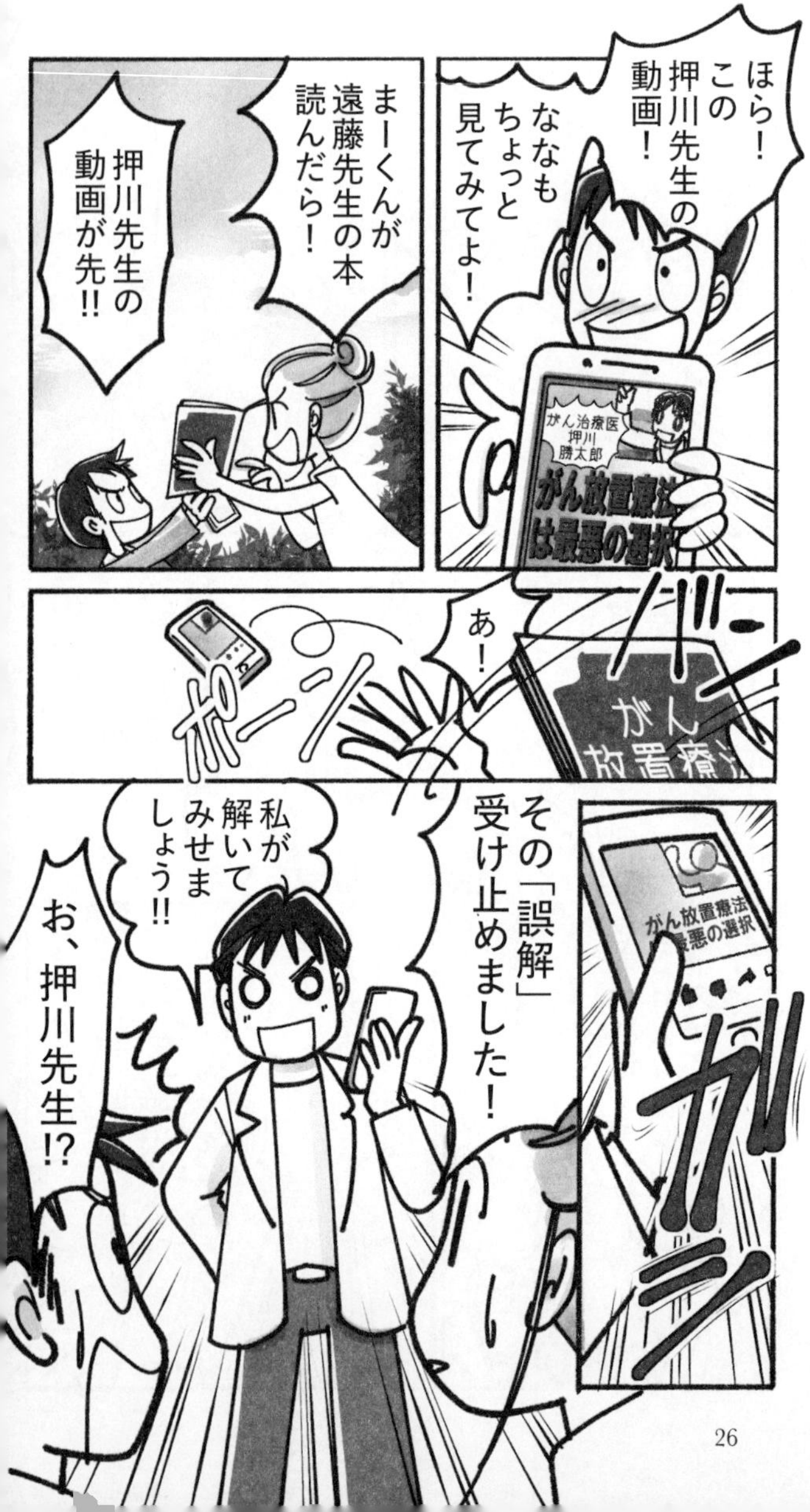
ほら！この押川先生の動画！
ななもちょっと見てみてよ！
がん治療医 押川 勝太郎
がん放置療法は最悪の選択
まーくんが遠藤先生の本読んだら！
押川先生の動画が先!!
あ！
ポーン
がん放置療法
がん放置療法 最悪の選択
その「誤解」受け止めました！
私が解いてみせましょう!!
お、押川先生!?

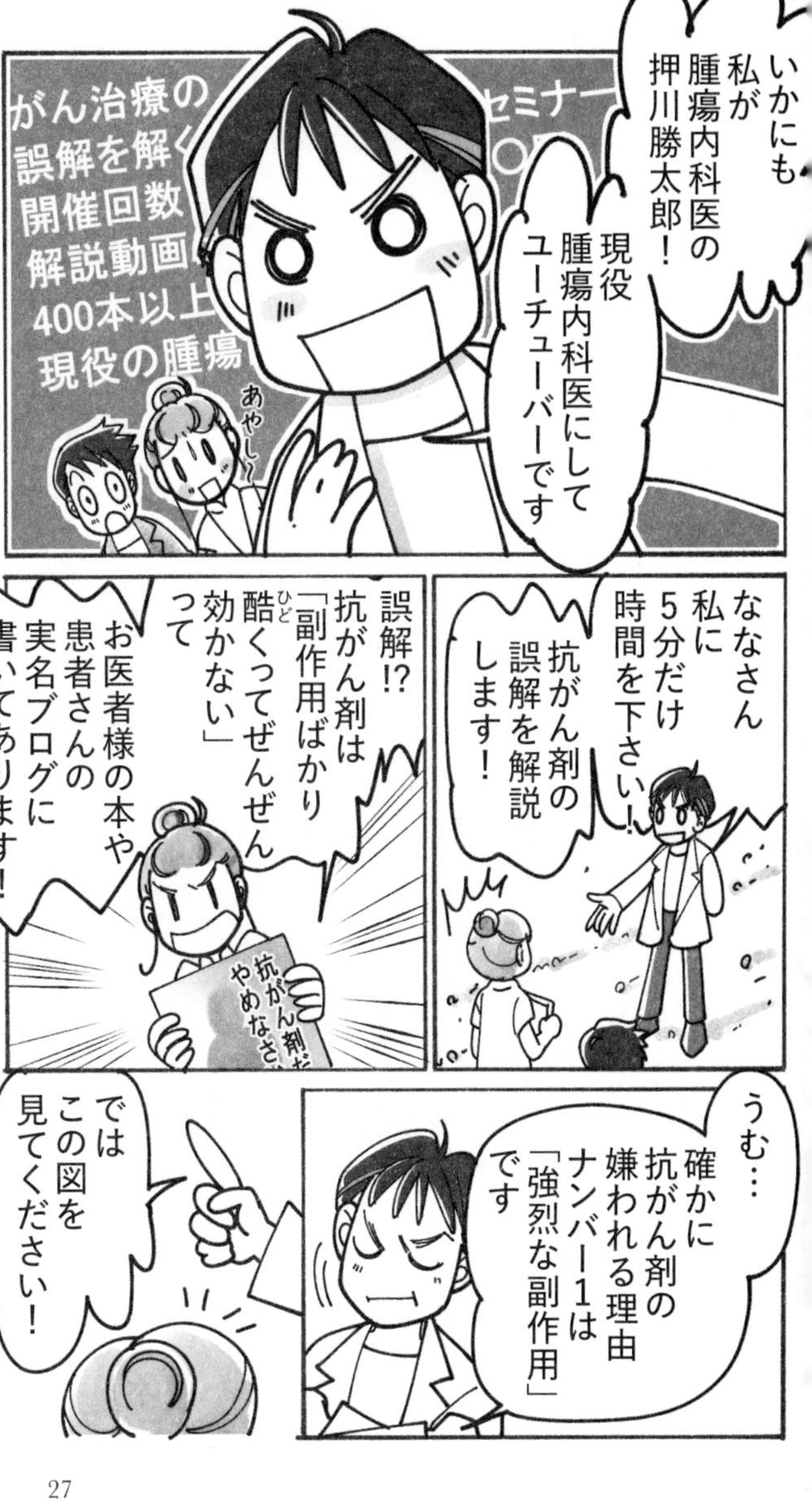

がん治療の
誤解を解く
開催回数
解説動画
400本以上
現役の腫瘍
セミナー
いかにも 私が 腫瘍内科医の 押川勝太郎！
現役 腫瘍内科医にして ユーチューバーです
あやし～
ななさん 私に 5分だけ 時間を下さい！
抗がん剤の 誤解を解説 します！
誤解!? 抗がん剤は 「副作用ばかり 酷《ひど》くってぜんぜん 効かない」 って
お医者様の本や 患者さんの 実名ブログに 書いてあります！
抗がん剤だ やめなさ
うむ… 確かに 抗がん剤の 嫌われる理由 ナンバー1は 「強烈な副作用」 です
では この図を 見てください！

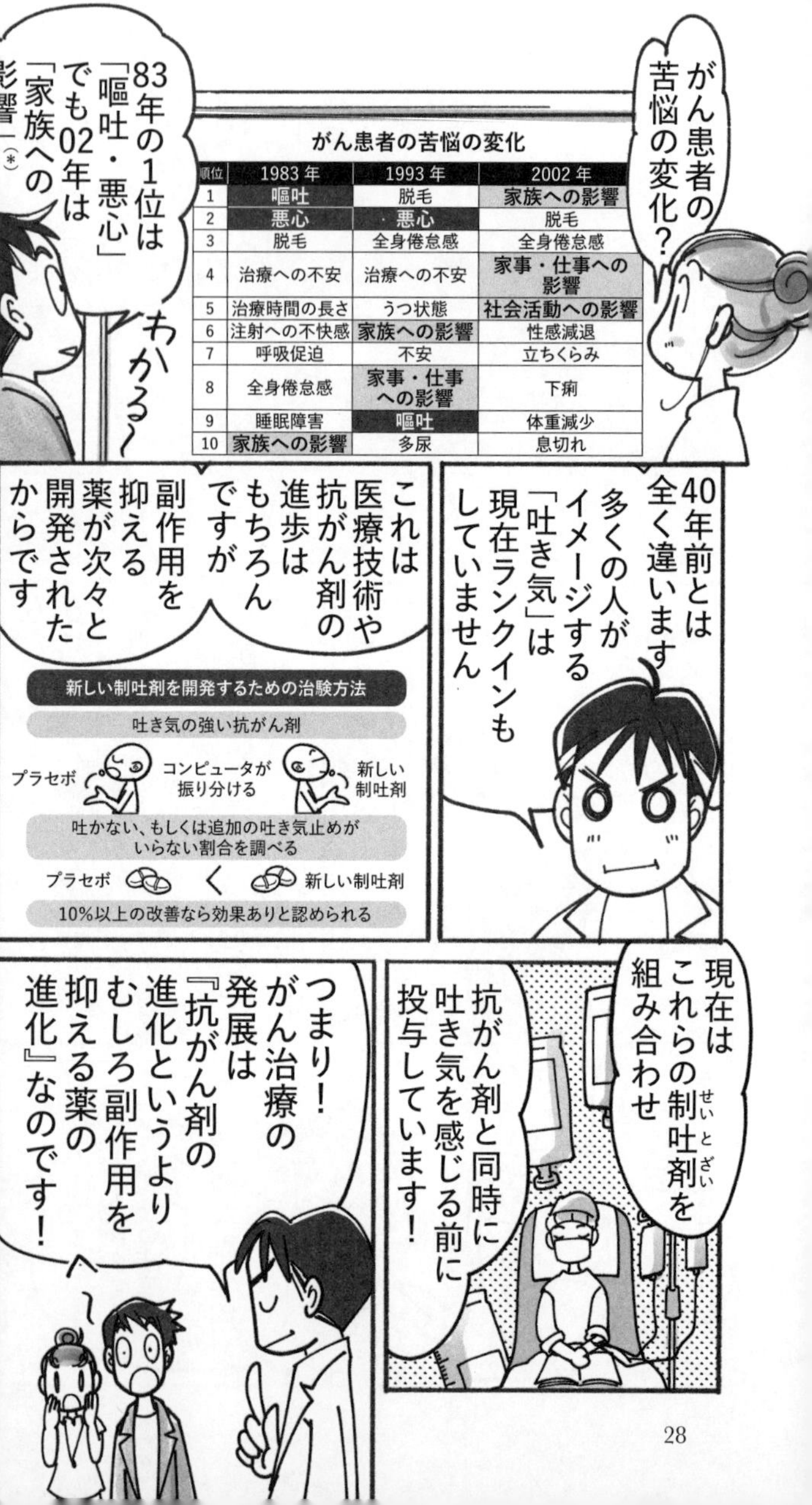
がん患者の苦悩の変化？
83年の1位は「嘔吐・悪心」でも02年は「家族への影響」(*)
わかる〜
40年前とは全く違います
多くの人がイメージする「吐き気」は現在ランクインもしていません
これは医療技術や抗がん剤の進歩はもちろんですが
副作用を抑える薬が次々と開発されたからです
新しい制吐剤を開発するための治験方法
吐き気の強い抗がん剤
プラセボ
コンピュータが振り分ける
新しい制吐剤
吐かない、もしくは追加の吐き気止めがいらない割合を調べる
プラセボ ＜ 新しい制吐剤
10%以上の改善なら効果ありと認められる
現在はこれらの制吐剤《せいとざい》を組み合わせ
抗がん剤と同時に吐き気を感じる前に投与しています！
つまり！がん治療の発展は『抗がん剤の進化というよりむしろ副作用を抑える薬の進化』なのです！
へ〜

がん患者の苦悩の変化

順位	1983 年	1993 年	2002 年
1	嘔吐	脱毛	家族への影響
2	悪心	悪心	脱毛
3	脱毛	全身倦怠感	全身倦怠感
4	治療への不安	治療への不安	家事・仕事への影響
5	治療時間の長さ	うつ状態	社会活動への影響
6	注射への不快感	家族への影響	性感減退
7	呼吸促迫	不安	立ちくらみ
8	全身倦怠感	家事・仕事への影響	下痢
9	睡眠障害	嘔吐	体重減少
10	家族への影響	多尿	息切れ

（*）Eur J Cancer Clin Oncol('83) Ann Oncol('96) Cancer('02) 国立がん研究センター東病院

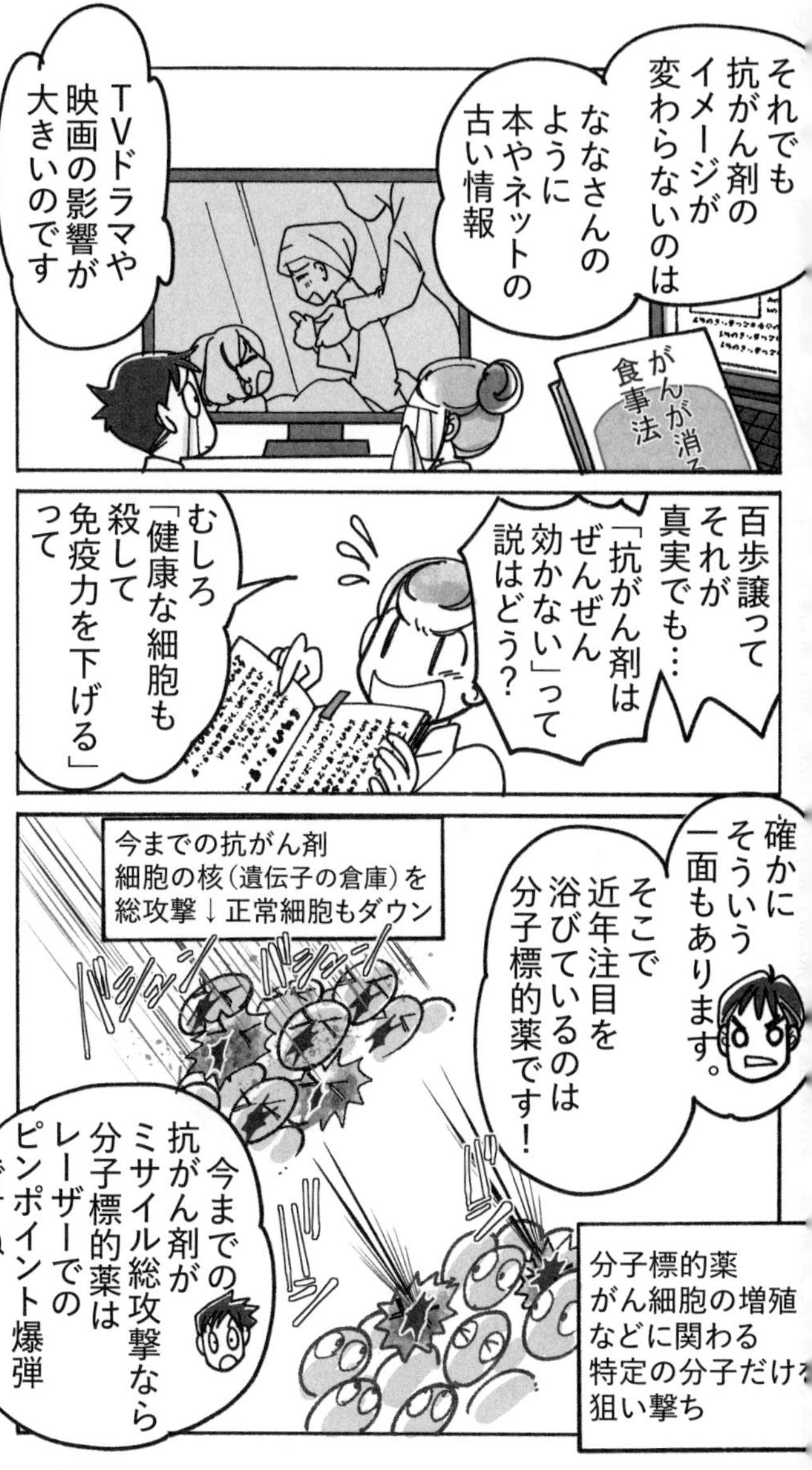
それでも抗がん剤のイメージが変わらないのは
ななさんのように本やネットの古い情報
TVドラマや映画の影響が大きいのです
がんが消
食事法
百歩譲ってそれが真実でも…「抗がん剤はぜんぜん効かない」って説はどう？
むしろ「健康な細胞も殺して免疫力を下げる」って
確かにそういう一面もあります。
そこで近年注目を浴びているのは分子標的薬です！
今までの抗がん剤
細胞の核（遺伝子の倉庫）を
総攻撃↓正常細胞もダウン
今までの抗がん剤がミサイル総攻撃なら分子標的薬はレーザーでのピンポイント爆弾ですね！
分子標的薬
がん細胞の増殖
などに関わる
特定の分子だけ
狙い撃ち

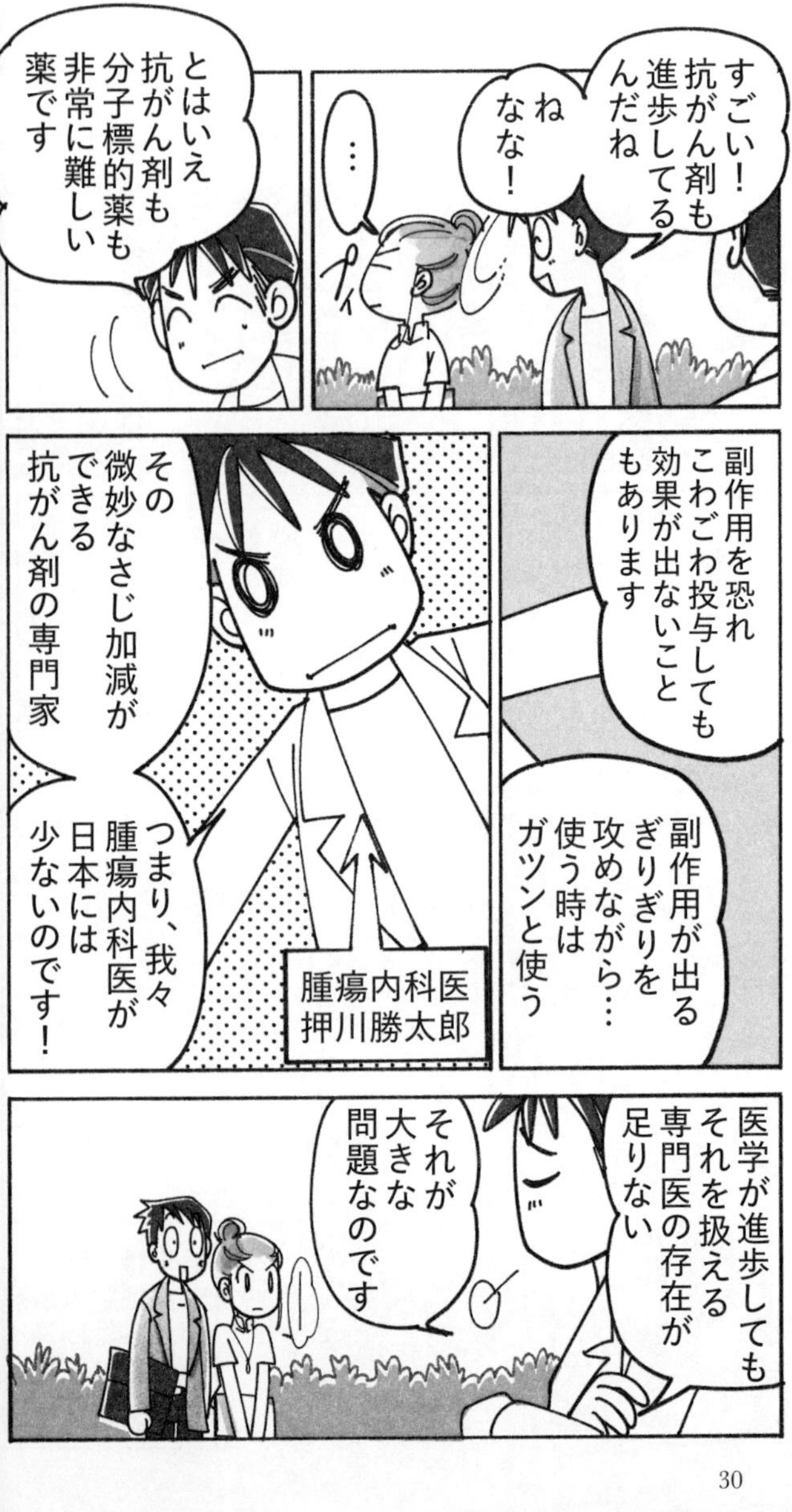
すごい！抗がん剤も進歩してるんだね
ねなな！
…
プイ
とはいえ抗がん剤も分子標的薬も非常に難しい薬です
副作用を恐れこわごわ投与しても効果が出ないこともあります
副作用が出るぎりぎりを攻めながら…使う時はガツンと使う
その微妙なさじ加減ができる抗がん剤の専門家
つまり、我々腫瘍内科医が日本には少ないのです！
腫瘍内科医
押川勝太郎
医学が進歩してもそれを扱える専門医の存在が足りない
それが大きな問題なのです
…

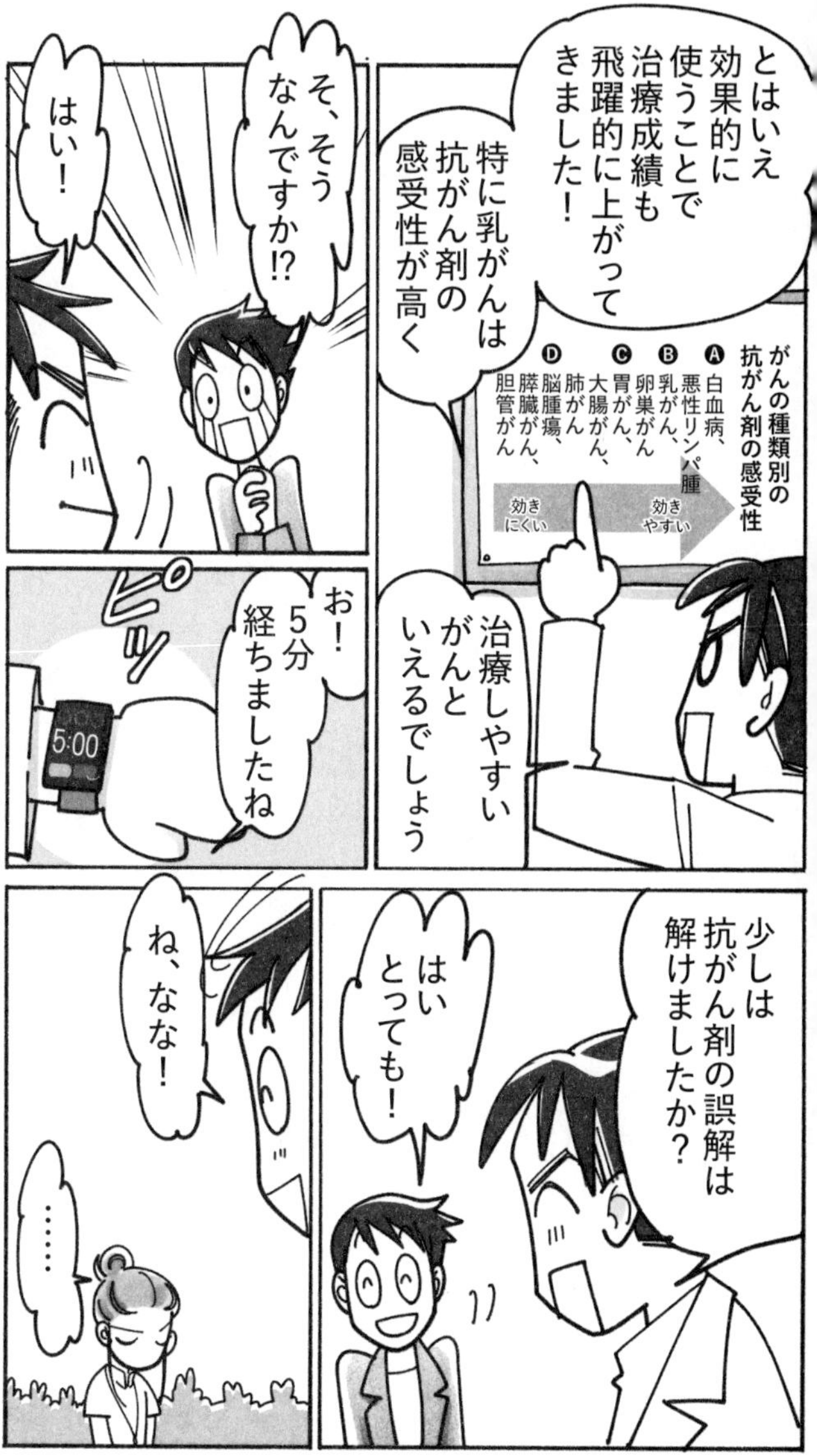
とはいえ効果的に使うことで治療成績も飛躍的に上がってきました！
特に乳がんは抗がん剤の感受性が高く
がんの種類別の抗がん剤の感受性
Ⓐ白血病、悪性リンパ腫
Ⓑ乳がん、卵巣がん
Ⓒ胃がん、大腸がん、肺がん
Ⓓ脳腫瘍、膵臓がん、胆管がん
効きやすい
効きにくい
治療しやすいがんといえるでしょう
そ、そうなんですか!?
はい！
ピッ
お！5分経ちましたね
5:00
少しは抗がん剤の誤解は解けましたか？
はいとっても！
ね、なな！
……

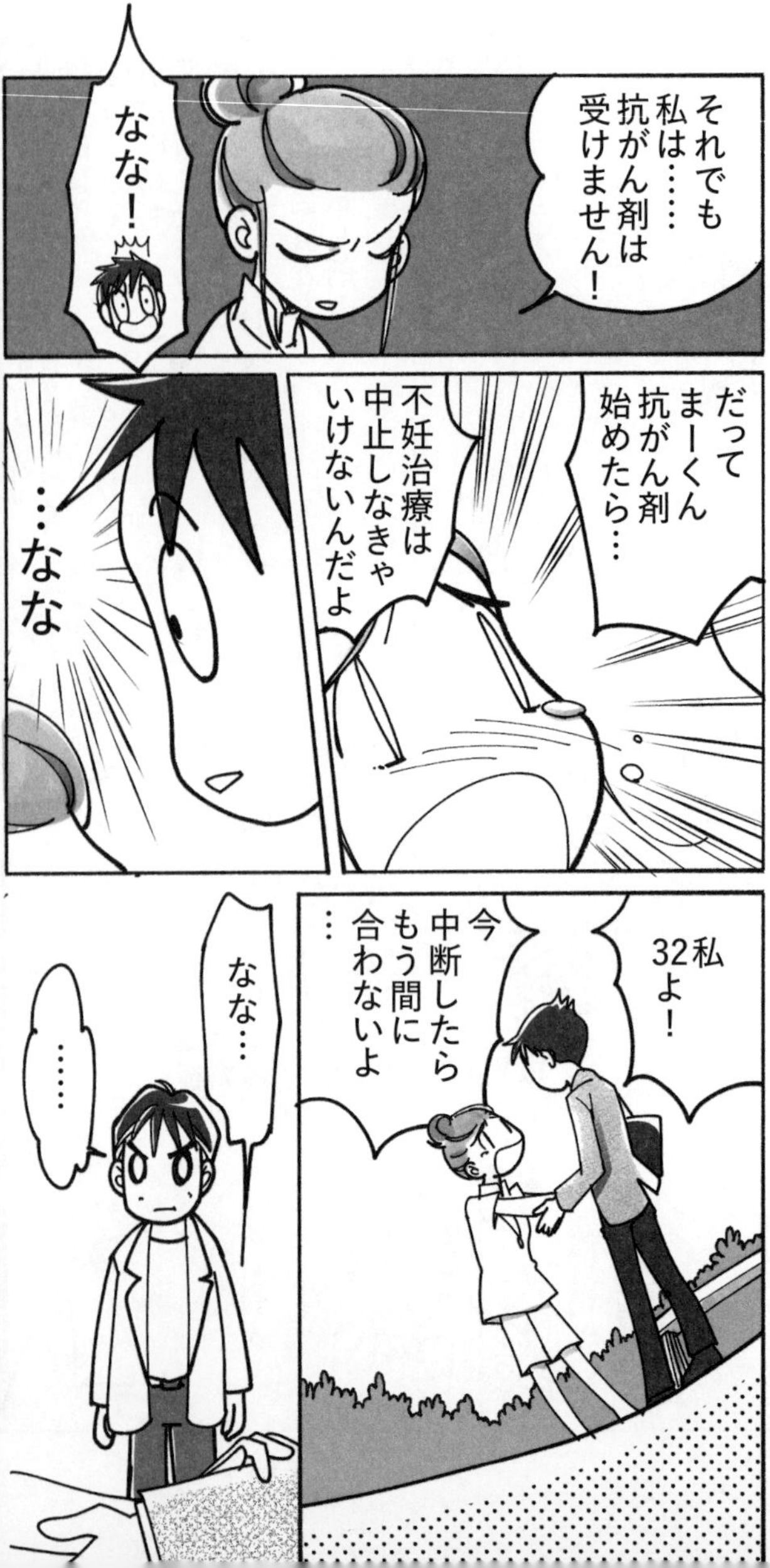
それでも私は……抗がん剤は受けません！
なな！
だってまーくん抗がん剤始めたら…
不妊治療は中止しなきゃいけないんだよ
…なな
私32よ！
今中断したらもう間に合わないよ…
なな…
……

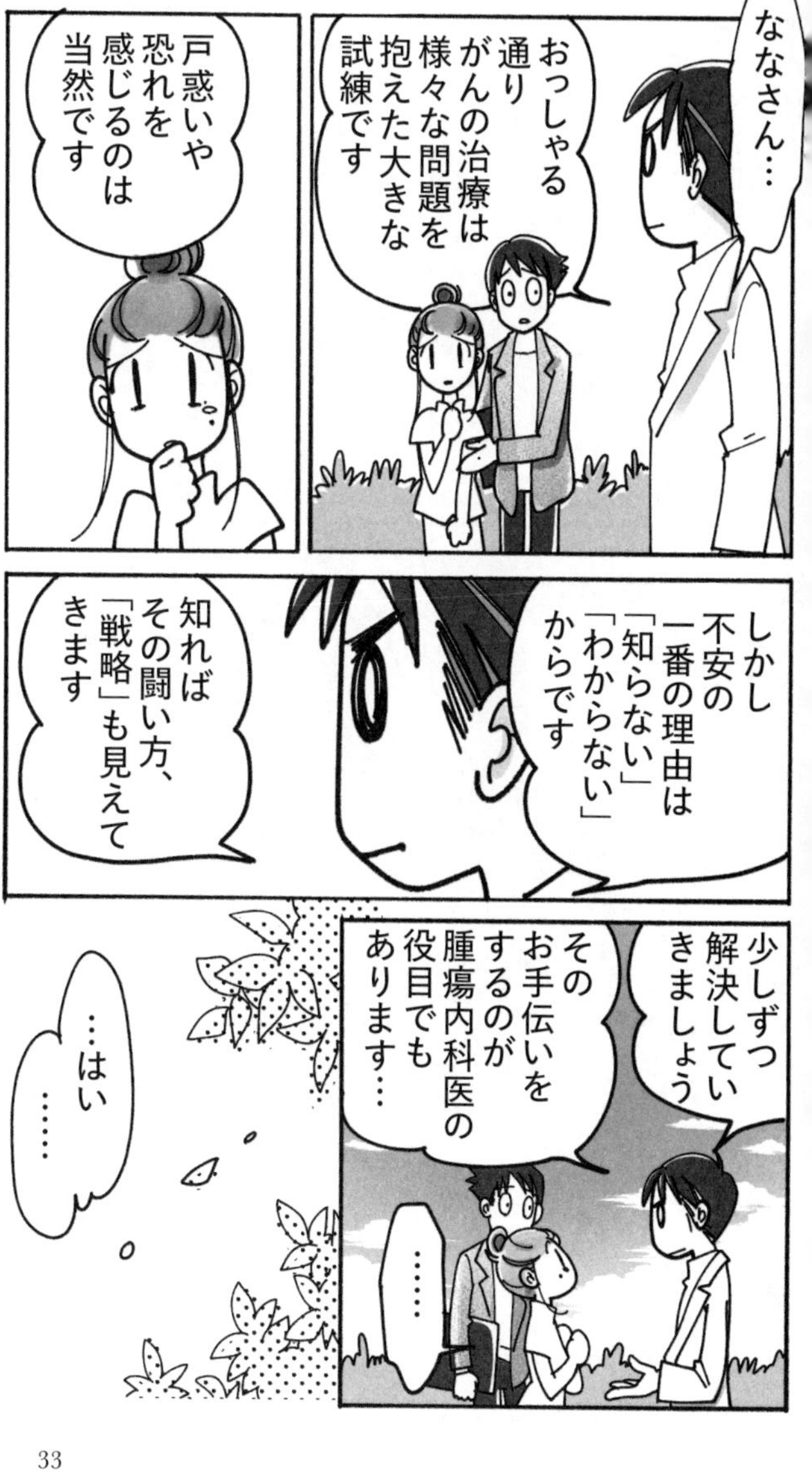
ななさん…
おっしゃる通り がんの治療は様々な問題を抱えた大きな試練です
戸惑いや恐れを感じるのは当然です
しかし不安の一番の理由は「知らない」「わからない」からです
知ればその闘い方、「戦略」も見えてきます
少しずつ解決していきましょう
そのお手伝いをするのが腫瘍内科医の役目でもあります…
……
…はい……

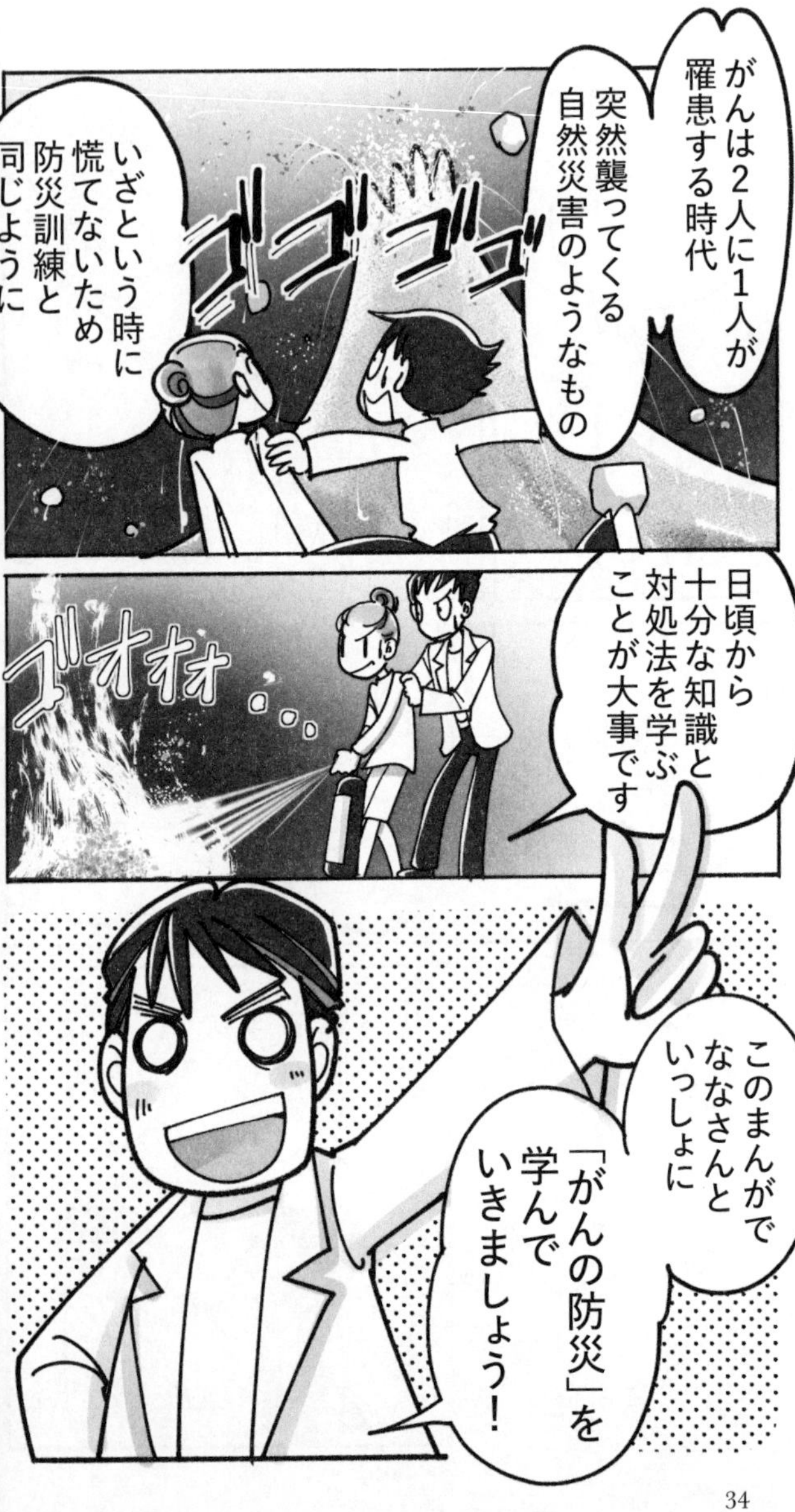
がんは2人に1人が罹患する時代
突然襲ってくる自然災害のようなもの
ゴゴゴゴ
いざという時に慌てないため防災訓練と同じように
日頃から十分な知識と対処法を学ぶことが大事です
ゴオオオ
このまんがでななさんといっしょに
「がんの防災」を学んでいきましょう!

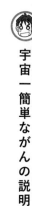

宇宙一簡単ながんの説明

がん治療医で抗がん剤の専門家の押川勝太郎です。まず、宇宙一簡単ながんの説明から始めましょう。

がんとは何か？

それは、限りなく大きくなる飛び火するイボ。以上です。

というだけでは、どういう意味かわからない人もたくさんいらっしゃるでしょうから、ちょっと付け足しをします。

がんは物理的な圧迫でいろいろな症状が出てきます。ですから、イボが大きくならなければ問題はありません。ところががんのイボは大きくなるし、他の場所に飛び火することもあります。だから厄介なのです。

その治療戦略を考えるには、がんについての患者さんの知識が大事になってきます。がんの特徴、どういう原理で命に関わるのか、どういう治療戦略を立てればいいのか。患者さんに最初の段階でしっかり理解してもらった方が治療はうまくいきます。

そこで私は、以下の内容をプリントしたものを、全ての患者さんにお渡ししてから治療を開始しています。

がんは別名、悪性腫瘍といいます。「腫瘍」という字は「腫《は》れる」という意味、「悪性」は「命に関わる」という意味です。良性腫瘍はイボやほくろです。これは命に関わらないため「良性」となるわけです。

病気にはいろいろなジャンルがあります。

たとえば、肺炎。これは感染症というジャンルに属します。肺に細菌などが入り、炎症を起こす病気で、抗生物質などで排除すれば治ります。

また、糖尿病は代謝病というジャンルです。放置すると動脈硬化を促進させます。これが将来、脳梗塞や心筋梗塞などを起こすので治療を必要とします。しかし、糖尿病は治りません。治らないのになぜ治療をするのか。それは将来に重大な合併症を起こす危険性を減らすためであり、治らなくても一般人と同じような生活を送ることが期待できるからです。

これらに対して、がんは腫瘍というジャンルに入ります。

人間の体は約60兆個の細胞から作られています。その膨大な細胞がどうして調和して動いているのでしょうか。

人間はもともと1個の受精卵から誕生します。その細胞の中の遺伝子情報には、今後どう行動すればよいのか、全て設計図が書かれています。その設計図のことを遺伝子情報といいます。細胞がいつ分裂し、いつ分裂をストップするかなど、皮膚では皮膚の細胞に、心臓では心筋細胞に変化するということも、全て遺伝子情報に従っているのです。

ところが、紫外線や化学物質などの刺激により、細胞内の遺伝子情報が破壊されることがあります。通常、その細胞は死滅しますが、一部の遺伝子情報が傷つくだけで生き残る細胞もあります。そして、傷ついた遺伝子情報の中で、細胞分裂をストップさせる命令が壊れることがあります。つまり永遠に細胞分裂し続けるわけです。これが腫瘍細胞の誕生です。

そして、より早く分裂するようになったりとか、遠くへ転移する能力を獲得したりとか、悪い性質へ変化することがあります。そうしてできる悪性腫瘍は遺伝子情報が少し書き換えられただけですから、外見や細胞としての性質は正常細胞とほとんど変わりません。毒素を出すわけでもないため、大きくなければ存在に気づかないのです。

ところが、年月が経って数が増え、１０００億個→２０００億個→４０００億個という増加量になると、急速に大きくなって周囲を圧迫し始めます。腸を圧迫したら腸閉塞を起こし、神経を圧迫したら痛みが出てきます。胆汁が流れる胆管を圧迫したら胆汁が逆流して血液中に吸収され、身体が真っ黄色になる黄疸《おうだん》が出ます。増えすぎたがん細胞は身体の栄養を吸い取っていくので、身体は痩せ衰えていきます。さらに、がんが大きくなると転移しやすくなり、別の臓器で圧迫症状が出てきます。

こういった組み合わせの原理で寿命が短くなるのです。

がんは大きさと広がりが問題となります。大きいほど症状に直結して命に関わります。広がりは根治性（治しきること）に関わってきます。

広がる前にがんを切除すれば治ります。抗がん剤が効くこともありますが、固形がん（血液がんと違い、臓器や組織などで塊《かたまり》を作るがんの総称）はどうしても一部耐性のあるがん細胞が残ることが多いため、いったん縮小しても後に再増大することが知られています。

完治を目指すための最も確率の高い治療といわれる標準治療は、手術で切除することですが、広がりすぎると取り切れません。もし切除でがんを残した場合は、手術で体力が低下していますので、身体に残った微小がんが急速に大きくなり、かえって寿命が短くなってしまうことがあります。

つまり完全に取り切れる見込みがあるのなら手術もいいのですが、遠隔転移という、がんの発生したところよりも遠くに飛び火したがん（これをステージⅣといいます）は、手術では治りません。手術で完全切除ができないのであれば、抗がん剤治療などでがんと共存する方法が望ましいと考えられるわけです。

先ほどがんは大きさが問題と書きましたが、逆に大きくならなければ、症状は悪化せず、命の危機も迫ってきません。少しでもがんが縮小したら症状が改善することもあります。抗がん剤でがんが完全に消えなくても、大きくならなければ判定勝ちと考えてもいいわけです。

その場合がんと共存するのですから、病院にずっと入院し続けるのはナンセンスで、ご自身の生活を楽しみながら治療をすることが望ましいと考えます。

抗がん剤も副作用がきつくないように調節しながら、なるべく長く継続する方向となります。

がん増大による物理的圧迫症状で痛みがある時は、解熱鎮痛剤や医療用麻薬を使います。これは直接的な痛み止めです。一方、がんを縮小させて圧迫を減らし、痛みを和らげる抗がん剤は間接的な痛み止めといっていいでしょう。

現代では、がんは抗がん剤を使わないよりも、使った方が長生きするチャンスが多いとわかっています。抗がん剤の副作用を含めても、使った患者さんの方が生活上楽だったという結論も出ています。

さて、いかがでしたか。この説明は非常に一般的な話で、全てのがんにそのまま当てはまるわけではありません。けれども、がんに対する基本的な理解がないと、患者さんは治療の意味がわかりません。

なかなかすぐには理解できないかもしれません。けれども、こうした基本原理がわかっていれば、その後治療が進んでいって、別の薬や副作用を抑える薬などを使うにあたって、患者さんの理解を得られやすく、治療がうまくいったという例を多数経験しています。

患者さんが勉強をすることは大変です。「先生にお任せします」と言った方が楽なのでしょうけれども、「私はそう言う人ほど治療は失敗します」と伝えています。

がん治療では患者さんが努力する余地がたくさんありますし、本人の積極性があればよりよい方向に治療が向かうということを知ってもらいたいのです。

第2話

押川先生!

「標準治療は〝並〟の治療」って本当ですか?

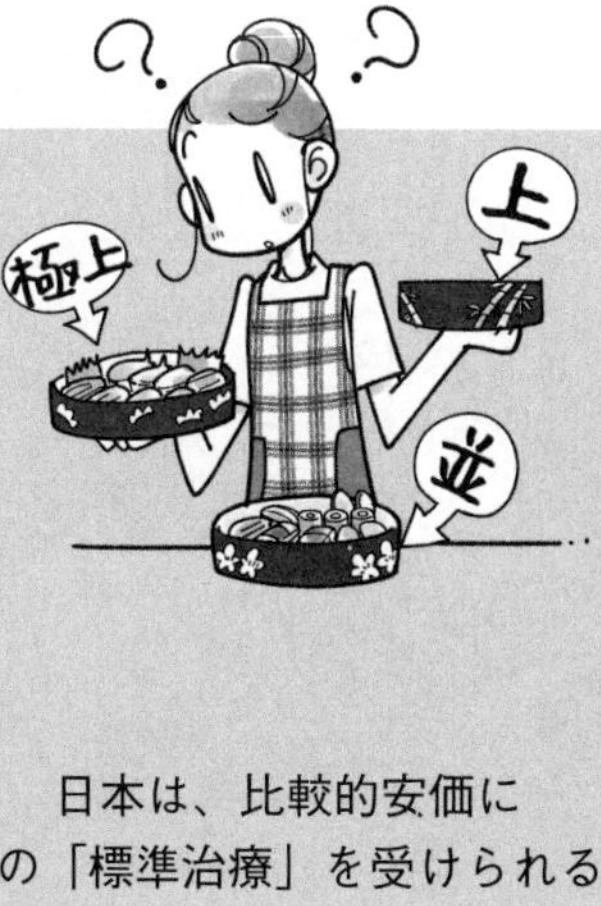

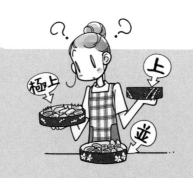

日本は、比較的安価に
がんの「標準治療」を受けられる国。
それだけに、「標準治療」の「標準」は
「たいしたことがない」の意味だと
受け取られてしまいます。
様々な「代替療法」に手を出すななさんに、
押川先生が勧める「最高のがん治療」とは……?

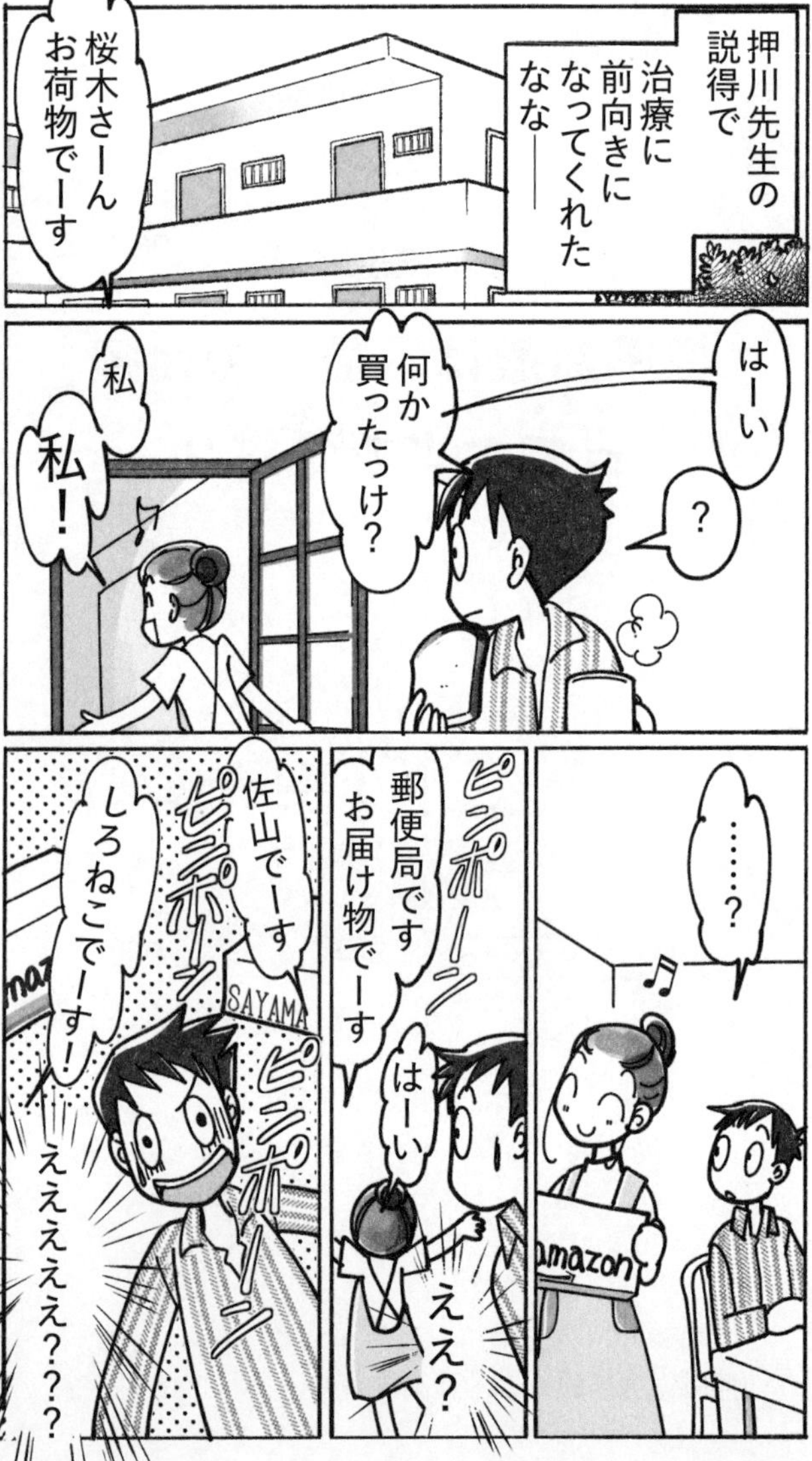
押川先生の説得で治療に前向きになってくれたなな――
桜木さーん お荷物でーす
はーい
?
何か買ったっけ?
私
私!
……?
ピンポーン
郵便局です お届け物でーす
はーい
ええ?
amazon
佐山でーす
ピンポーン
しろねこでーす!
SAYAMA
ピンポーン
えええええ???

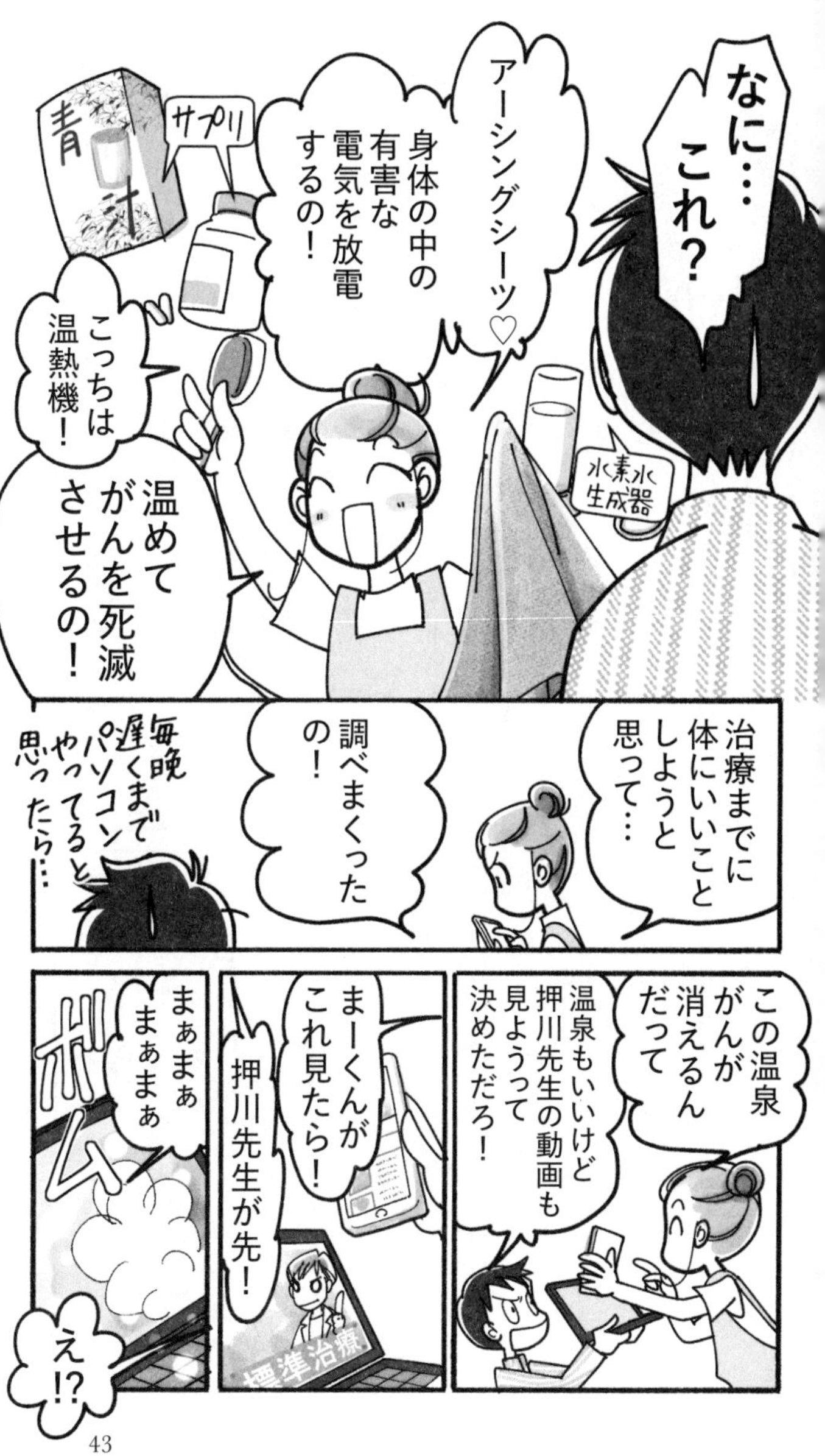
なに…
これ？
アーシングシーツ♡
身体の中の有害な電気を放電するの！
サプリ
青汁
水素水生成器
こっちは温熱機！
温めてがんを死滅させるの！
治療までに体にいいことしようと思って…
調べまくったの！
毎晩遅くまでパソコンやってると思ったら…
この温泉がんが消えるんだって
温泉もいいけど押川先生の動画も見ようって決めただろ！
まーくんがこれ見たら！
押川先生が先！
標準治療
まぁまぁまぁまぁ
ボム
え!?

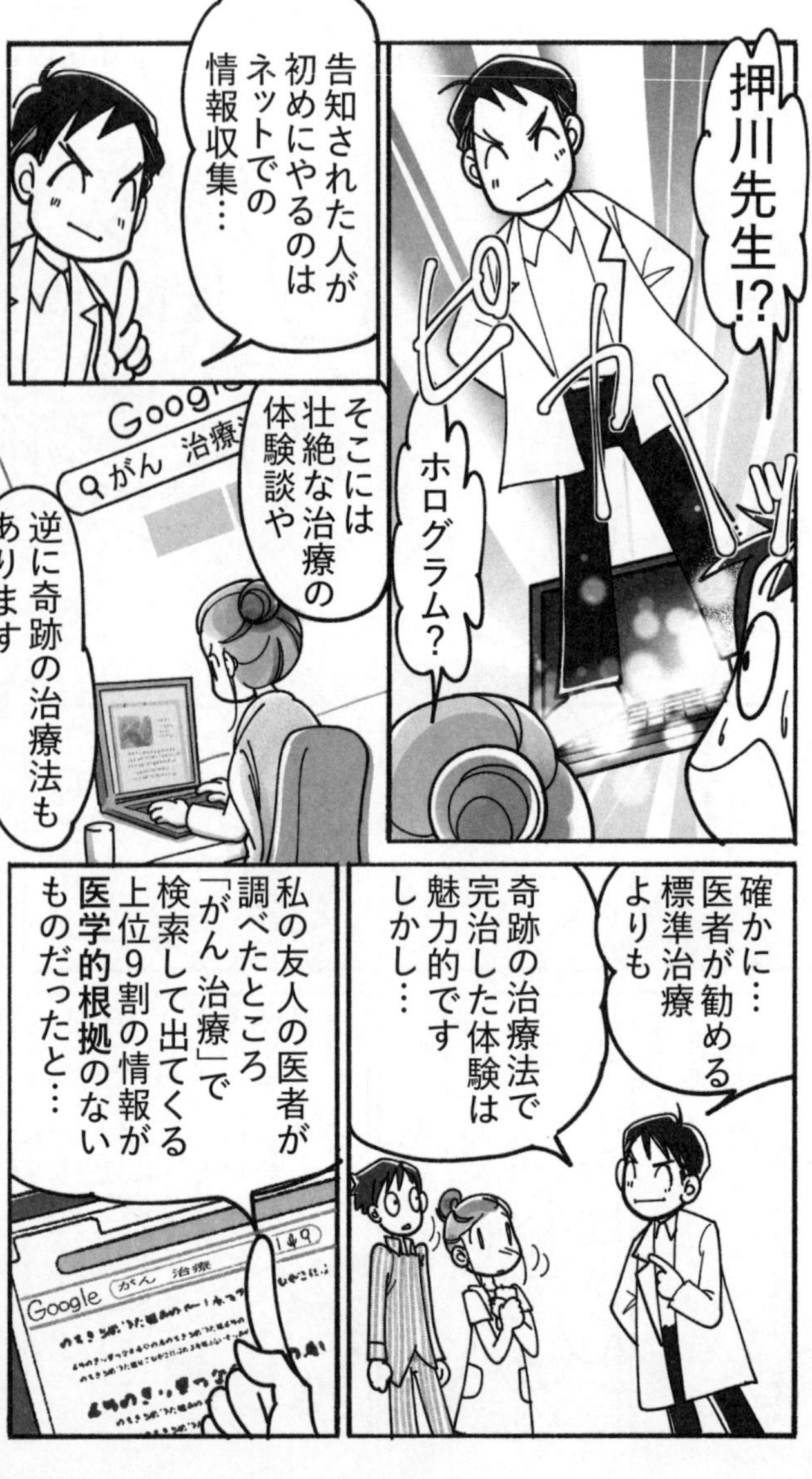
押川先生!?
ホログラム?
告知された人が初めにやるのはネットでの情報収集…
そこには壮絶な治療の体験談や
Google
がん　治療
逆に奇跡の治療法もあります
確かに…医者が勧める標準治療よりも
奇跡の治療法で完治した体験は魅力的ですしかし…
私の友人の医者が調べたところ「がん治療」で検索して出てくる上位9割の情報が医学的根拠のないものだったと…
Google
がん　治療

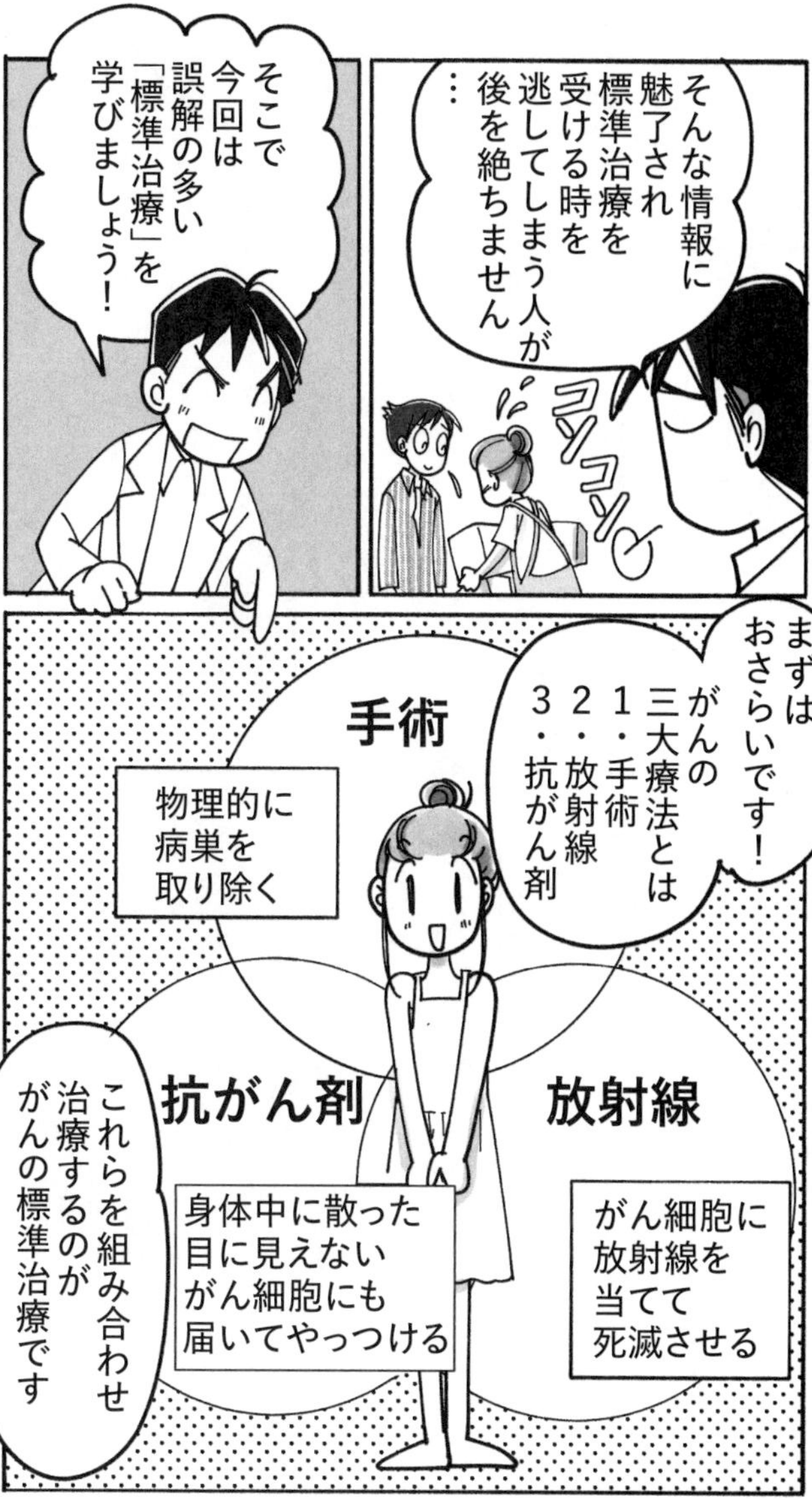

そんな情報に魅了され標準治療を逃してしまう人が後を絶ちません……
コソコソ
そこで今回は誤解の多い「標準治療」を学びましょう！
まずはおさらいです！
がんの三大療法とは 1・手術 2・放射線 3・抗がん剤
手術
物理的に病巣を取り除く
放射線
がん細胞に放射線を当てて死滅させる
抗がん剤
身体中に散った目に見えないがん細胞にも届いてやっつける
これらを組み合わせ治療するのががんの標準治療です

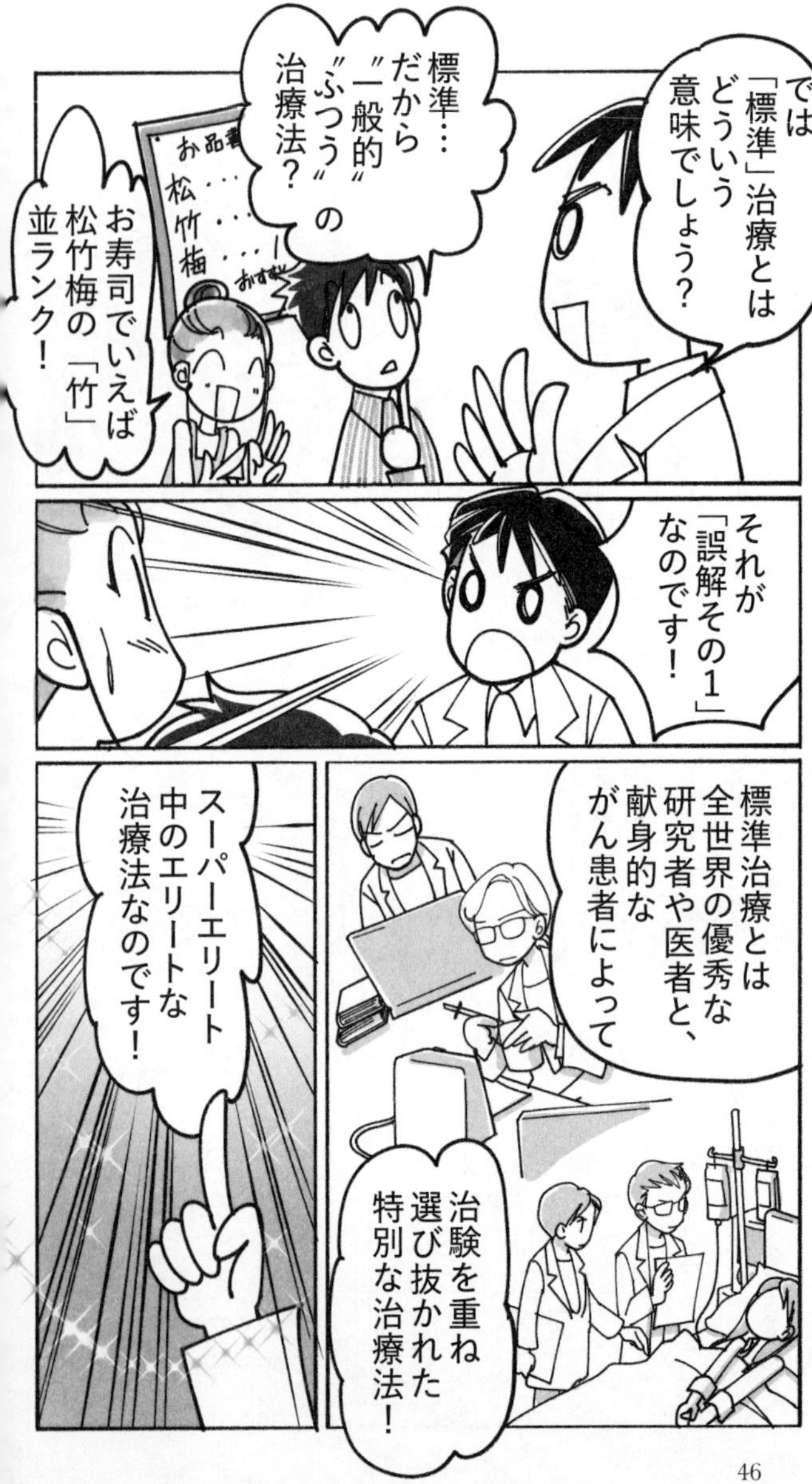
では「標準」治療とはどういう意味でしょう？
標準…だから〝一般的〟〝ふつう〟の治療法？
お品書
松…
竹…
梅…！
おすすめ
お寿司でいえば松竹梅の「竹」並ランク！
それが「誤解その1」なのです！
標準治療とは全世界の優秀な研究者や医者と、献身的ながん患者によって
治験を重ね選び抜かれた特別な治療法！
スーパーエリート中のエリートな治療法なのです！

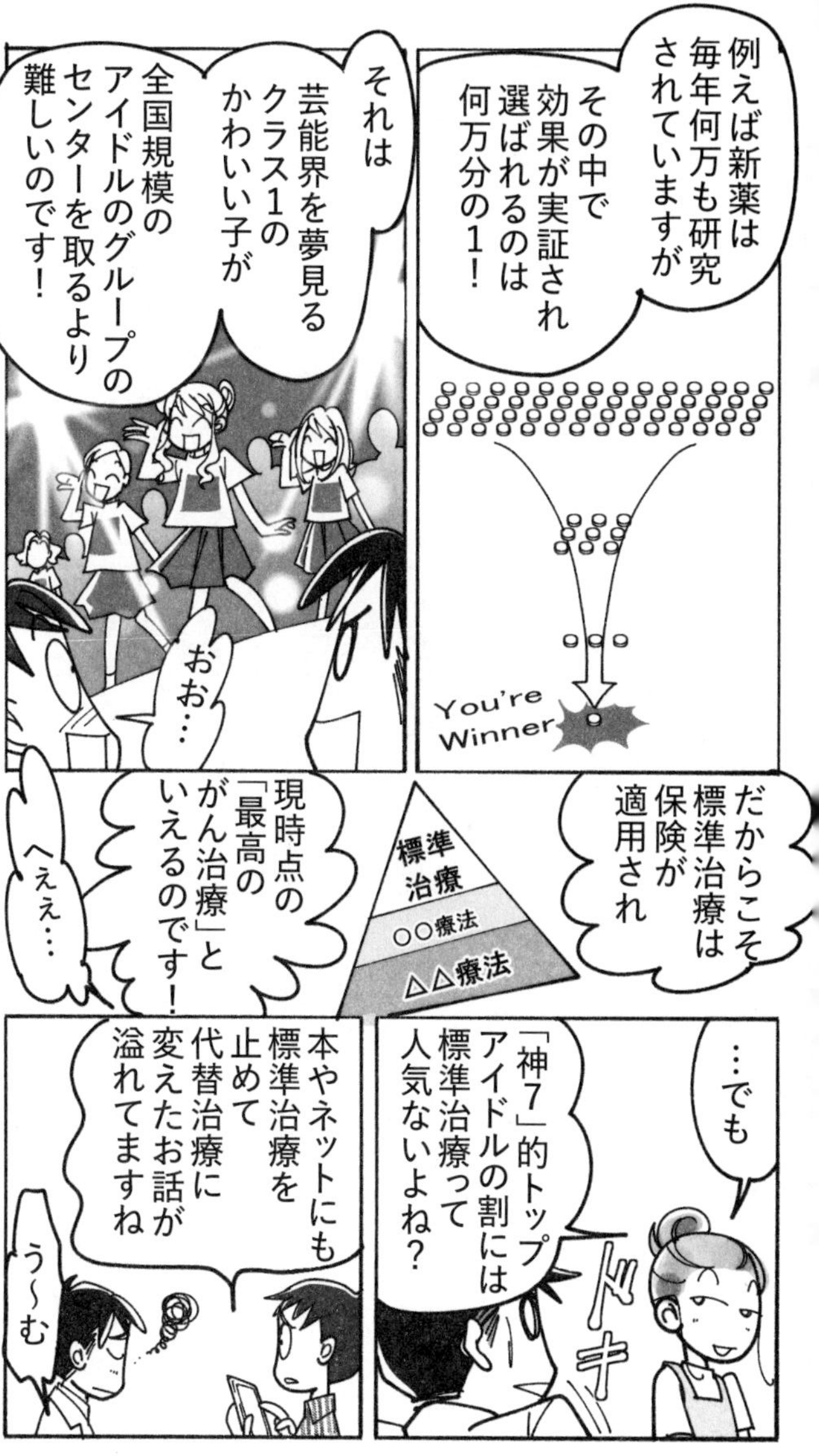
例えば新薬は毎年何万も研究されていますが
その中で効果が実証され選ばれるのは何万分の1！
You're Winner
それは
芸能界を夢見るクラス1のかわいい子が全国規模のアイドルのグループのセンターを取るより難しいのです！
おお…
だからこそ標準治療は保険が適用され
標準治療
○○療法
△△療法
現時点の「最高のがん治療」といえるのです！
へぇえ…
…でも
「神7」的トップアイドルの割には標準治療って人気ないよね？
ドキ
本やネットにも標準治療を止めて代替治療に変えたお話が溢れてますね
う～む

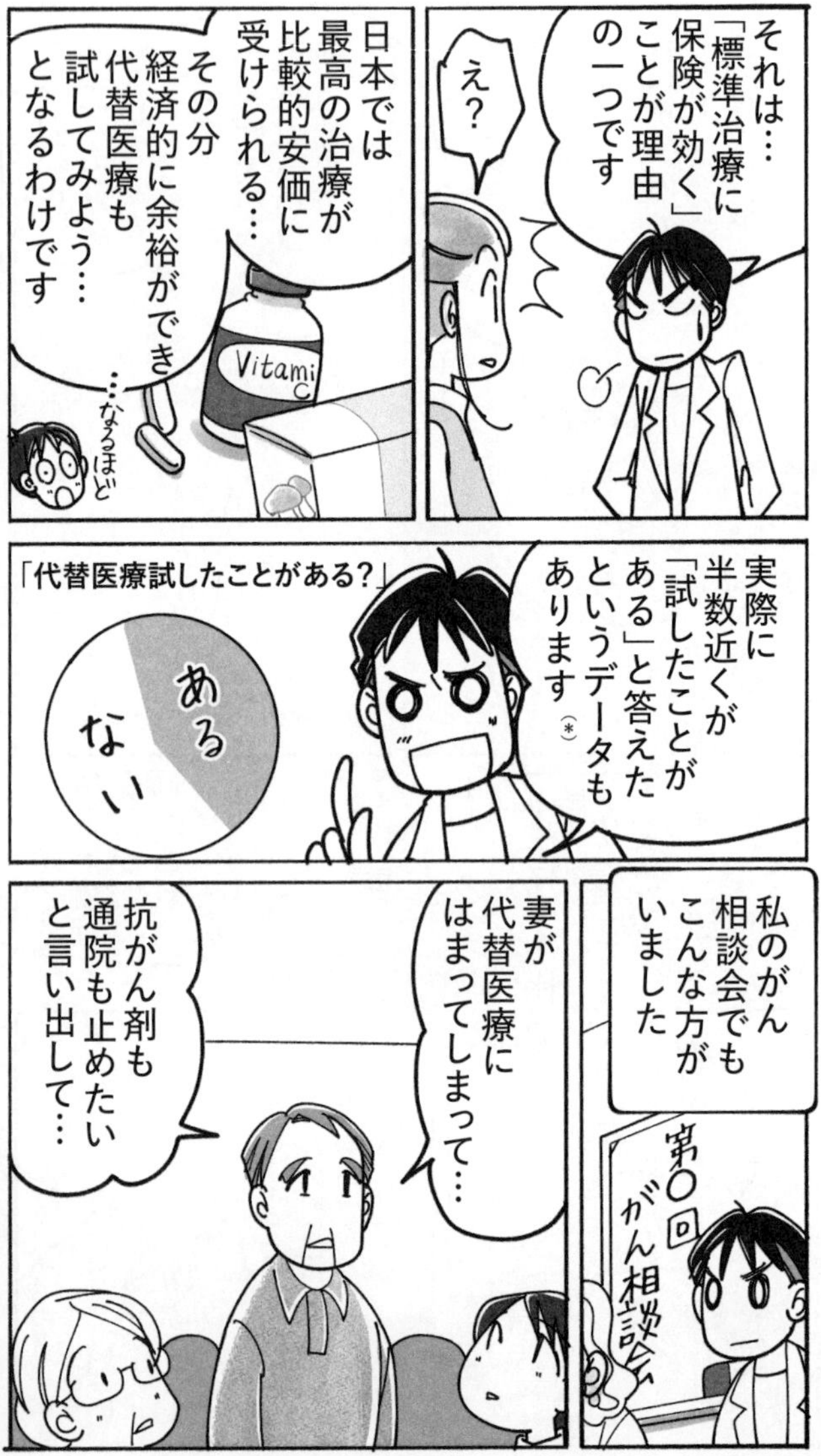
それは…
「標準治療に
保険が効く」
ことが理由
の一つです
え？
日本では
最高の治療が
比較的安価に
受けられる…
その分
経済的に余裕ができ
代替医療も
試してみよう…
となるわけです
Vitami
C
…なるほど
「代替医療試したことがある？」
ある
ない
実際に
半数近くが
「試したことが
ある」と答えた
というデータも
あります（＊）
私のがん
相談会でも
こんな方が
いました
第○回
がん相談会
妻が
代替医療に
はまってしまって…
抗がん剤も
通院も止めたい
と言い出して…

（＊）『がんの補完代替医療ガイドブック』より

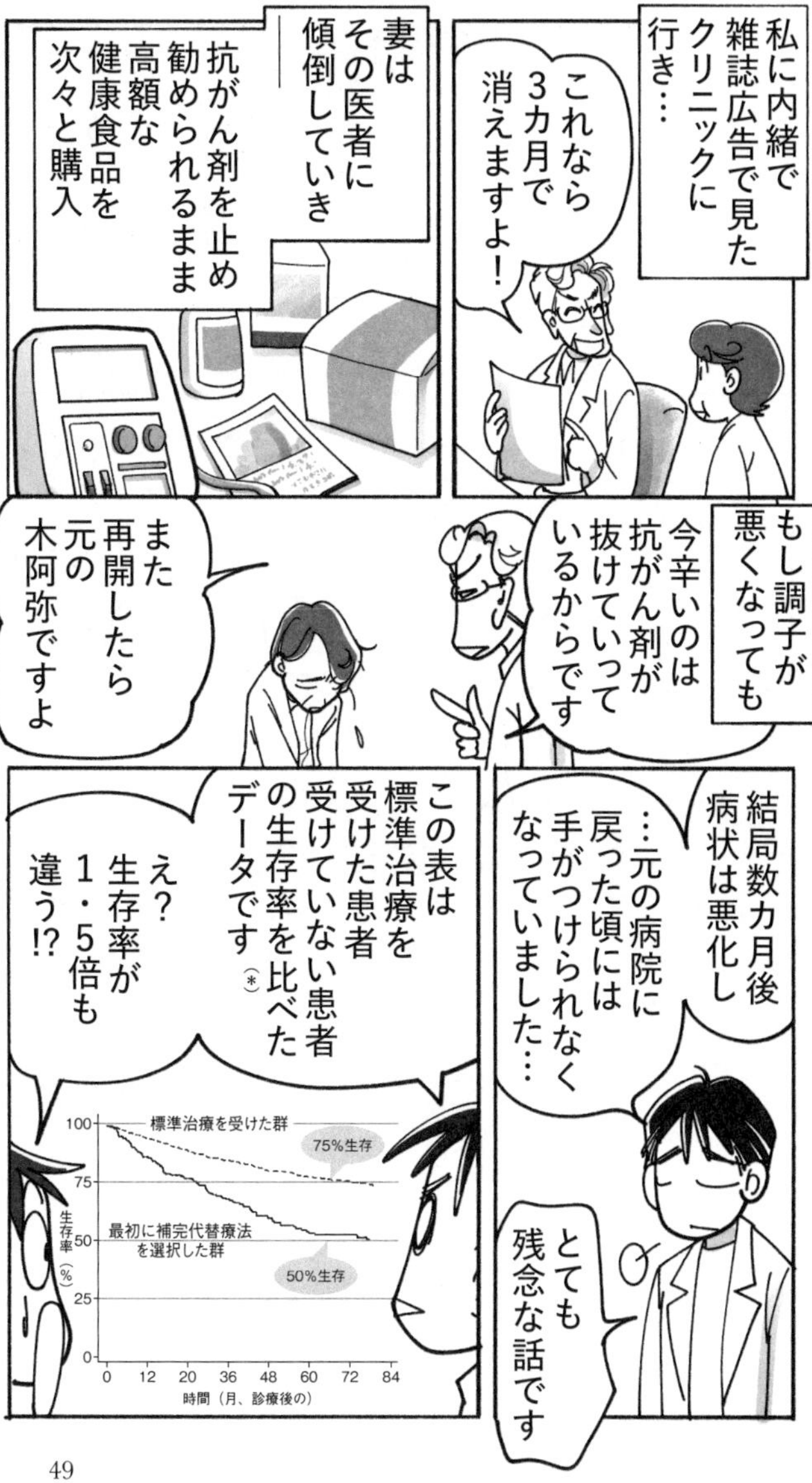

私に内緒で雑誌広告で見たクリニックに行き…
これなら3カ月で消えますよ！
妻はその医者に傾倒していき
抗がん剤を止め勧められるまま高額な健康食品を次々と購入
もし調子が悪くなっても
今辛いのは抗がん剤が抜けていっているからです
また再開したら元の木阿弥ですよ
結局数カ月後病状は悪化し
…元の病院に戻った頃には手がつけられなくなっていました…
とても残念な話です
この表は標準治療を受けた患者受けていない患者の生存率を比べたデータです（＊）
え？生存率が1・5倍も違う!?
標準治療を受けた群
75%生存
最初に補完代替療法を選択した群
50%生存
生存率（%）
100
75
50
25
0
0 12 20 36 48 60 72 84
時間（月、診療後の）

（＊）津川友介・勝俣範之・大須賀覚（著）『最高のがん治療』ダイヤモンド社刊より

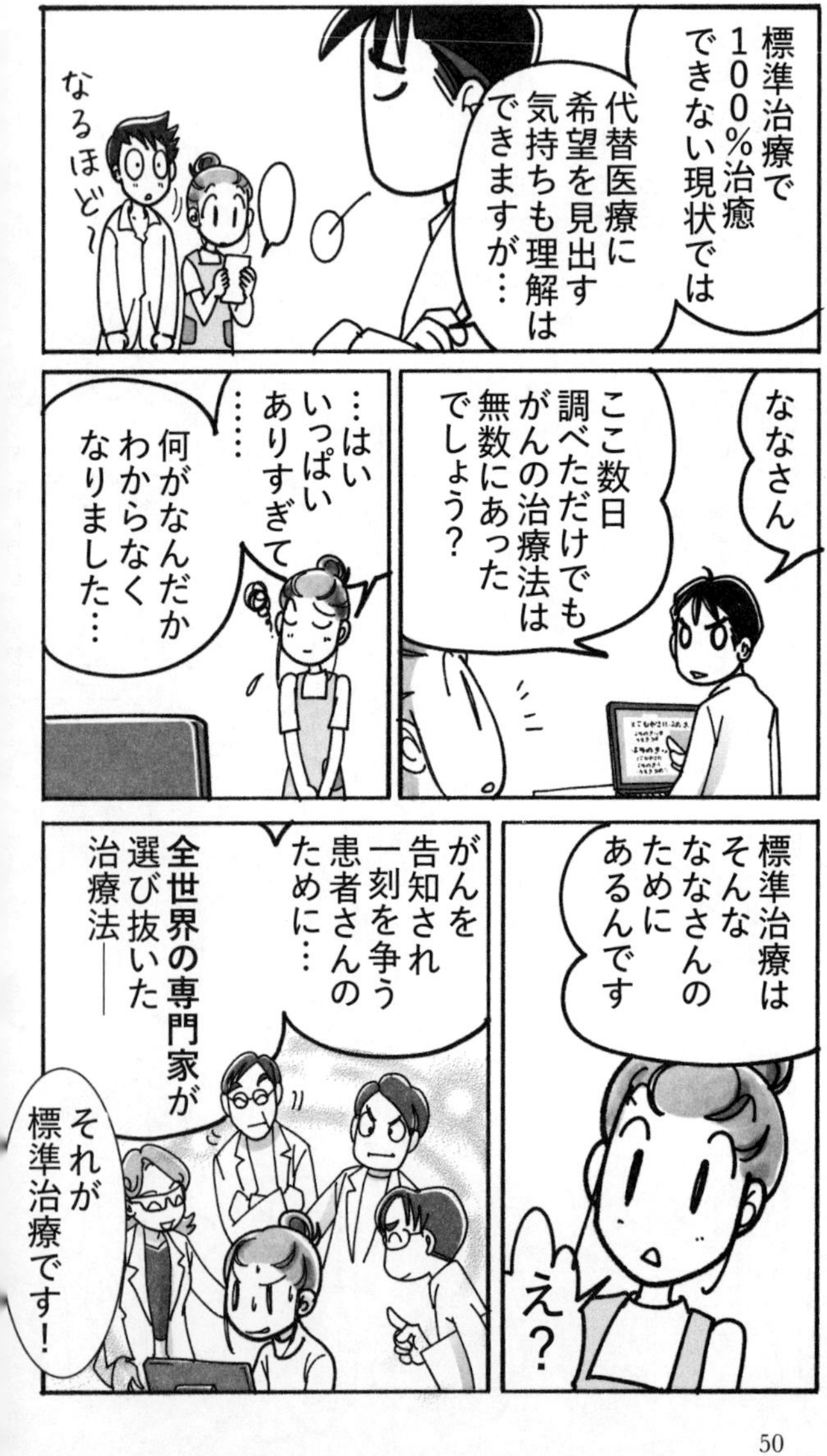
標準治療で100%治癒できない現状では
代替医療に希望を見出す気持ちも理解はできますが…
なるほど〜
ななさん
ここ数日調べただけでもがんの治療法は無数にあったでしょう?
…はいいっぱいありすぎて……
何がなんだかわからなくなりました…
標準治療はそんなななさんのためにあるんです
え?
がんを告知され一刻を争う患者さんのために…
全世界の専門家が選び抜いた治療法――
それが標準治療です!

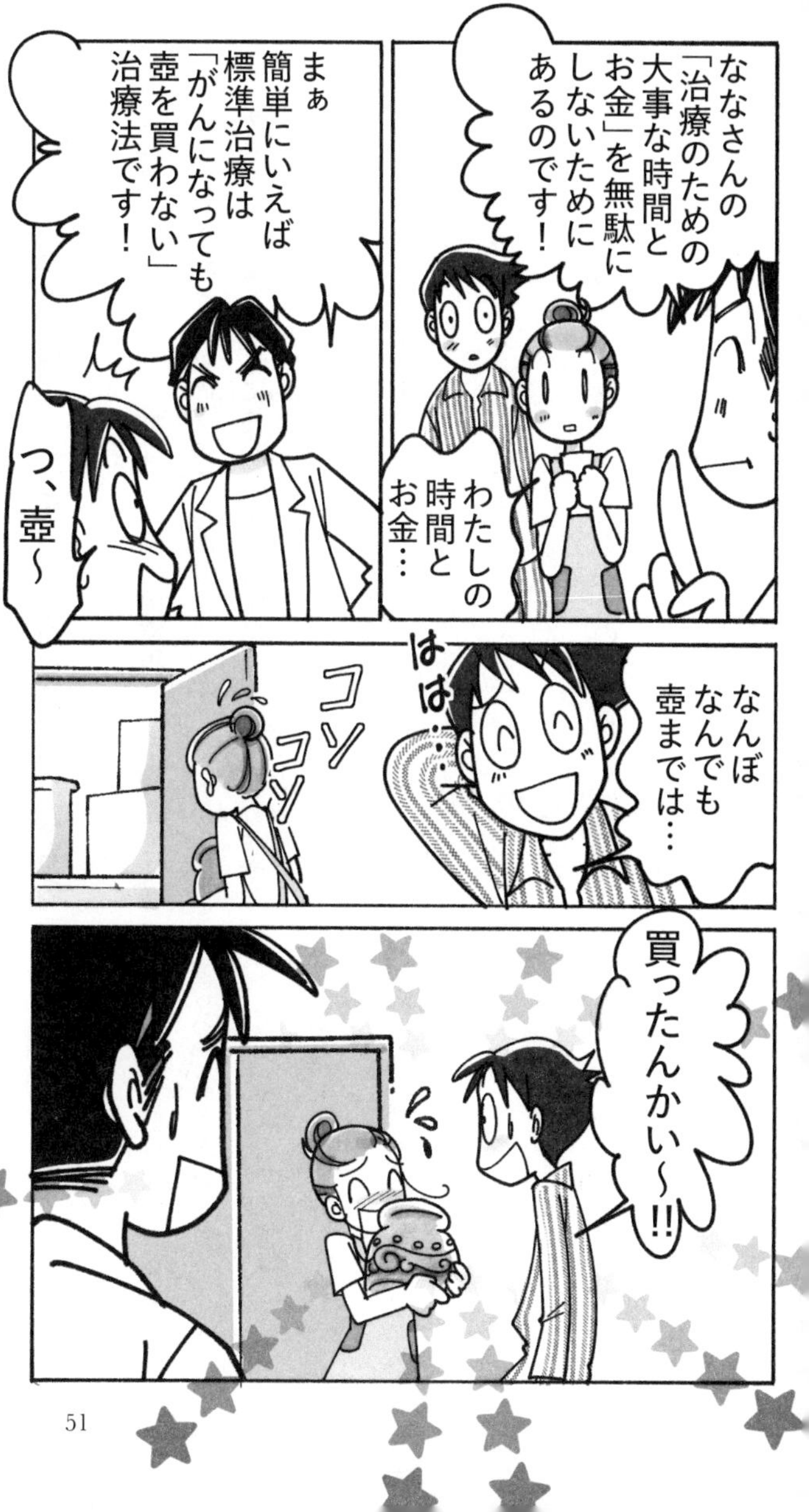
ななさんの
「治療のための
大事な時間と
お金」を無駄に
しないために
あるのです！
わたしの
時間と
お金…
まぁ
簡単にいえば
標準治療は
「がんになっても
壺を買わない」
治療法です！
つ、壺～
なんぼ
なんでも
壺までは…
はは…
コソ
コソ
買ったんかい～!!

標準治療はベースとなる教科書のようなもの

「標準治療」という言葉は、病院の治療担当医が好んで使うのですが、正確な意味が伝わりにくい代表的な言葉の一つでもあります。そして、がん治療を受ける患者さん側では、ネガティブな印象とともに使われることがかなり多くあります。

たとえば、次のようなケースです。

・治療法に「上・中・下」があるとすれば、「中」あるいは「並」の治療法のことだろうと思ってしまう。

・固形がんのステージⅣでは、抗がん剤治療では治らないことが多い。いったん腫瘍が縮小する確率が高くとも、結局、再増悪する時期が来ることが避けられず、延命にしかならない治療を「標準治療」というのは納得しがたい。もっと一発逆転の治療がどこかにあるはずだと思い込んでしまう。

・乳がん、胃がん、大腸がんなどの術後再発予防のための抗がん剤治療はきついし、後遺症も残る場合があるため、がん自体ではなく、がん治療で苦しむことを嫌がる患者さんにとっては、一律に「標準治療」として担当医が押しつけてくることに抵抗感がある。

・「標準治療が効かなくなったら、緩和ケア（あるいはホスピス）へ行ってください」と初回治療前から言われることが多くなった。最初から厳しい説明をするのは、時間をかけて治療の意味を学習する上では意味があるのだが、医者から見放される区切りのような印象となる。一方で、最初に言われずに、標準治療が無効となってから言われると、一所懸命についてきた患者さんは、心の準備ができていないため相当ショックを受ける。それこそ、少しでも希望が持てるような話をする商売っ気たっぷりの民間療法に走ることになる。

・最近は、各がん種の「治療ガイドライン」を持ち出して治療説明する医師が多いが、そこをスタートとして、個々の患者さんの状況に合わせる必要がある。しかし、千差万別であるはずの患者さんに、ガイドラインで示された標準治療を、杓《しゃく》子《し》定《じょう》規《ぎ》に当てはめようとする弊害がときどき出てきている。これは「cookbook medicine（料理本医療）」と批判され、ＥＢＭ（科学的根拠に基づく医療）を誤解した医療側に原因がある。

以上のような事情で、「標準治療」の印象を悪くしているのは事実です。ここでは、こういった誤解を解消する説明を試みてみましょう。

「がん」という言葉は、病気の中では特別なイメージがあります。それは「死」「不治」「再発」など、画一的な言葉で表現されることが多いイメージです。

ところが、遠隔転移のあるステージⅣ、つまり手術で完治不能な状態の固形がんにおいては、同じ臓器のがんでも同じものは一つもないといえます。

転移する場所、がんの進行速度、抗がん剤の効き具合、副作用の出具合、副作用予防薬の効き具合など、全ての領域で個人差があるからです。

とはいえ、「がんの性質は人それぞれで、治療は各人が気に入ったものを試すしかない」と言われたら、はたして納得できるでしょうか？　普通は、とてもじゃないが納得できるわけがありません。一般人には理解困難なので、先人の知恵を知る専門家に判断してもらうしかないと考える人がほとんどだと思います。

そういうことで治療ガイドラインに記載している標準治療（一つとは限らない）を参考に、主治医が患者さんの病状、環境、価値観をくみ取り、いっしょに治療法を選択することになるのです。

ところが、皮肉なことにこの「標準治療」自体が、絶対治したいという前提からすると、大変残念な成績しか残せていないことが、患者さんに不信感を抱かせ、一発逆転の治療を探し求める動機となっています。

こうした患者さんにとって、身近な知り合いが、がんで余命半年と言われたものの、○○治療で奇跡的に生き延びたという口コミやインターネット上の情報が、どうしても気になってしまうのは、ある意味自然なことかもしれません。

しかし、他のがん患者さんで上手くいった治療が、自分の場合、当てになるとは限らないことは、「がんの性質は人それぞれ」ですから当然なのです。民間療法で奇跡的に治ったという例がないとはいいませんが（非常に稀《まれ》にあるがんの自然退縮を含む）、私は患者さんには「人生の賭けを宝くじに託すようなものだ」と説明しています。

若くしてがんになった……、小さな子どもがいるから……、孫の結婚を見届けるまでは……といった個人的な延命への切望の理由は尽きません。気持ちはよくわかります。

私も現状の「標準治療」には大いに不満があります。それでも、ないがしろにできないと思う理由は、それを無視することで、がんを治すどころか、もっと悲惨な結末に至る例がごまんとあるからです。

医療側は「ガイドライン・標準治療」をどう見ているのでしょうか。

それは検定された「教科書」みたいなものと表現できます。「ガイドライン・標準治療」を無視したがん治療というのは、正式な教科書なしで子どもに学校教育をしているようなものです。

たとえばの話ですが、学校の教師が教科書を使わずに、個人の宗教、歴史観、信念で、独自の教育を自分たちの子どもに行なっているらしいと聞いたら、冷静でいられる親がどれほどいるでしょうか。

もちろん真面目で熱心な教師もいるでしょうし、状況に応じた柔軟な教育をされていると信じたいものです。しかし、それはきちんと検証された教科書という柱があった上のことであればこそ、親は安心して任せられるはずです。

一部の患者さんが、「標準治療」を無視、あるいは敵視するような独自のがん治療に走るのは、医療側からすると非常に危なっかしく感じられます。がん患者さんの状況や経過は千差万別なので、一本筋の通った「教科書・標準治療」との距離感を測りながら微調整していかないと上手くいかないからなのです。

第3話

特別ゲスト・大津先生！

「緩和ケアって〝最期の医療〟」って本当ですか？

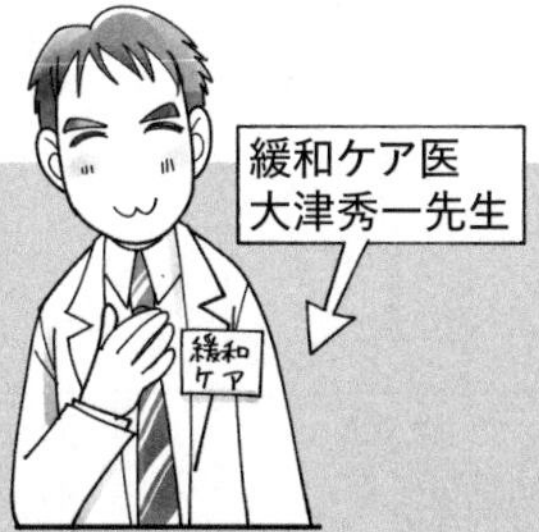

緩和ケアは、治療の打つ手がなくなった時に
受けるもの……そう思ってしまいますよね。
ところが、今どきの緩和ケアは、
どうやら違うようです。
「告知とともに始める緩和ケア」、
そして「アクティブ緩和ケア」とは、
いったいどんなものでしょうか。

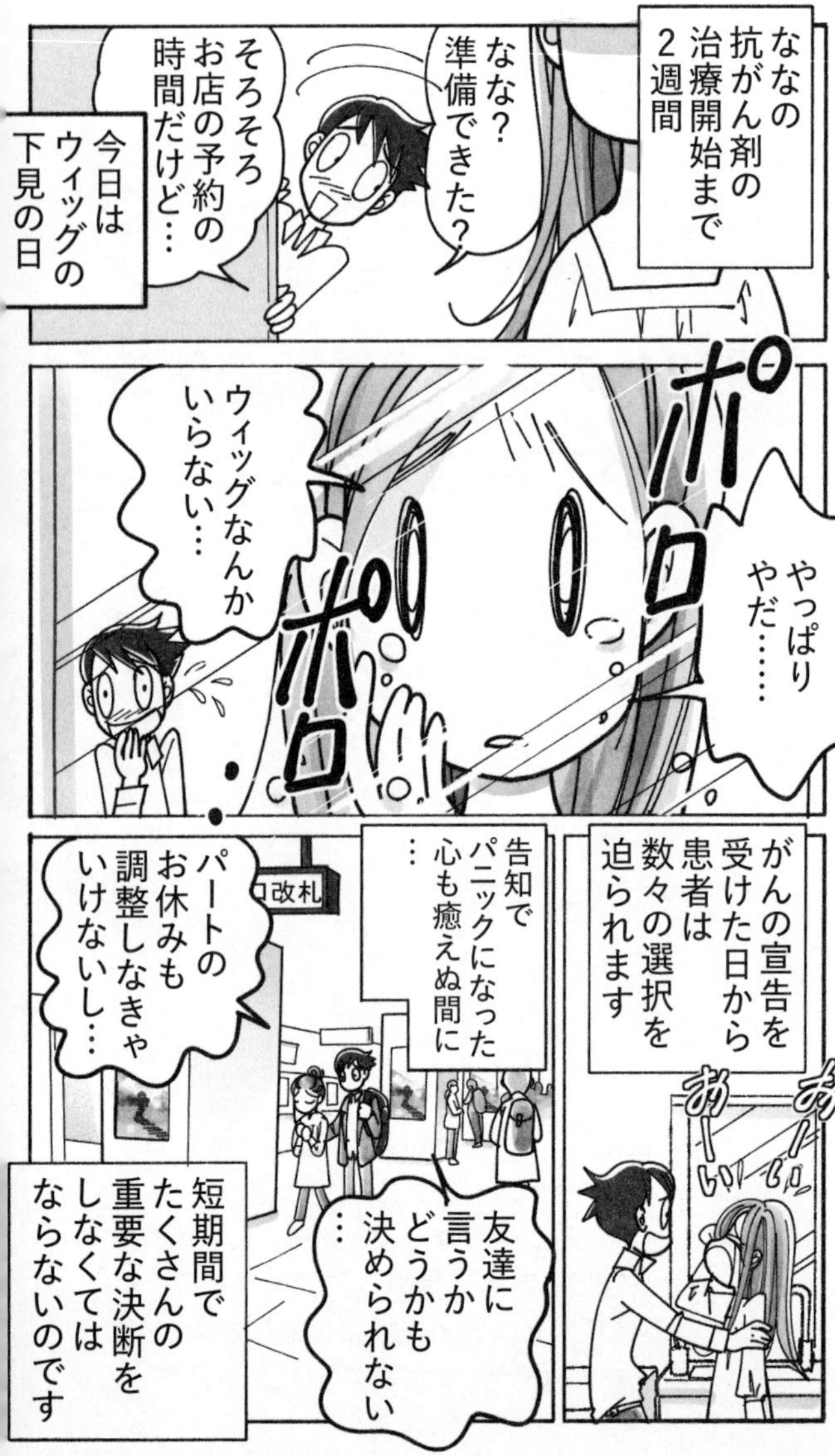
ななの抗がん剤の治療開始まで2週間
なな?準備できた?
そろそろお店の予約の時間だけど…
今日はウィッグの下見の日
ポロ
やっぱりやだ……
ウィッグなんかいらない…
ポロ
…
がんの宣告を受けた日から患者は数々の選択を迫られます
おーい
おーい
告知でパニックになった心も癒えぬ間に…
パートのお休みも調整しなきゃいけないし…
口改札
友達に言うかどうかも決められない…
短期間でたくさんの重要な決断をしなくてはならないのです

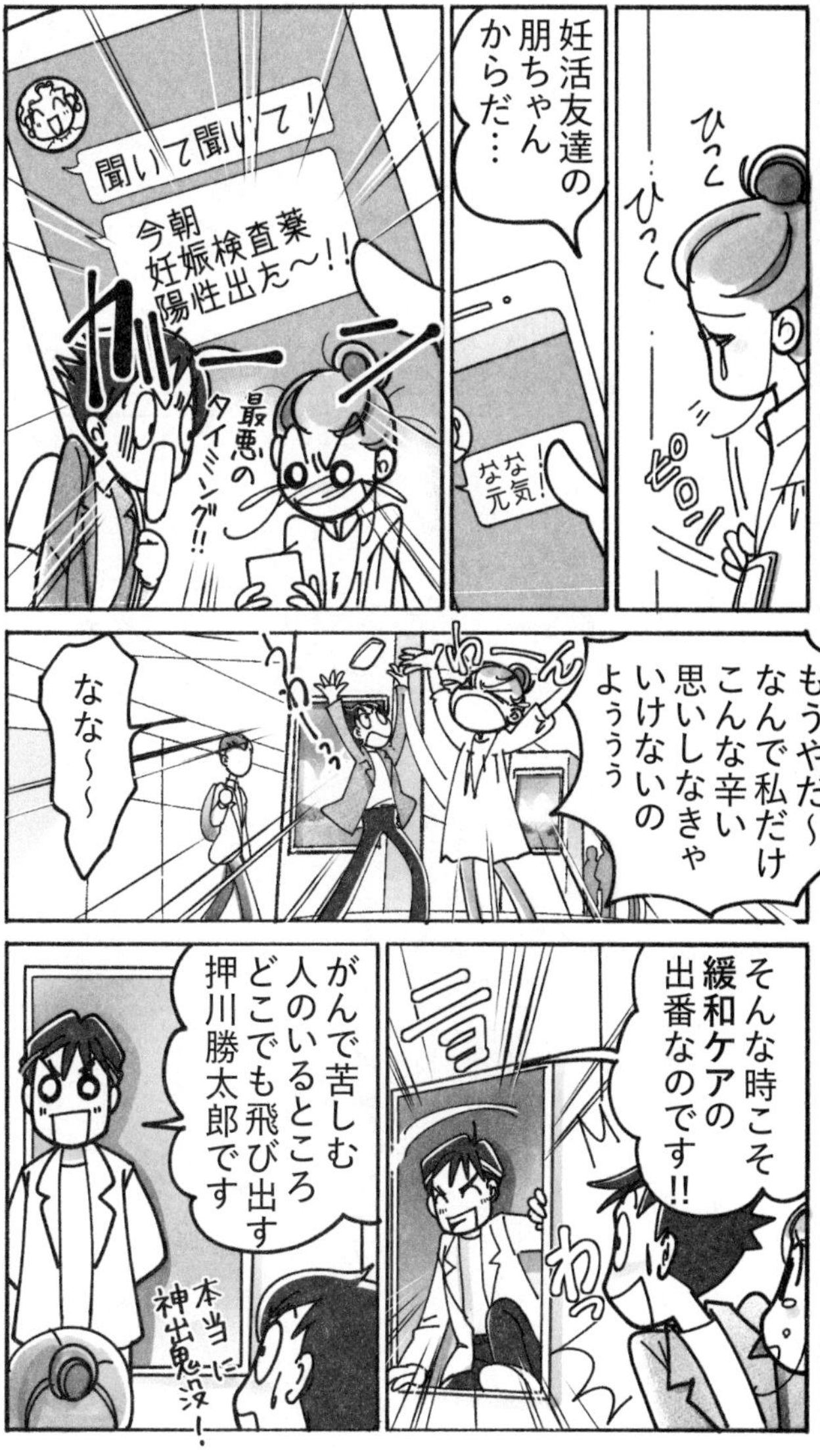
ひっく
ひっく
ピロン
なな元気！
妊活友達の朋ちゃんからだ…
聞いて聞いて！
今朝妊娠検査薬陽性出た～！！
ガーン
最悪のタイミング!!
もうやだ～なんで私だけこんな辛い思いしなきゃいけないのようぅぅ
わーん
なな～～
そんな時こそ緩和ケアの出番なのです!!
わっ
がんで苦しむ人のいるところどこでも飛び出す押川勝太郎です
本当に神出鬼没！

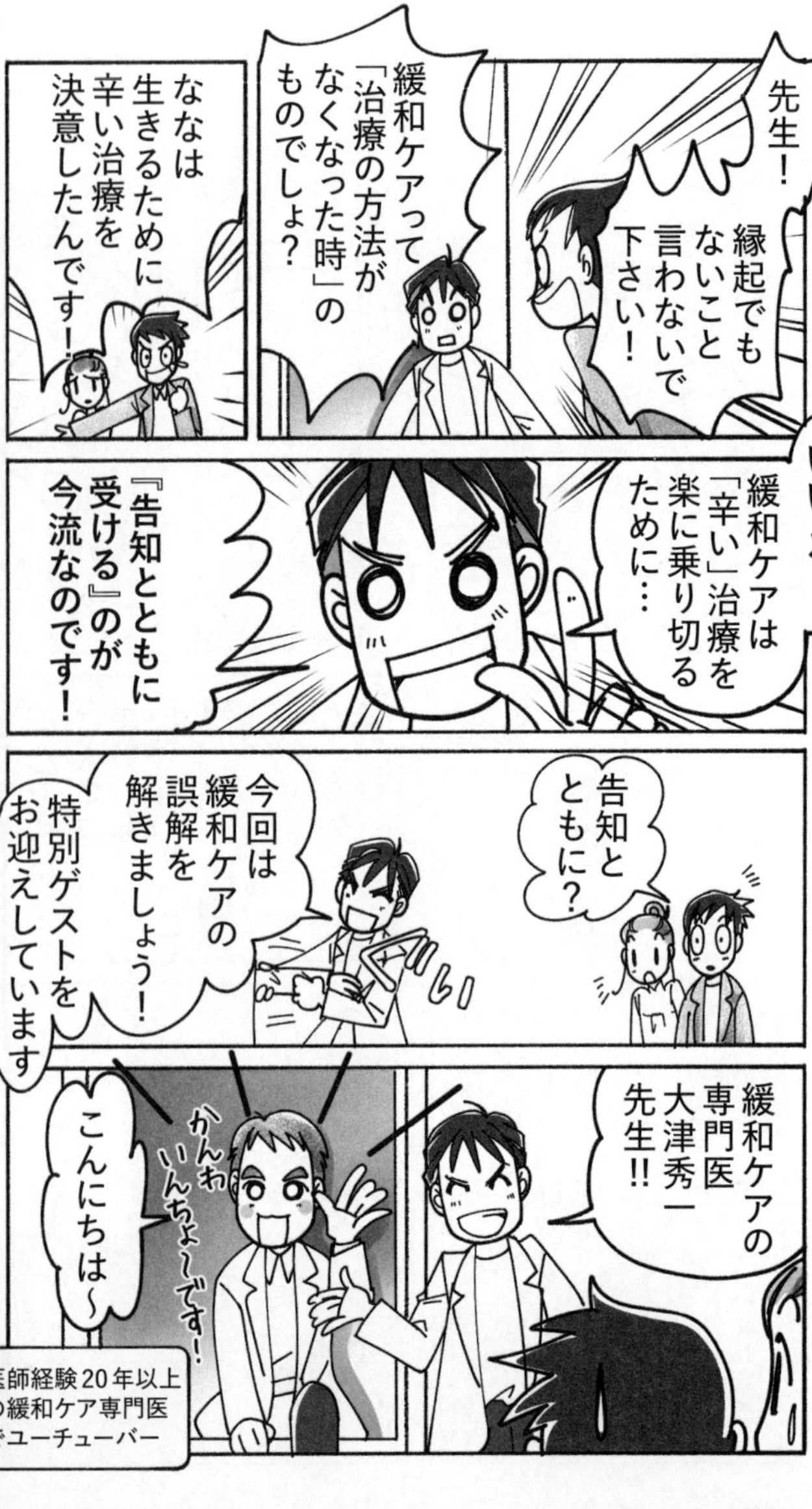
先生！
縁起でもないこと言わないで下さい！
緩和ケアって「治療の方法がなくなった時」のものでしょ？
ななは生きるために辛い治療を決意したんです！
いいえ！
緩和ケアは「辛い」治療を楽に乗り切るために…
『告知とともに受ける』のが今流なのです！
告知とともに？
今回は緩和ケアの誤解を解きましょう！
特別ゲストをお迎えしています
緩和ケアの専門医大津秀一先生!!
かんわいんちょ～です！
こんにちは～
医師経験20年以上の緩和ケア専門医でユーチューバー

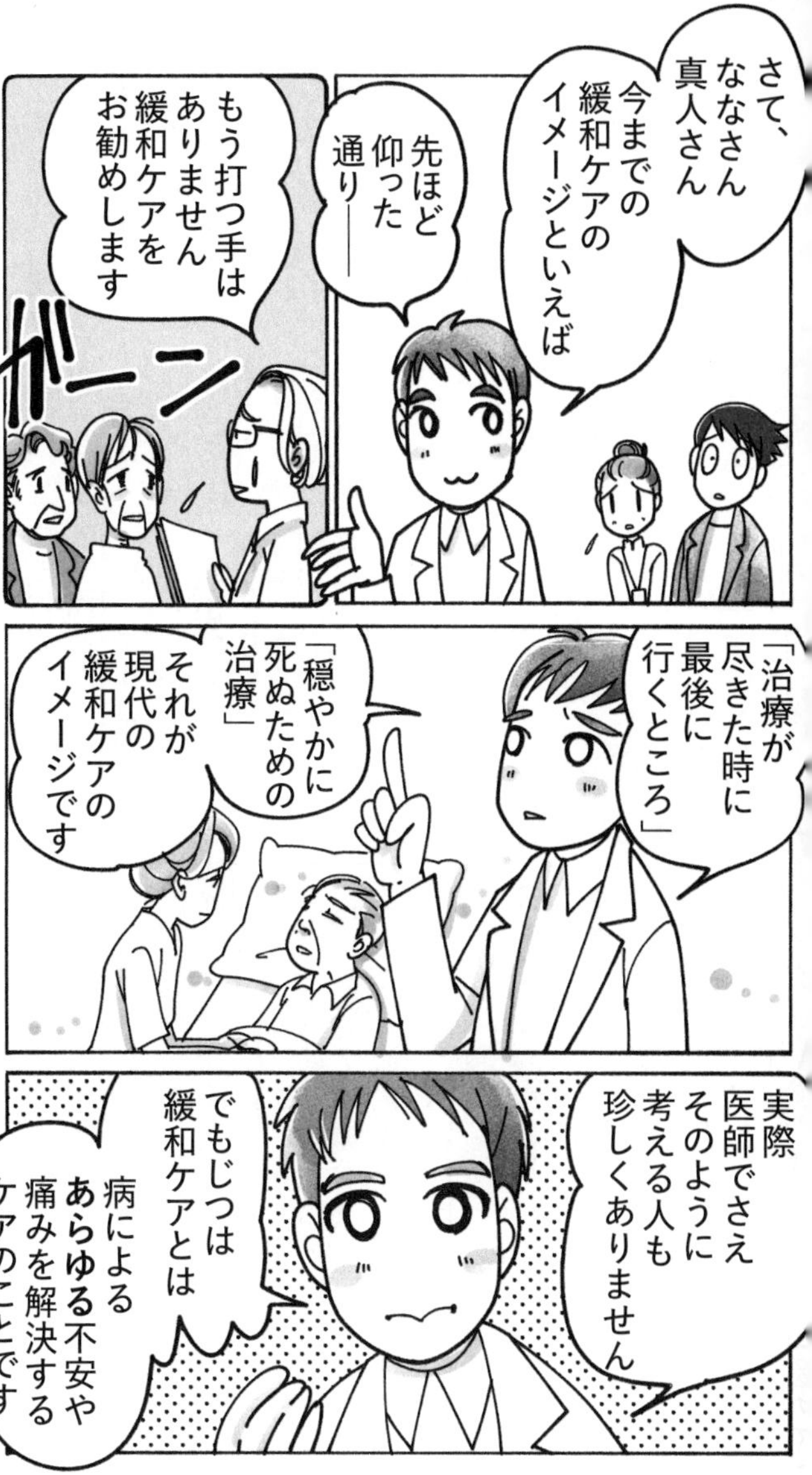
さて、ななさん 真人さん 今までの緩和ケアのイメージといえば
先ほど仰った通り――
もう打つ手はありません 緩和ケアをお勧めします
ガーン
「治療が尽きた時に最後に行くところ」
「穏やかに死ぬための治療」
それが現代の緩和ケアのイメージです
実際 医師でさえ そのように考える人も珍しくありません
でもじつは緩和ケアとは
病による**あらゆる**不安や痛みを解決するケアのことです

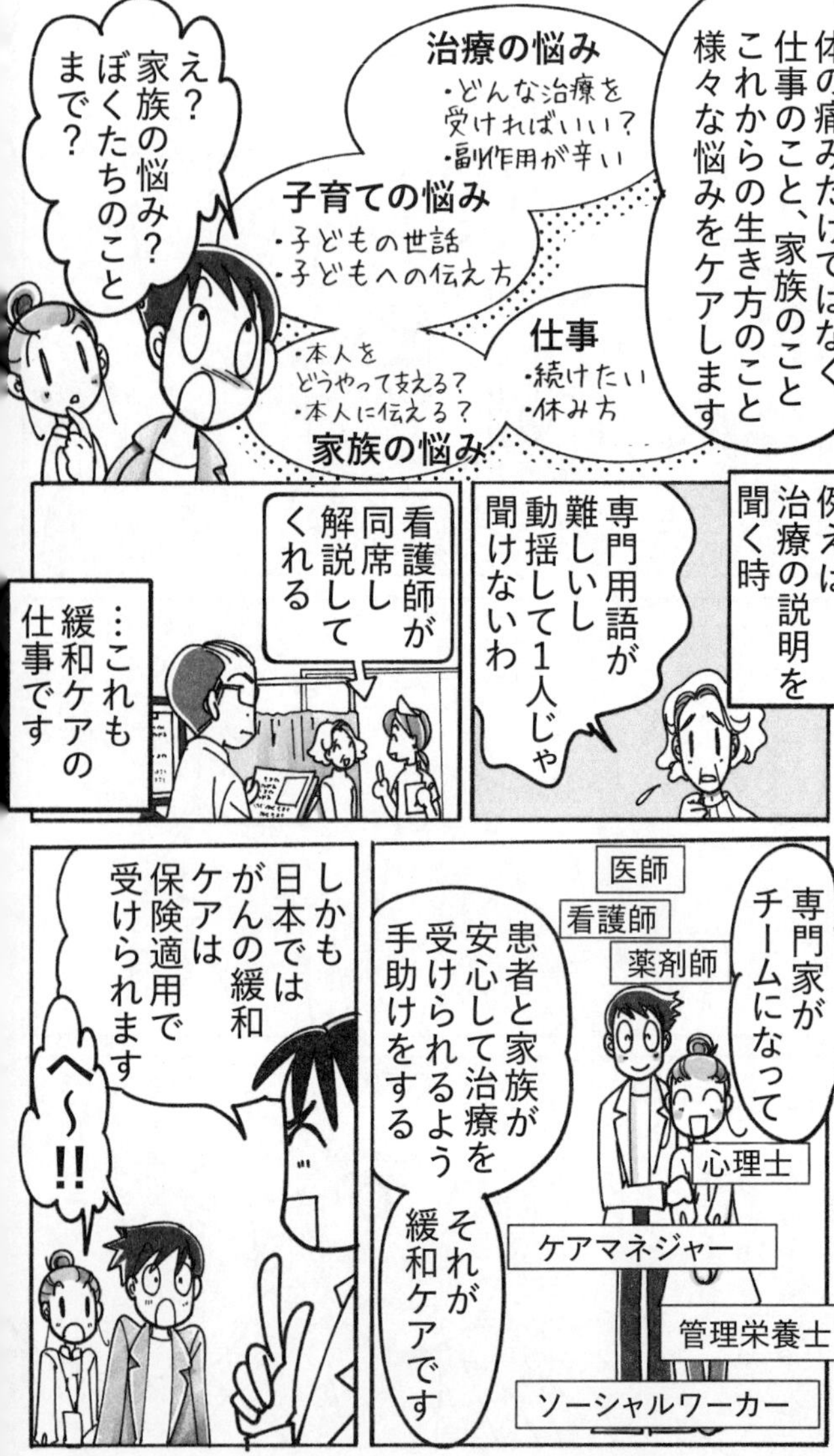
体の痛みだけではなく
仕事のこと、家族のこと
これからの生き方のこと
様々な悩みをケアします
治療の悩み
・どんな治療を受ければいい?
・副作用が辛い
子育ての悩み
・子どもの世話
・子どもへの伝え方
仕事
・続けたい
・休み方
家族の悩み
・本人をどうやって支える?
・本人に伝える?
え? 家族の悩み? ぼくたちのことまで?
例えば治療の説明を聞く時
専門用語が難しいし動揺して1人じゃ聞けないわ
看護師が同席し解説してくれる
…これも緩和ケアの仕事です
専門家がチームになって
医師
看護師
薬剤師
心理士
ケアマネジャー
管理栄養士
ソーシャルワーカー
患者と家族が安心して治療を受けられるよう手助けをする
それが緩和ケアです
しかも日本ではがんの緩和ケアは保険適用で受けられます
へ〜!!

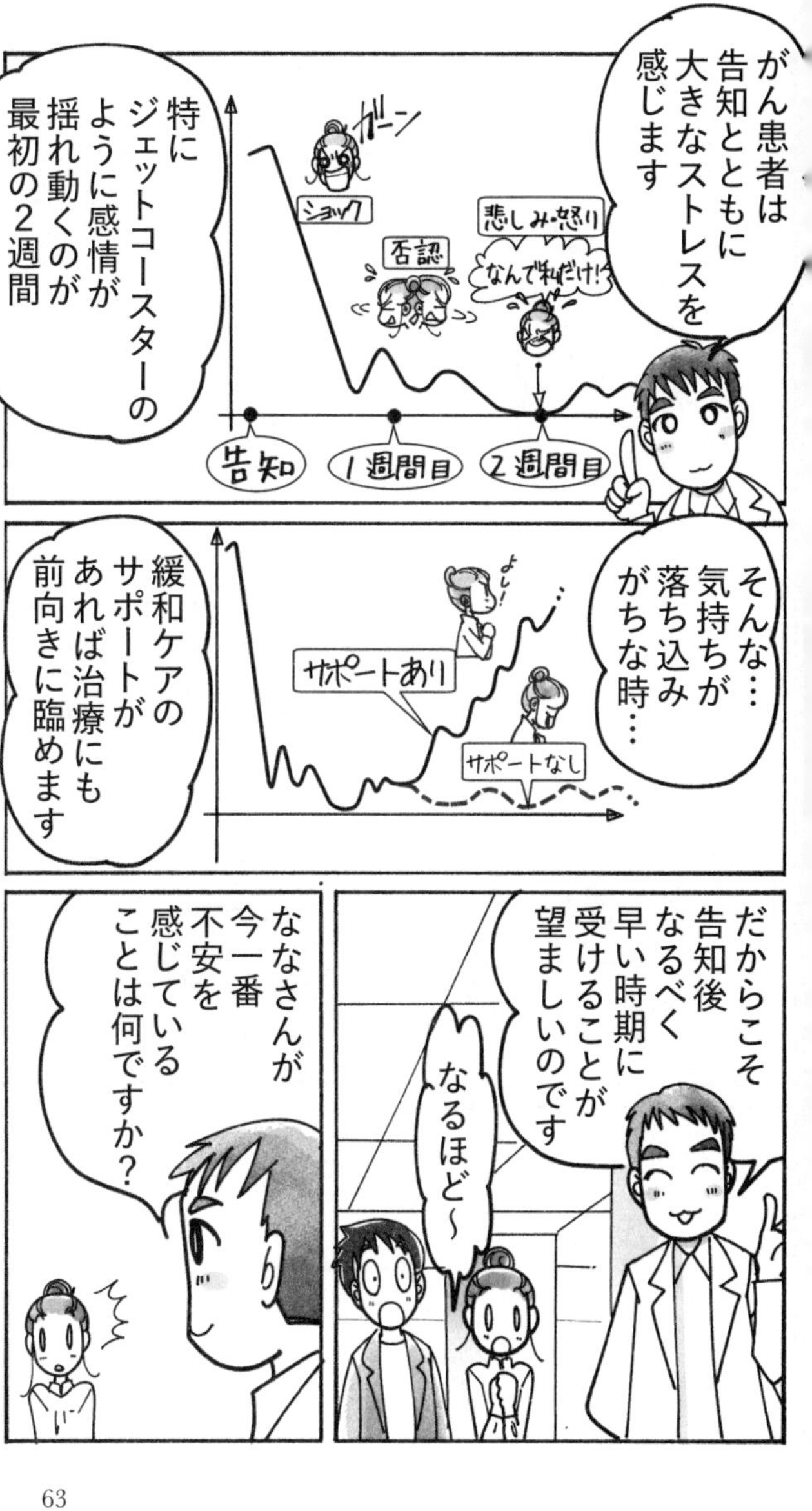
がん患者は告知とともに大きなストレスを感じます
特にジェットコースターのように感情が揺れ動くのが最初の2週間
ガーン
ショック
否認
悲しみ・怒り
なんで私だけ!
告知
1週間目
2週間目
そんな…気持ちが落ち込みがちな時…
緩和ケアのサポートがあれば治療にも前向きに臨めます
よし!
サポートあり
サポートなし
だからこそ告知後なるべく早い時期に受けることが望ましいのです
なるほど~
ななさんが今一番不安を感じていることは何ですか?

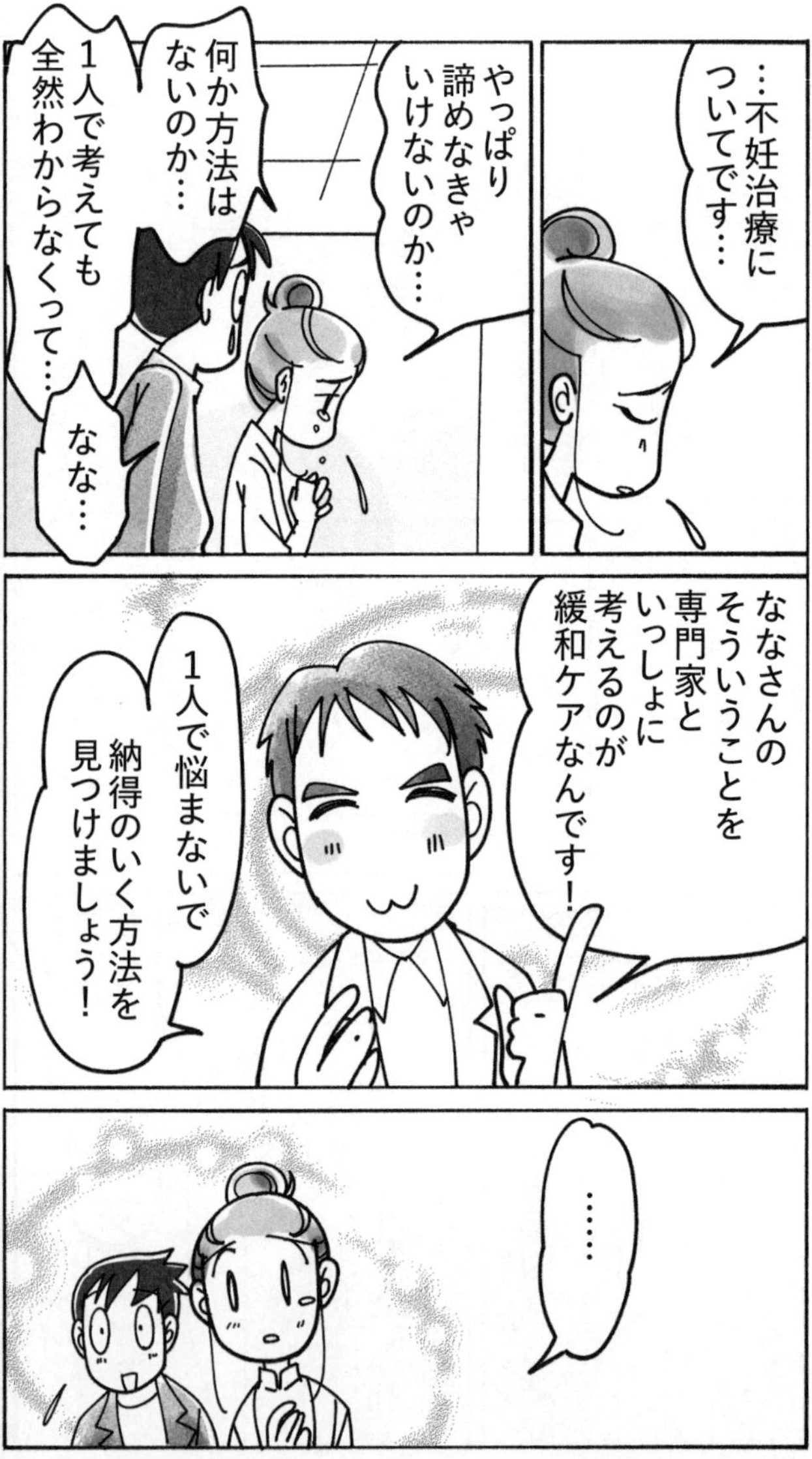
…不妊治療についてです…
やっぱり諦めなきゃいけないのか…
何か方法はないのか…
1人で考えても全然わからなくって…
なな…
ななさんのそういうことを専門家といっしょに考えるのが緩和ケアなんです！
1人で悩まないで納得のいく方法を見つけましょう！
……

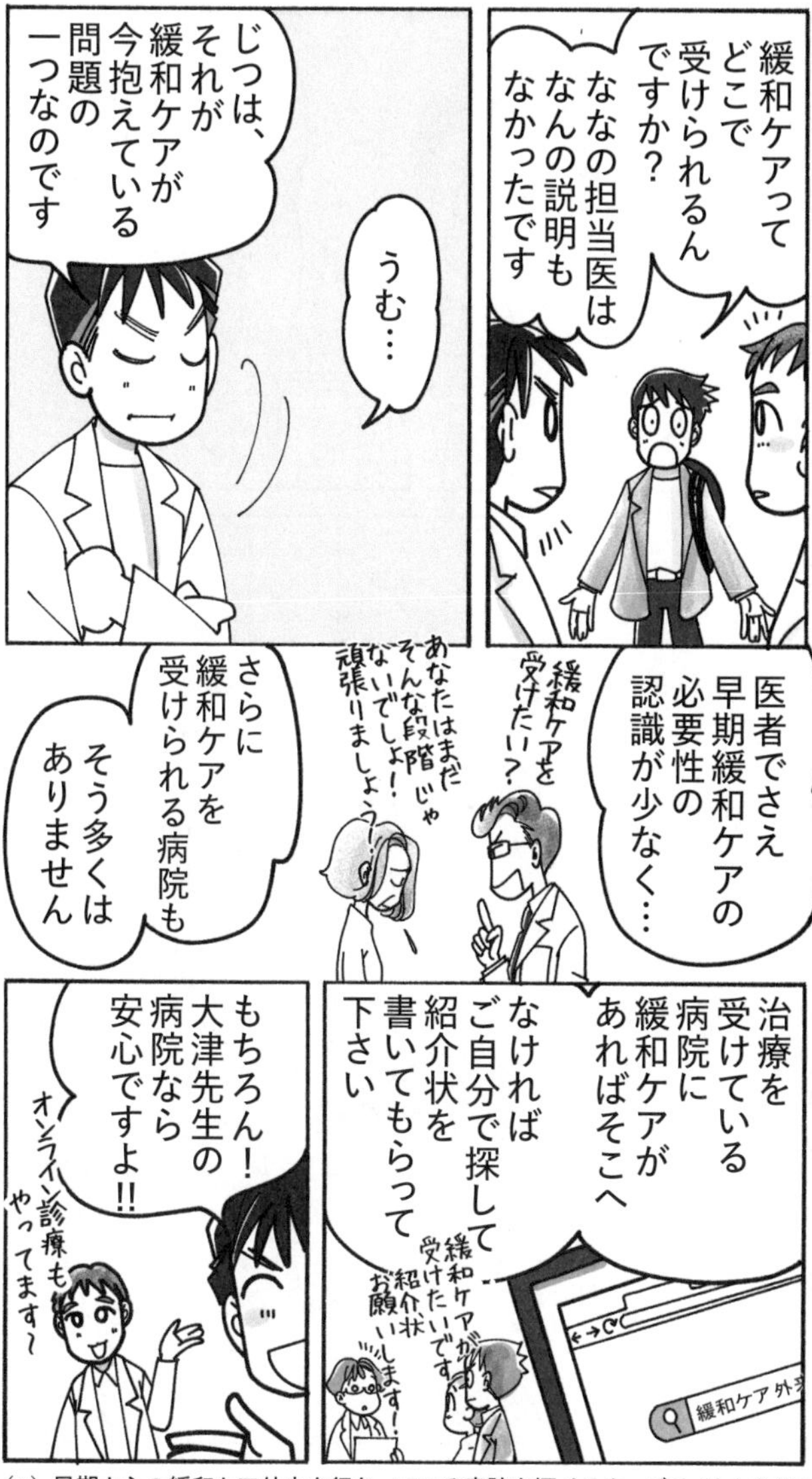
緩和ケアってどこで受けられるんですか？
ななの担当医はなんの説明もなかったです
うむ…
じつは、それが緩和ケアが今抱えている問題の一つなのです
医者でさえ早期緩和ケアの必要性の認識が少なく…
緩和ケアを受けたい？
あなたはまだそんな段階じゃないでしょ！頑張りましょう…
さらに緩和ケアを受けられる病院もそう多くはありません
治療を受けている病院に緩和ケアがあればそこへ
なければご自分で探して紹介状を書いてもらって下さい
緩和ケアが受けたいです
紹介状お願いします！
緩和ケア外
もちろん！大津先生の病院なら安心ですよ!!
オンライン診療もやってます～

（＊）早期からの緩和ケア外来を行なっている病院を探せるウェブサイトもあります
（「早期からの緩和ケア外来 Web」https://pluscarekanwa.jimdofree.com）

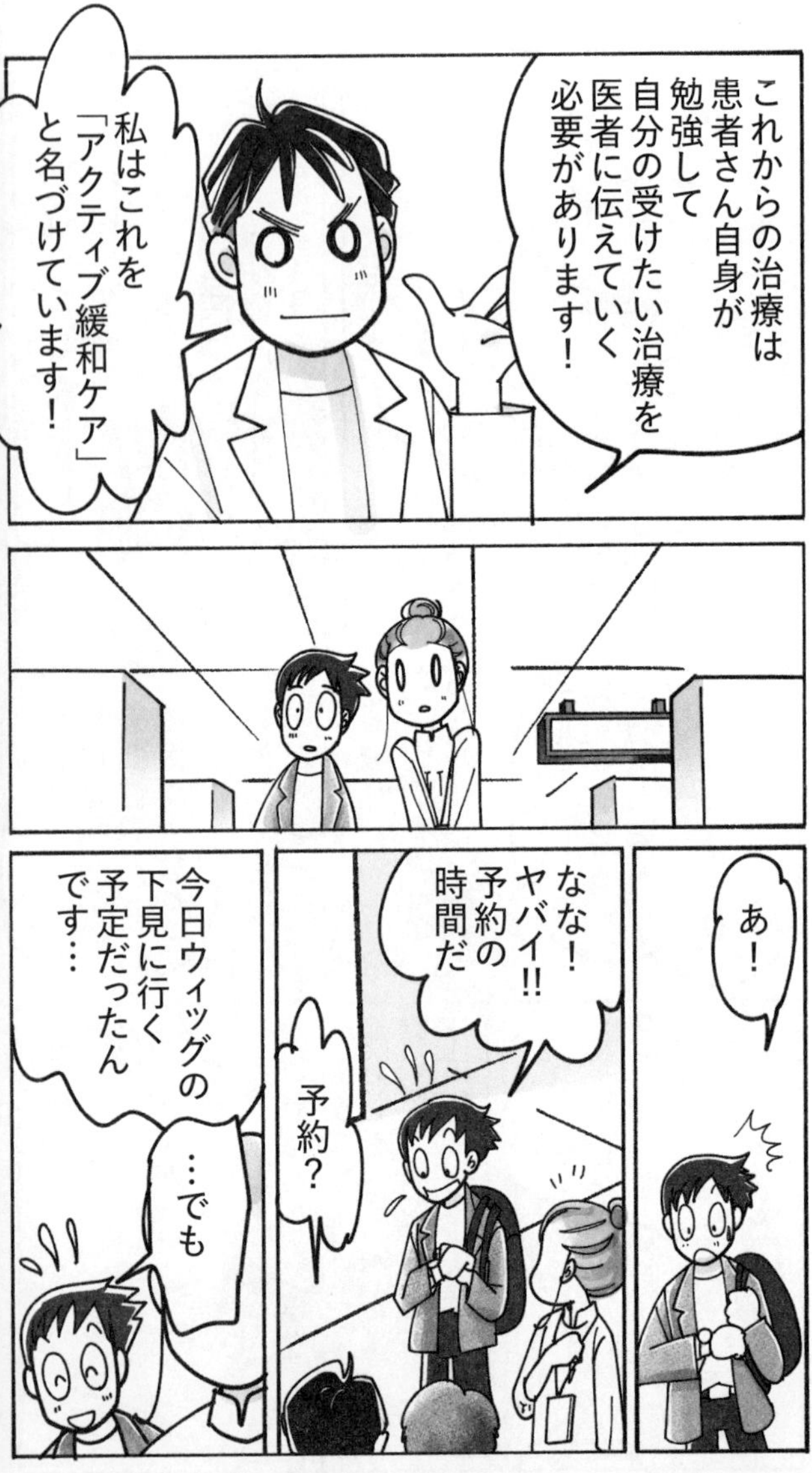
これからの治療は患者さん自身が勉強して自分の受けたい治療を医者に伝えていく必要があります！

私はこれを「アクティブ緩和ケア」と名づけています！

あ！

なな！ヤバイ!!予約の時間だ
予約？

今日ウィッグの下見に行く予定だったんです…

…でも

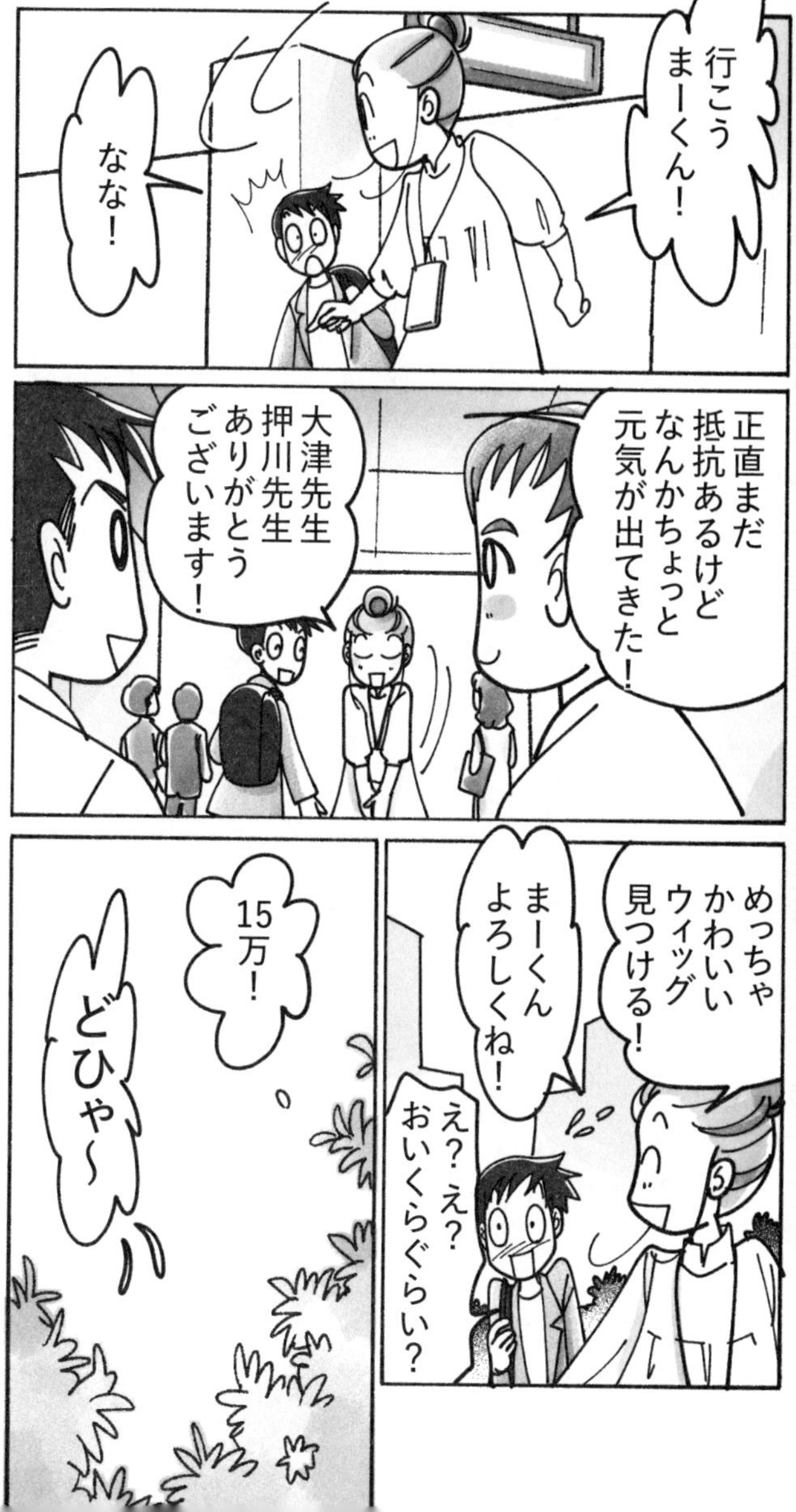
行こう まーくん！
なな！
正直まだ抵抗あるけどなんかちょっと元気が出てきた！
大津先生 押川先生 ありがとうございます！
めっちゃかわいいウィッグ見つける！
まーくん よろしくね！
え？ え？ おいくらぐらい？
15万！
どひゃ～

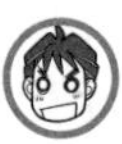「アクティブ緩和ケア」が絶対必要な理由

私は、「アクティブ緩和ケア」を提唱しています。

緩和ケアには、非常にネガティブなイメージがあります。緩和ケアを受ける患者さんは、「最期の状態」「治療ができない段階にある」と思われている人が多いのです。

それは医療者にも原因がありまして、「もう治療法がないから緩和ケアに行きましょうか」といった表現の仕方をするのです。これは非常によくない話で、緩和ケアと終末期医療には直接的な結びつきがないんです。

もともと医療には、病気を治すということと、苦痛緩和という二本柱があります。私自身はそれに加えて、3本目の柱である患者教育、患者さんの自立というのを加えたいのですが、この2本目の柱である苦痛緩和は、かなり疎《おろそ》かにされています。病気やケガを治すためには、ある程度きつい治療は仕方がないという考え方が昔からあるからです。

治すためには少しくらい我慢だ、という発想があるのですが、では、治らない場合にはどうするかという問題が生じます。その場合、対応方法を持ち合わせている人はそれほど多くありません。

患者さん自身の苦痛というのは、検査による数値ではわかりません。ということは、医者も患者さんの苦痛がわからない人が多い。また、患者さんの側も、がん治療はきつくて当たり前、副作用があって当たり前と思っている節があります。

それに対して、緩和ケアは、がんの苦痛を早く取ってあげないとかわいそうじゃないか、という発想からきていると思うのですが、それがどうしても、がんの症状がきつくなる終末期に集中しやすい、ということがあります。

しかし最近は、早期からの緩和ケアということで、がんと診断された時から緩和ケアを併診する、つまり普通の抗がん剤治療と同時に緩和ケアの外来にもかかるという考え方が出てきています。その方がより生活の質が保たれて長生きする、というデータがしっかり出ています。

そういった意味で、早期からの緩和ケアという言葉ができて、それを推進しているのですが、残念ながら、緩和ケアは終末期という印象が強すぎて、なかなか普及しないですし、緩和ケアの施設も少ないので、実際には、早期からの緩和ケアというのは、絵にかいた餅のような状態にとどまっているのです。

ネガティブなイメージを変えようという動きもあるのですが、日本では緩和ケアという言葉自体が、法律上の定義ともあいまって、そうそう名称を変えられないという事情があります。緩和ケアという言葉を使わずにやろうとしても、別の言葉がなかなかないのです。あまりにも「緩和ケア」が普及しているので、他の名称では一般認知が難しい。

そのような状況下で、それでもがんの患者さんの身体的苦痛あるいは不安の解消、また、がんになっていない人の不安の解消、さらに再発の不安に苦しんでいる人たちも対象にして、緩和ケアという概念を広げるのが必要だと思い、私は新しい「アクティブ緩和ケア」という言葉を提唱しているわけです。

なぜこれをポジティブ緩和ケアとしないかというと、じゃあ、今までの緩和ケアはネガティブなのかとなってしまうからです。もともと医療は医者が患者さんにいろいろ施《ほどこ》すという考えが強かったのですが、アクティブという言葉には、患者さん自身が自分の能力をもって、主体性をもって医療側に働きかけるという意味合いを込めています。

また、医者が病院だけではなく病院の外に出て、患者会や患者さんに積極的に働きかける、という意味でのアクティブでもあります。他にも、病気がいろいろ進行してから対処するのではなくて、未来を予想して早めにいろいろな対策をとるという意味でもある。

つまり言い換えると、「アクティブ緩和ケア」は「がんの防災」なんです。

がんの予防の大切さは盛んにいわれていますが、予防はできるものとできないものがあります。がんの半分以上は、不運なＤＮＡの複製エラーとされていますから、どんな対策を立てていようが、がんになる人はなります。これはもう運なんですね。

特に小児がんの場合は、99％、ＤＮＡの複製エラーで起こるといわれていますから、その人がどんなことをしようが、何を食べようが、なる人はなってしまいます。

そうなると、がんの予防が有効な部分は限られているわけです。日本人の２人に１人ががんになるとわかっているのであれば、なってからの対策を事前に取っておく必要があります。がんの予防に関しては非常に熱心な人が多いのですが、がんになった後どうすればいいのかを考えている人は非常に少ない。日本では台風が多いわけですけれども、台風が南の海で発生して、それから川の堤防を造るというようなことはしませんよね。災害が来ることを前提として、それに備える防災の考え方が非常に重要だと思うわけです。

この防災には、今から来る災害に備える意味だけでなく、災害に遭った場合、災害が広がるのをある程度軽減する、あるいは被災した状況からの復興まで含まれています。そうすると、「がんの防災」という言葉は、がんに立ち向かう際に非常に重要な意味を持ってくると思うのです。

がんは「治る」「治らない」という話だけから考える人が多いのですが、現実的にどの人でも共通しているのは、きつい目に遭いたくないということではないでしょうか。とすると、これは治る、治らないに関係なく、苦しみに遭わないための緩和ケアが絶対必要だということになります。ただ、「緩和ケア」にはあまりにもネガティブなイメージがついているので、普通の緩和ケアは「専門的緩和ケア」、そして、がんの防災という意味での緩和ケアは「アクティブ緩和ケア」としよう、そう提唱しているわけです。

この言葉を知らない人が多いのは当然です。普通の学会でもそのようなことを言っている人はいませんから。まだ私が提唱しているだけです。

座して災害が来るのを待つのではなく、自分から主体的にやれることはやっていくという考え方を身につけて、がん治療に立ち向かっていく。あるいは今後のがんの不安を解消するためのヒントに、この言葉がなればいいと思っています。

第4話

押川先生！

「がん治療は〝はじめが肝心〟」って本当ですか？

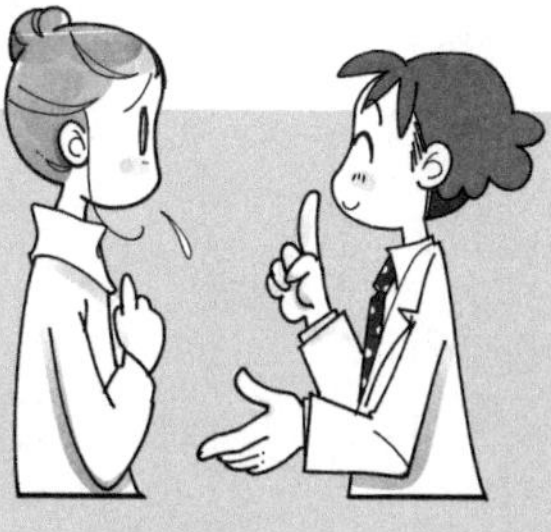

治療を始める前に、どうしても気になるのが、
ネットや書籍などで知った、他の患者さんの体験談や、
その人が受けた治療法。
時間をかけて調べたり、
いろいろ試してみたくなりますが……。

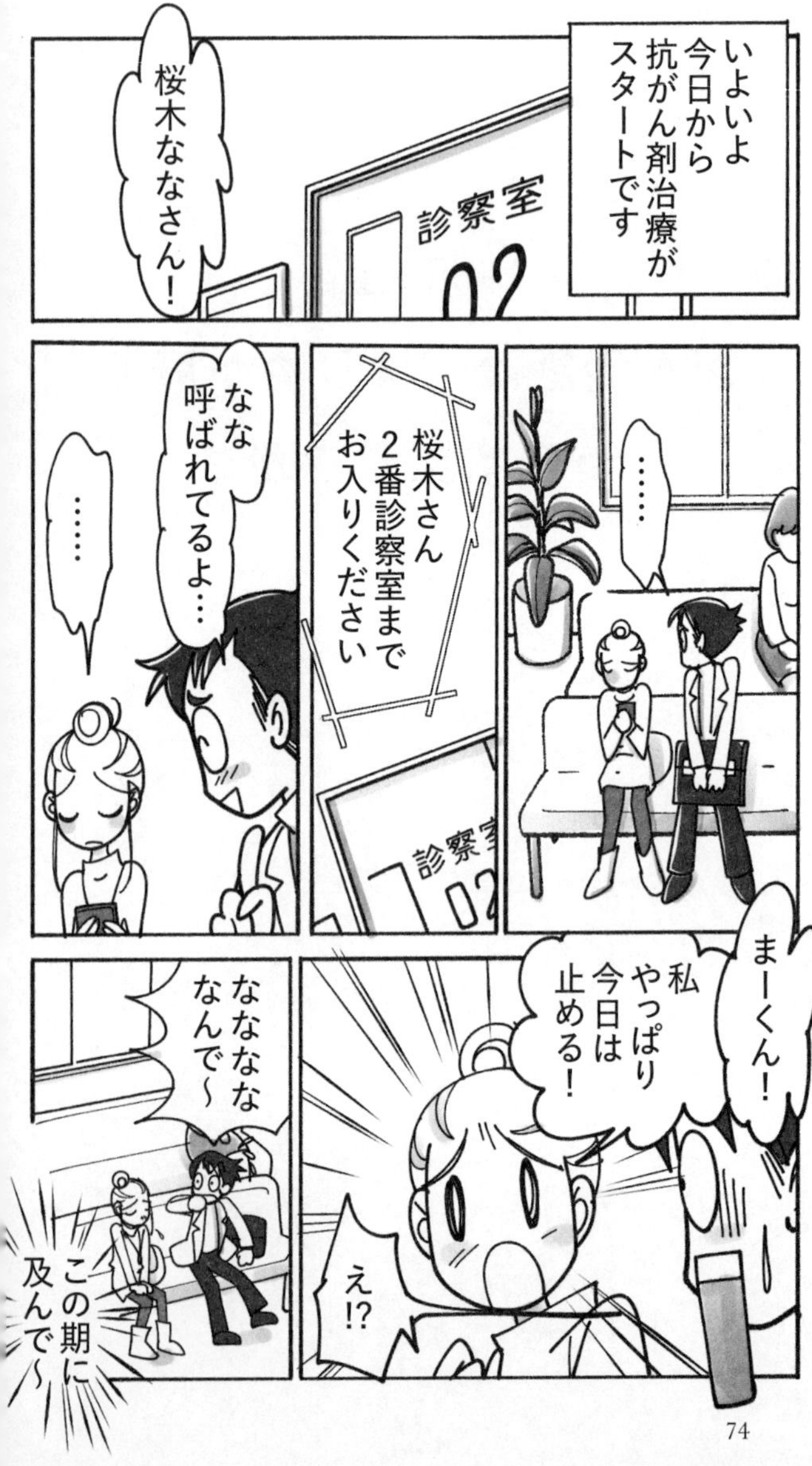
いよいよ今日から抗がん剤治療がスタートです
診察室
02
桜木ななさん！
……
桜木さん 2番診察室までお入りください
診察室
02
なな 呼ばれてるよ…
……
まーくん！
私 やっぱり 今日は 止める！
え!?
なななな なんで～
この期に及んで～

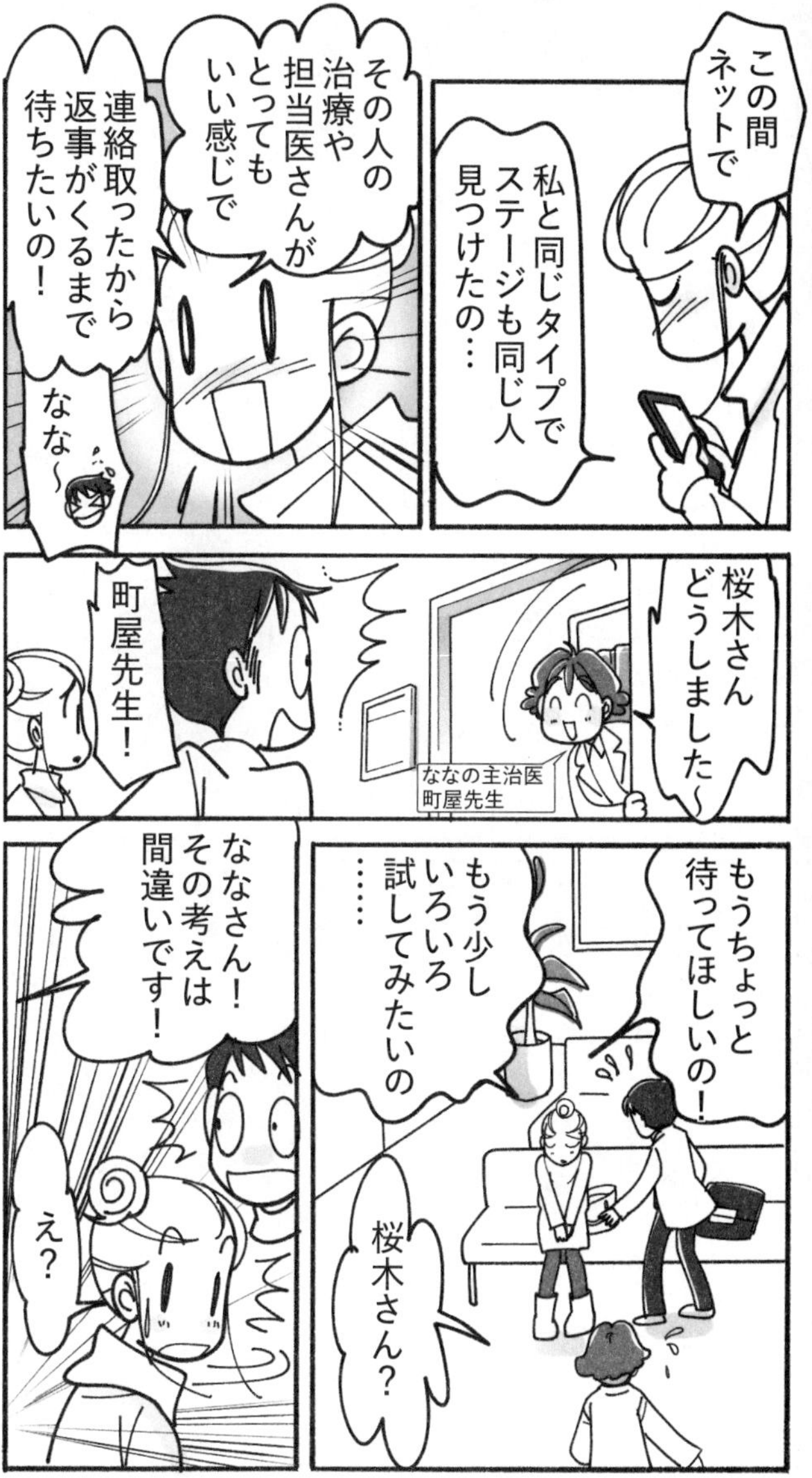
この間ネットで
私と同じタイプでステージも同じ人見つけたの…
その人の治療や担当医さんがとってもいい感じで
連絡取ったから返事がくるまで待ちたいの！
なな〜
桜木さんどうしました〜
ななの主治医町屋先生
町屋先生！
もうちょっと待ってほしいの！
もう少しいろいろ試してみたいの……
桜木さん？
ななさん！その考えは間違いです！
え？

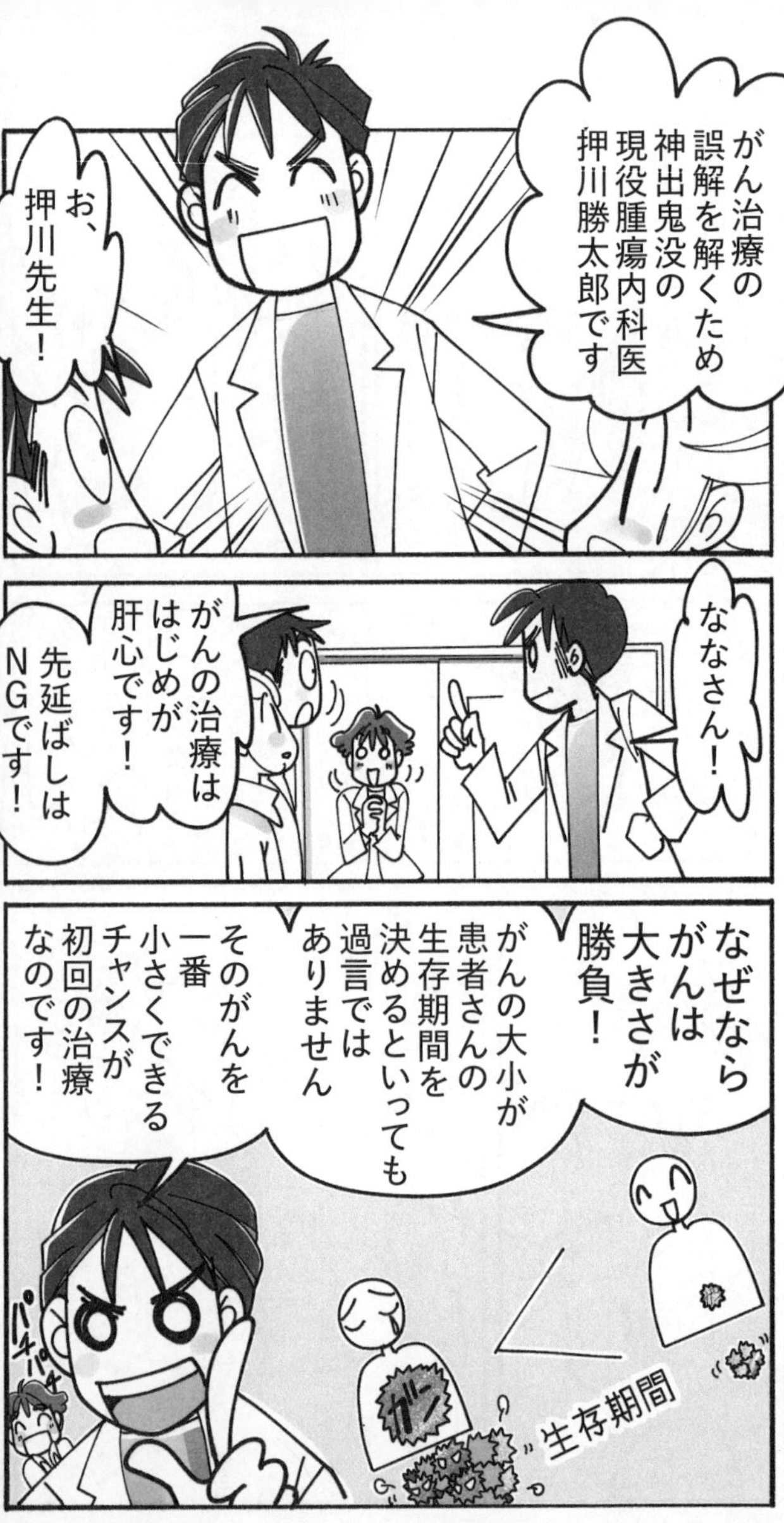
がん治療の誤解を解くため神出鬼没の現役腫瘍内科医押川勝太郎です
お、押川先生！
ななさん！
がんの治療ははじめが肝心です！
先延ばしはNGです！
なぜならがんは大きさが勝負！
がんの大小が患者さんの生存期間を決めるといっても過言ではありません
そのがんを一番小さくできるチャンスが初回の治療なのです！
生存期間

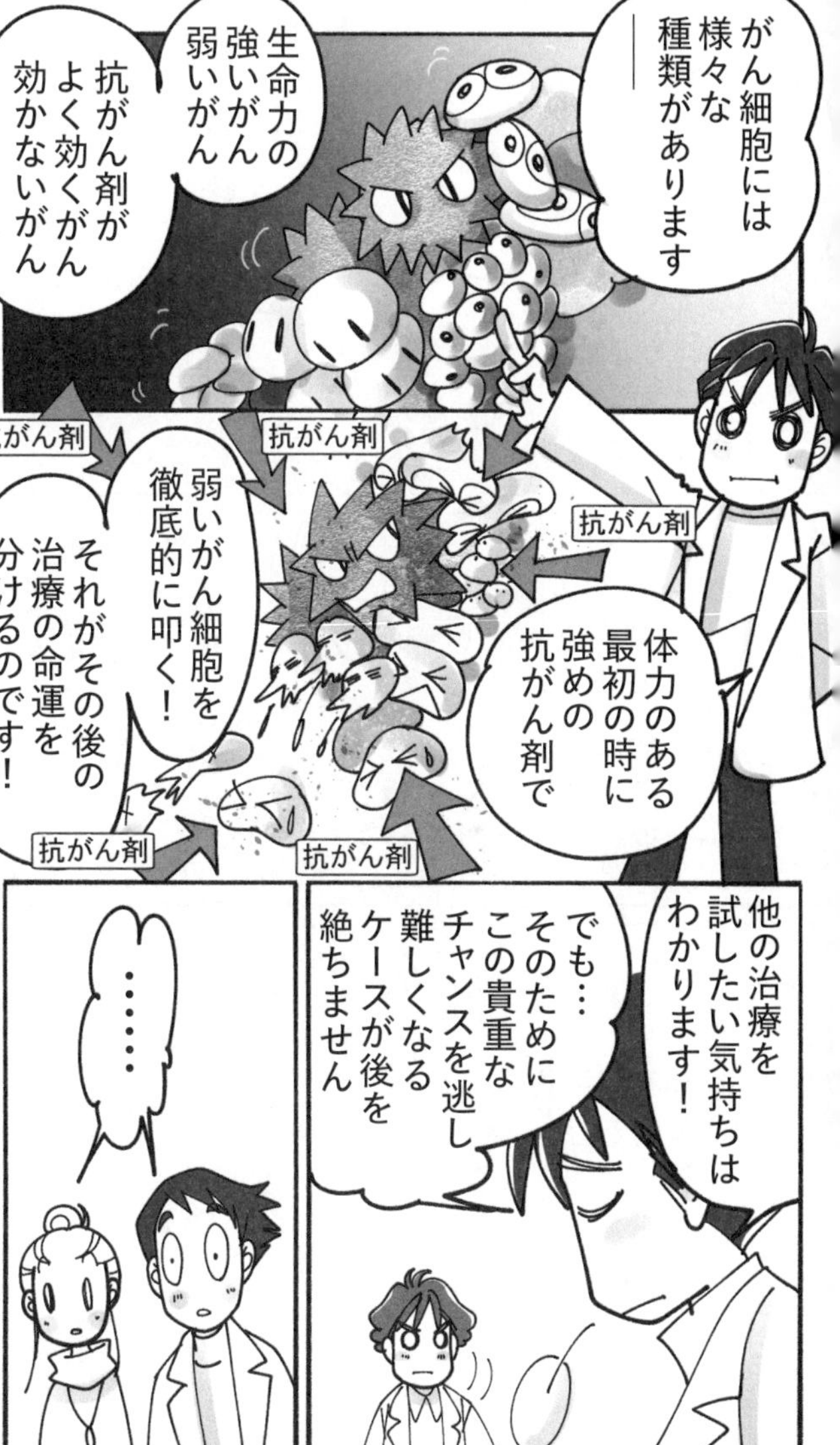
がん細胞には様々な種類があります
生命力の強いがん弱いがん
抗がん剤がよく効くがん効かないがん
抗がん剤
抗がん剤
抗がん剤
体力のある最初の時に強めの抗がん剤で
弱いがん細胞を徹底的に叩く！
それがその後の治療の命運を分けるのです！
抗がん剤
抗がん剤
他の治療を試したい気持ちはわかります！
でも…そのためにこの貴重なチャンスを逃し難しくなるケースが後を絶ちません
……

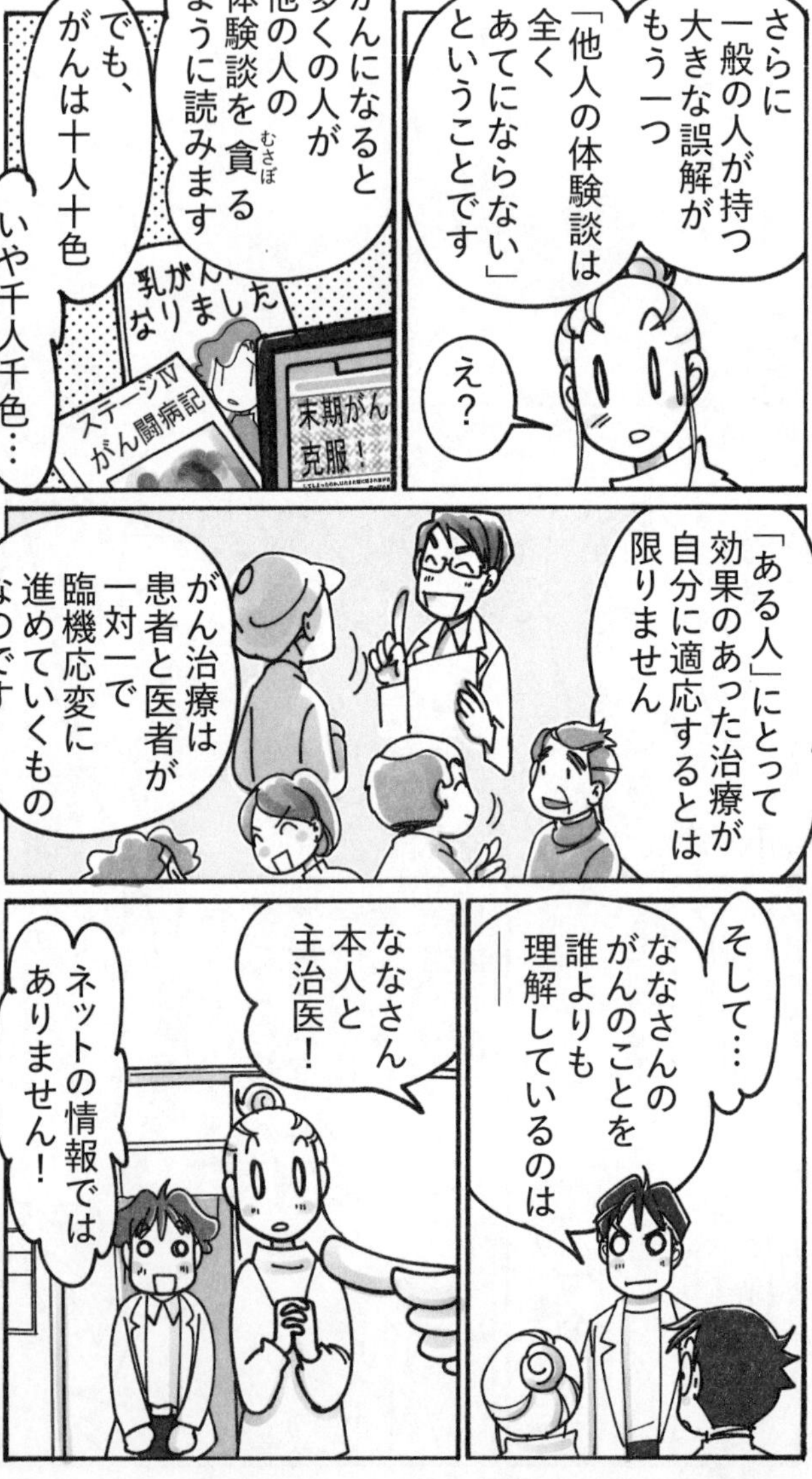
さらに一般の人が持つ大きな誤解がもう一つ
「他人の体験談は全くあてにならない」ということです
え？
がんになると多くの人が他の人の体験談を貪《むさぼ》るように読みます
なりました
ステージⅣがん闘病記
末期がん克服！
でも、がんは十人十色
いや千人千色…
「ある人」にとって効果のあった治療が自分に適応するとは限りません
がん治療は患者と医者が一対一で臨機応変に進めていくものなのです
そして…
ななさんのがんのことを誰よりも理解しているのは――
ななさん本人と主治医！
ネットの情報ではありません！

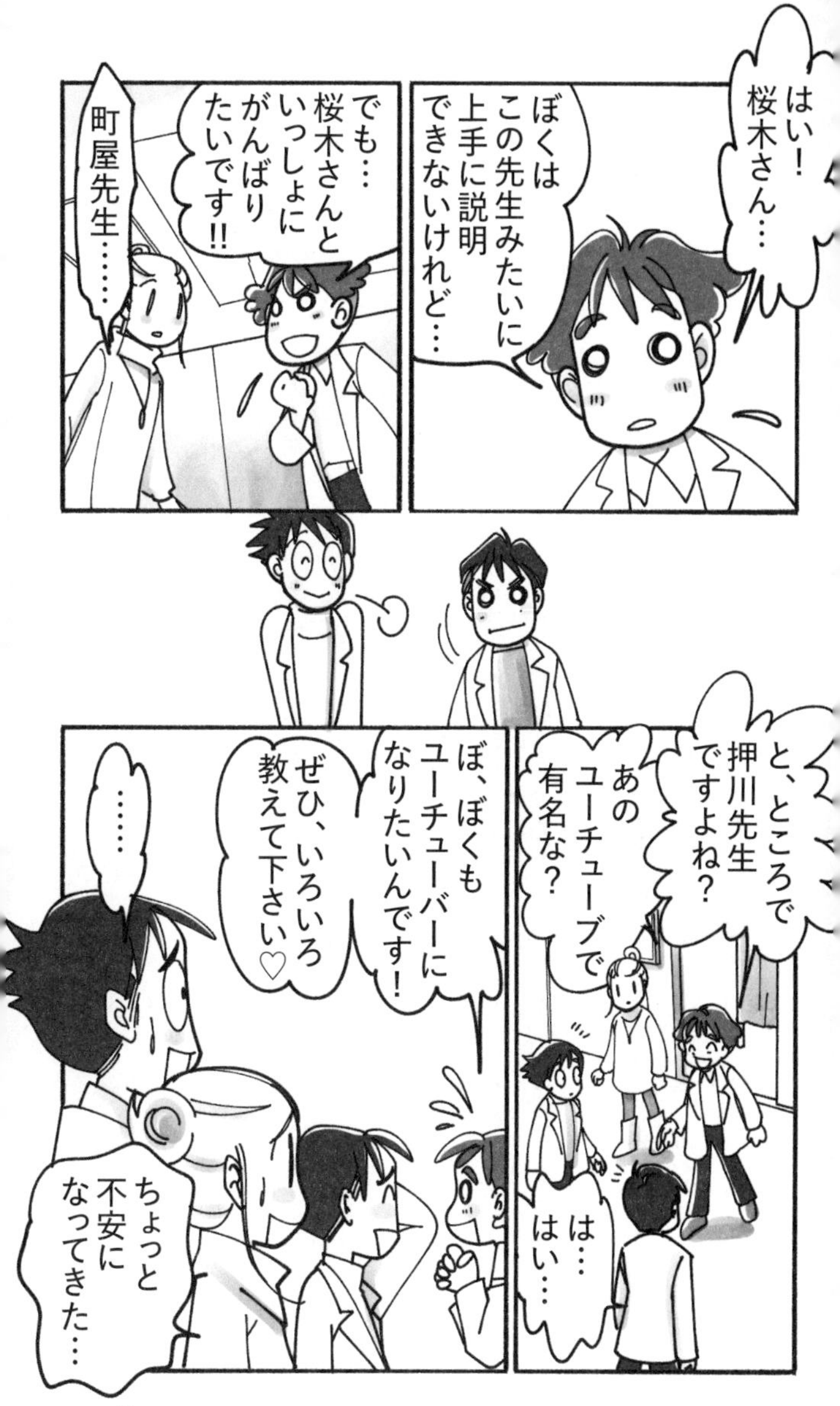
はい！
桜木さん…
ぼくは
この先生みたいに
上手に説明
できないけれど…
でも…
桜木さんと
いっしょに
がんばり
たいです!!
町屋先生……
と、ところで
押川先生
ですよね？
あの
ユーチューブで
有名な？
は…
はい…
ぼ、ぼくも
ユーチューバーに
なりたいんです！
ぜひ、いろいろ
教えて下さい♡
……
ちょっと
不安に
なってきた…

最初にがん細胞を減らす重要性

がん治療では最初の治療が一番重要である、という話をします。

がんが見つかって、その治療は早ければ早いほどよいということは、みなさんおわかりだと思います。がんの増殖スピードは個人によってずいぶん違いますが、早く治療すればその分、早く治るだけではなく、完治率も高い。これはデータで示されています。そして、その最初の治療こそが非常に重要なのです。

たとえば、手術は最初に全部取り切るというのが重要です。治療が遅れると、がんが広がって全部取り切れない、完治が不可能になるということがあります。同様のことが抗がん剤治療にもいえて、最初の一番体力がある時に、きっちりとした一番効く抗がん剤を使うというのが重要です。

チャンスがあれば、とにかくがんを小さくすることが大事です。ステージⅣ、つまり遠隔転移という、がんが発生したところから遠くに飛び火した状態の場合には、治らないことが多いので、がんの総量がその人の生命予後、生存期間を決めるといってもいいでしょう。そのがんを縮小できる最大のチャンスは一番はじめなのです。最初の治療でしくじると、後々の治療の経過にすごく悪影響を与えることになります。

がんにはいろいろなタイプのがん細胞が混ざっています。その中には抗がん剤に弱いがん細胞があって、それらがたくさん含まれている最初の段階でどれだけ多くを減らすかというのが、その後の治療をかなり規定するのです。最初の治療で下手に手加減をすると、がんを縮小させるチャンスがものすごく減ってしまいます。

がん細胞の総量が多いほど、身体に影響が大きく、痛みも強くなります。最初の抗がん剤治療できっちりがん細胞を減らせば、その後多少治療が辛く、ある程度体力がなくなっても、途中でちょっと休めたり、自分の体調に合わせた抗がん剤に微調整したりする余裕が出てくるわけで、生存するチャンス、自分のがんをコントロールするチャンスが増えるわけです。

そのためには、自分のがんについて一番よく知っている主治医と綿密な相談をして、準備万端で治療を開始する必要があります。真偽が不明なネットの情報をもとに自分の治療方針を決めるというようなことは、非常に危険なので避けてください。

いろいろな人がいろいろなことを言いますが、自分のがんについてよくわかっているのは主治医以外にいません。そこを間違わずに、主治医とコミュニケーションを深めてほしいと思います。

第5話

押川先生！

「お医者さんは言わなければわかってくれない」って本当ですか？

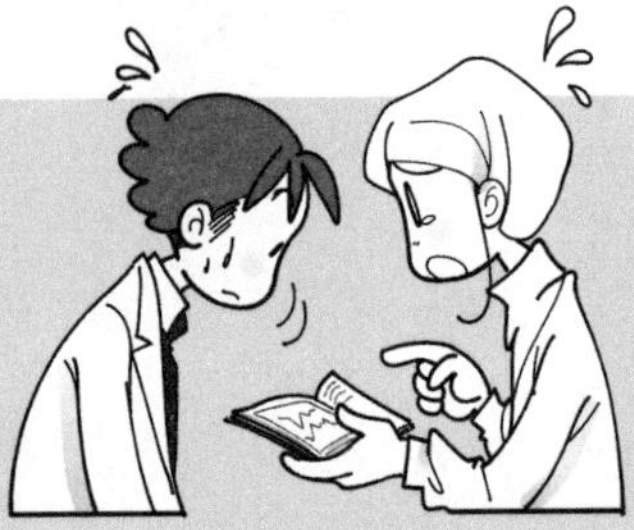

短い診療時間、忙しそうな主治医の前で、
困っていることや辛いこと、
希望していることを、
なかなかうまく伝えられない……。
そんな様子のななさんに、押川先生が
とっておきの方法を教えてくれました。
「患者初心者」から、一歩前に進みます。

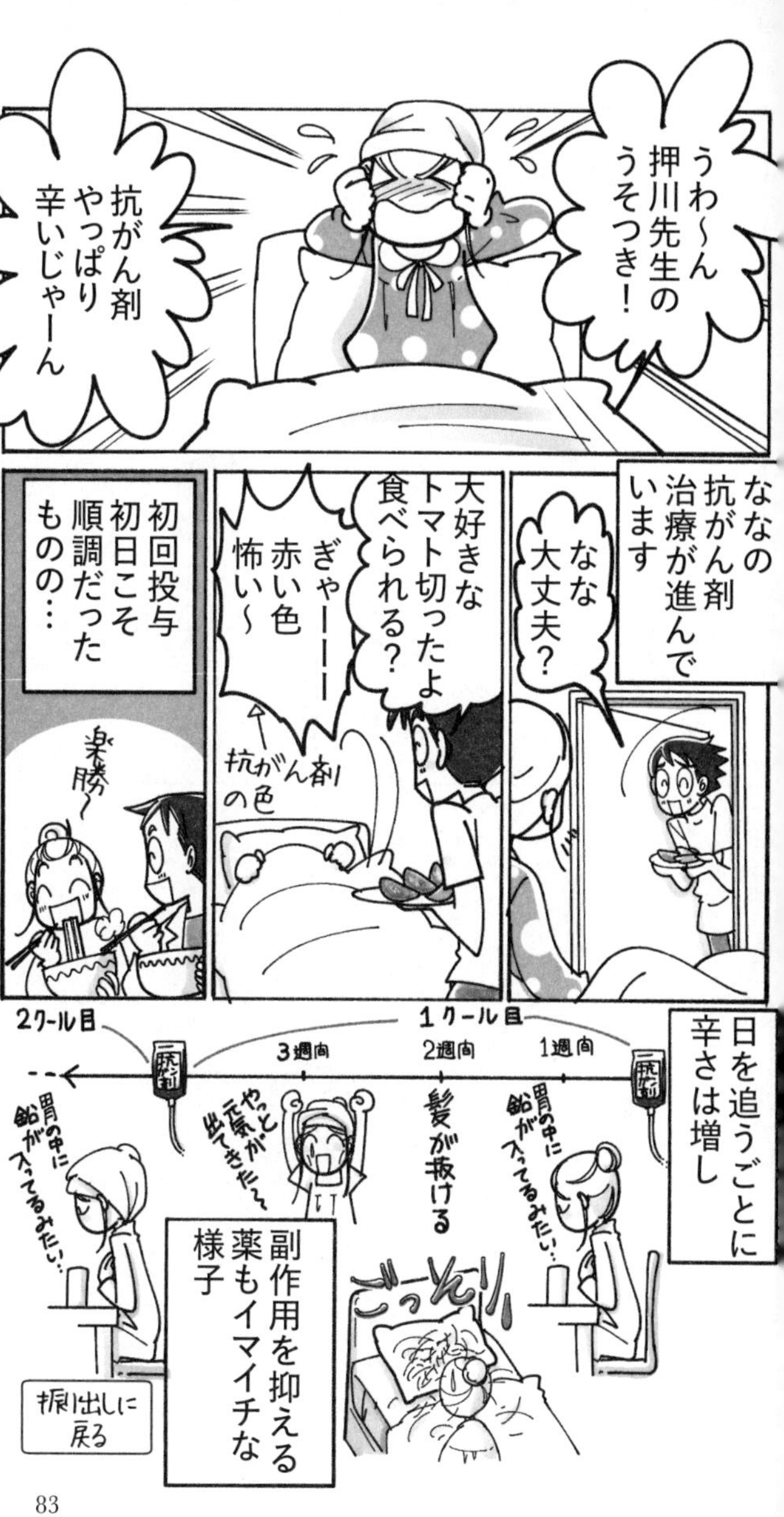

うわ～ん
押川先生の
うそつき!
抗がん剤
やっぱり
辛いじゃーーん
ななの
抗がん剤
治療が進んで
います
なな
大丈夫?
大好きな
トマト切ったよ
食べられる?
ぎゃーーーー
赤い色
怖い～
抗がん剤の色
初回投与
初日こそ
順調だった
ものの…
楽勝～
1クール目
2クール目
1週間
2週間
3週間
胃の中に
鉛が
入ってるみたい…
髪が抜ける
やっと
元気が
出てきた～
胃の中に
鉛が
入ってるみたい…
ごっっそり
日を追うごとに
辛さは増し
副作用を抑える
薬もイマイチな
様子
振り出しに
戻る

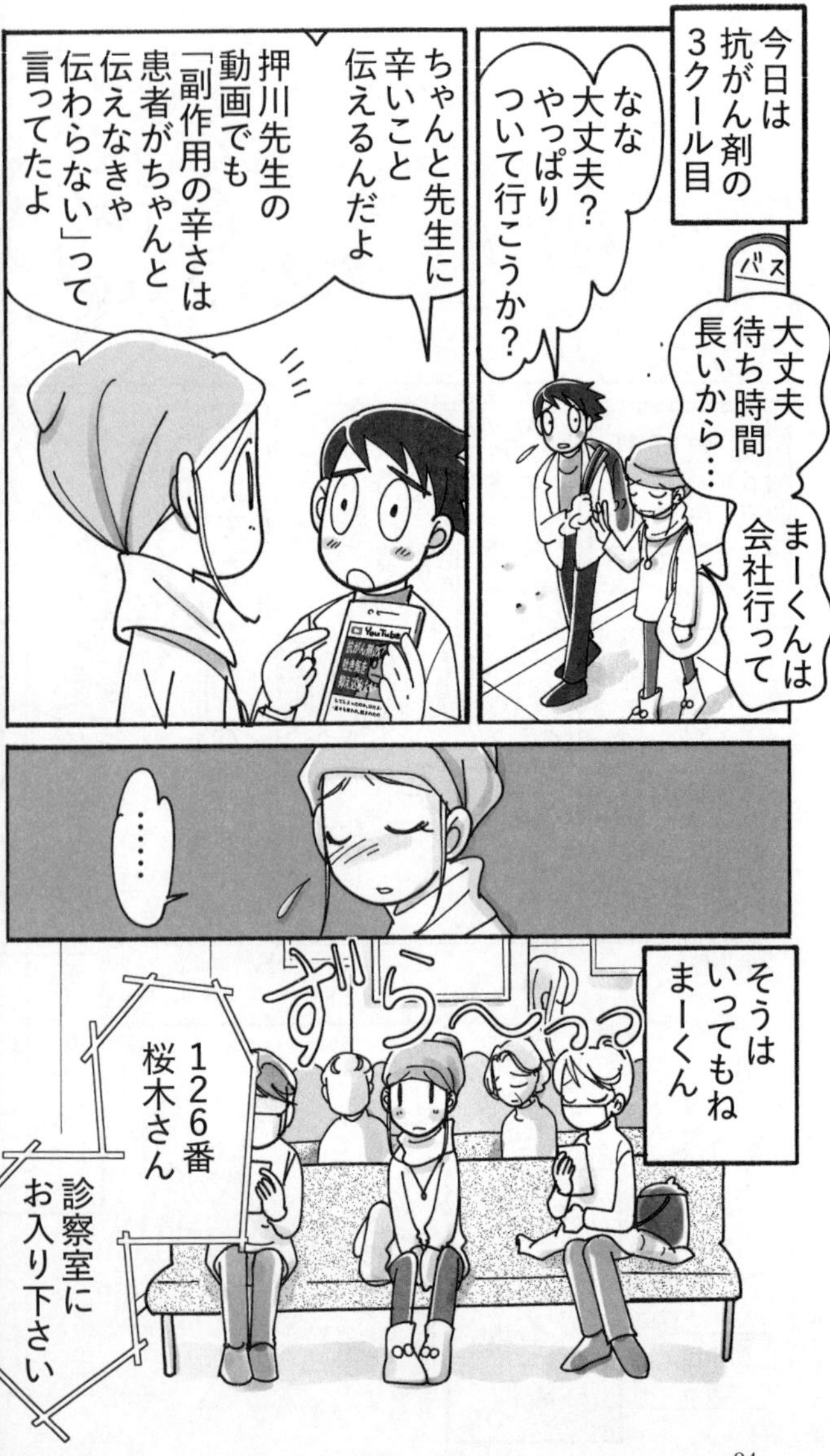
今日は抗がん剤の3クール目
なな大丈夫？やっぱりついて行こうか？
バス
大丈夫待ち時間長いから‥‥
まーくんは会社行って
ちゃんと先生に辛いこと伝えるんだよ
押川先生の動画でも「副作用の辛さは患者がちゃんと伝えなきゃ伝わらない」って言ってたよ
YouTube
……
そうはいってもねまーくん
ずら～っ
126番桜木さん
診察室にお入り下さい

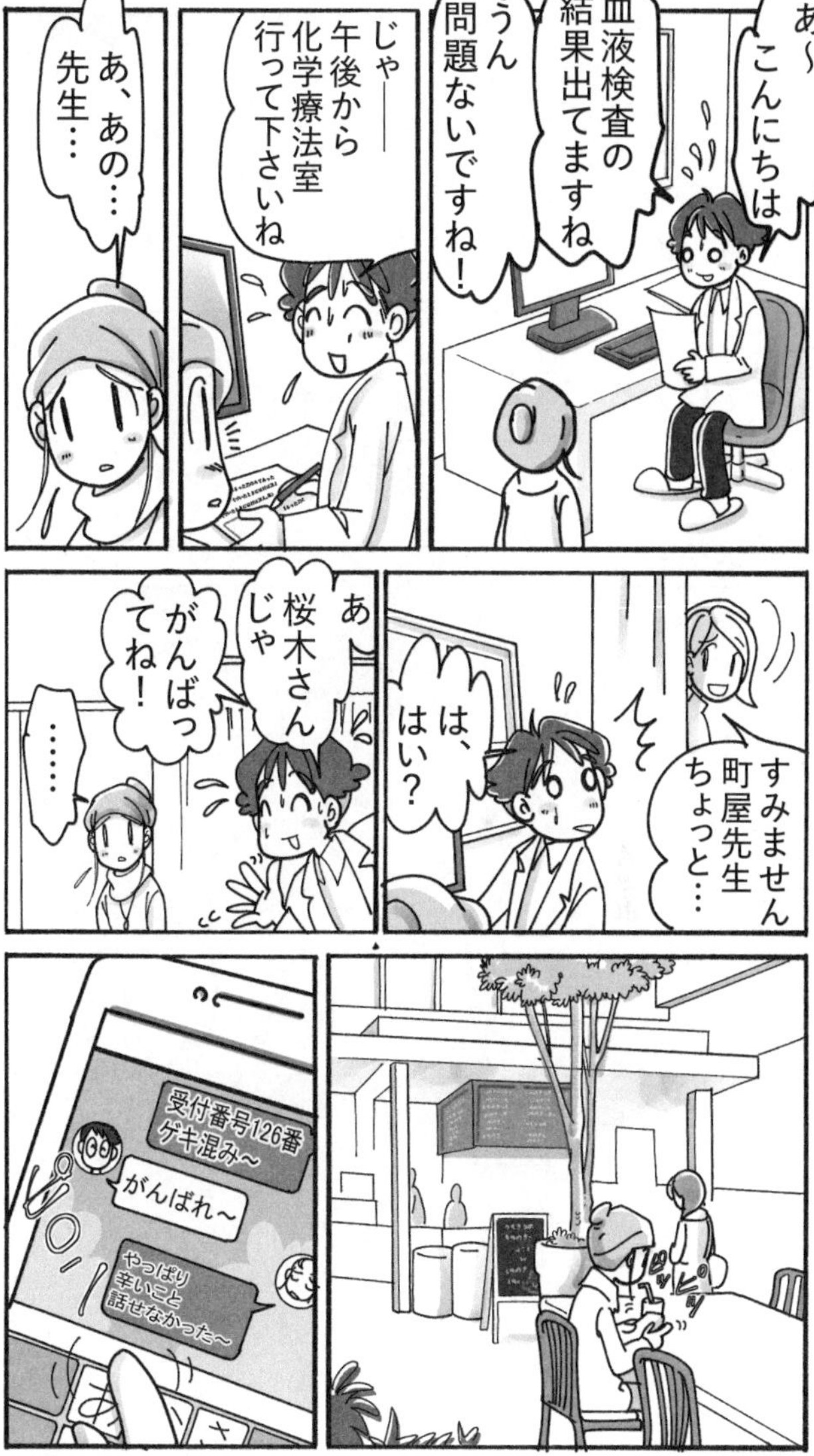

あ〜こんにちは
血液検査の結果出てますね
うん問題ないですね！
じゃ——午後から化学療法室行って下さいね
あ、あの…先生…
すみません町屋先生ちょっと…
は、はい？
あ桜木さんじゃ
がんばってね！
……
受付番号126番ゲキ混み〜
がんばれ〜
やっぱり辛いこと話せなかった〜

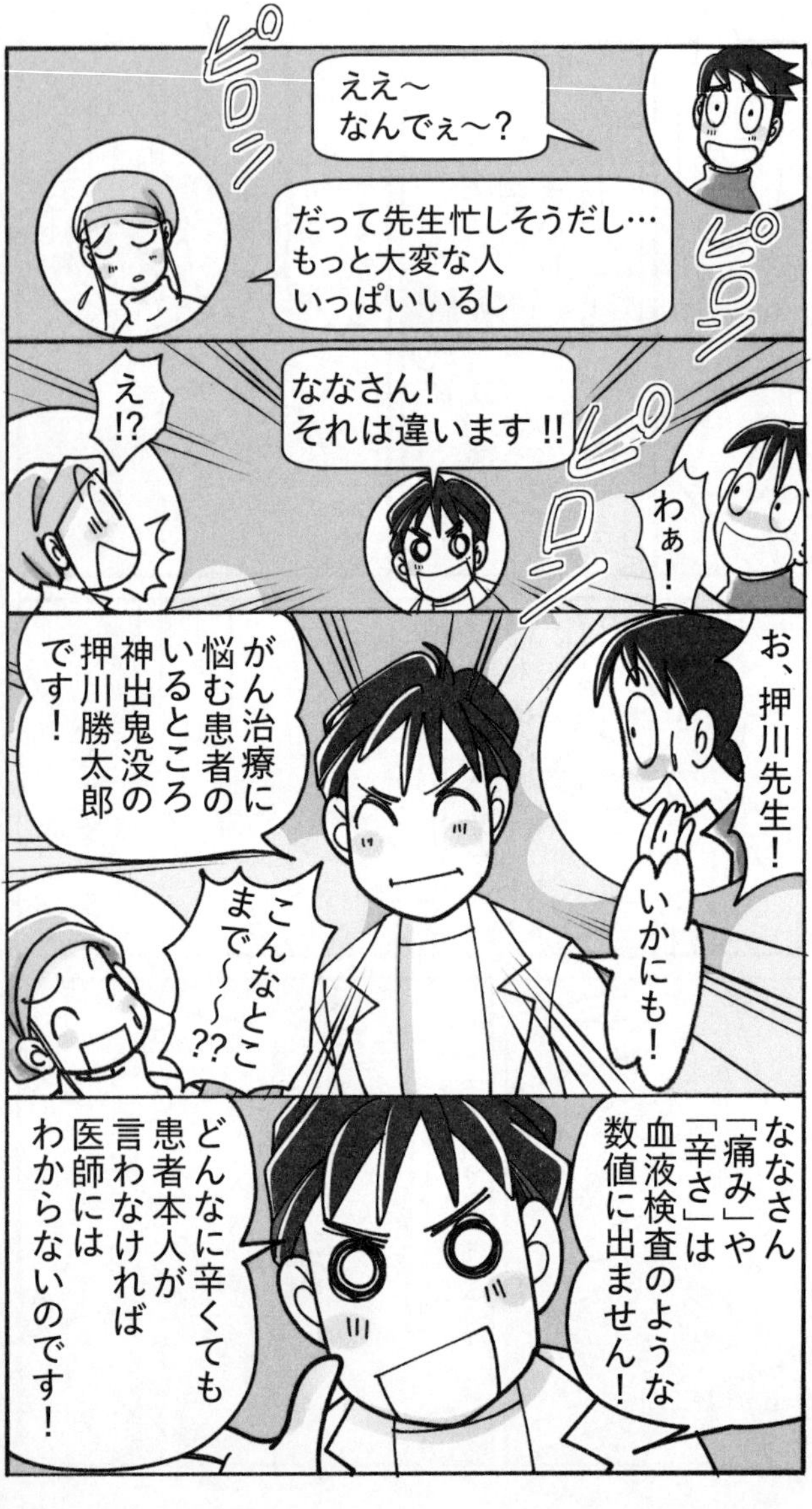
ええ〜
なんでぇ〜？
だって先生忙しそうだし…
もっと大変な人
いっぱいいるし
ななさん！
それは違います!!
わぁ！
え!?
お、押川先生！
いかにも！
がん治療に悩む患者のいるところ神出鬼没の押川勝太郎です！
こんなとこまで〜〜??
ななさん「痛み」や「辛さ」は血液検査のような数値に出ません！
どんなに辛くても患者本人が言わなければ医師にはわからないのです！

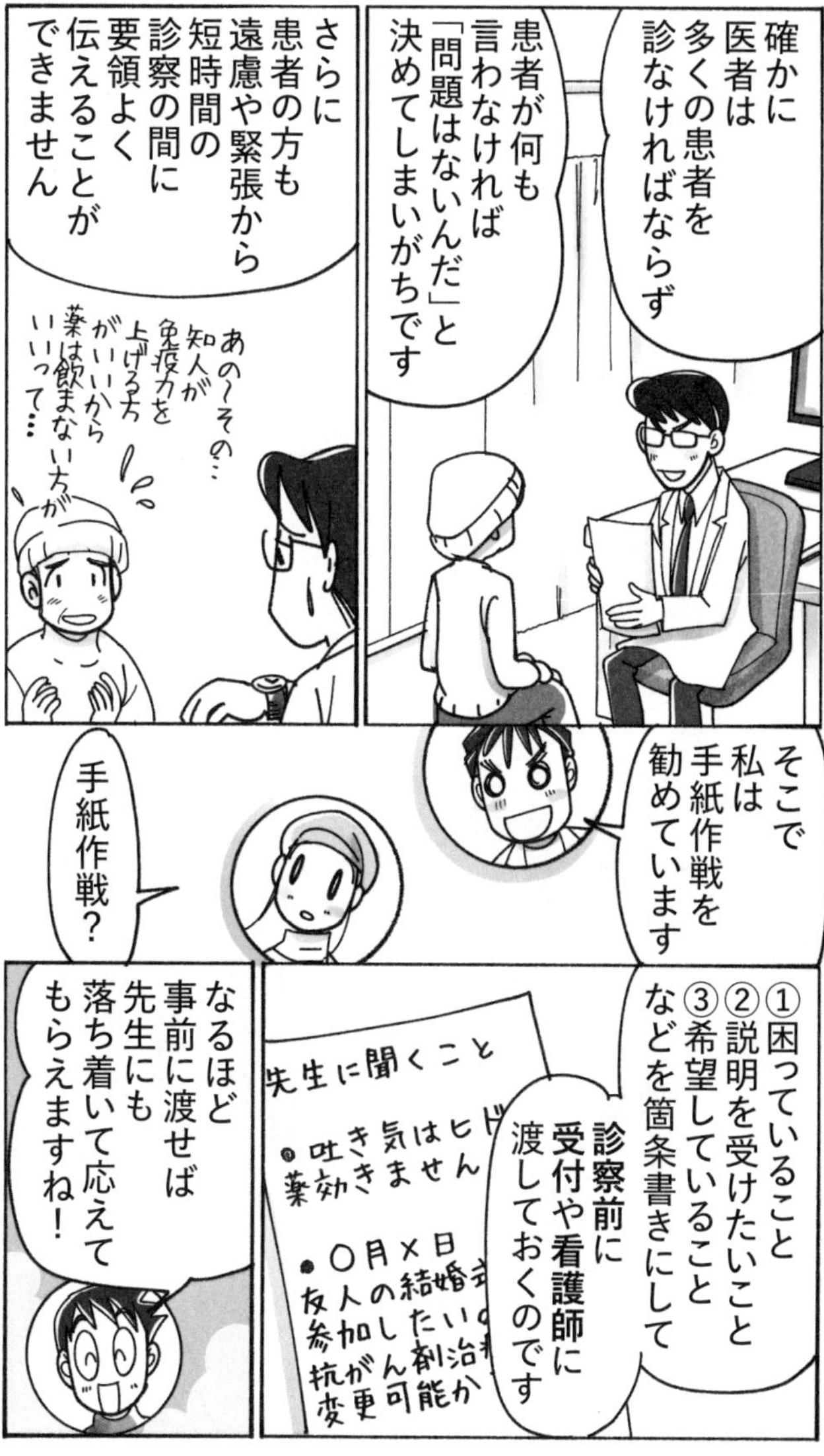
確かに医者は多くの患者を診なければならず
患者が何も言わなければ「問題はないんだ」と決めてしまいがちです
さらに患者の方も遠慮や緊張から短時間の診察の間に要領よく伝えることができません
あの～その…知人が免疫力を上げる方がいいから薬は飲まない方がいいって…
そこで私は手紙作戦を勧めています
手紙作戦？
①困っていること②説明を受けたいこと③希望していることなどを箇条書きにして
診察前に受付や看護師に渡しておくのです
先生に聞くこと
吐き気はヒド
薬効きません
○月×日
友人の結婚
参加したい
抗がん剤治
変更可能か
なるほど事前に渡せば先生にも落ち着いて応えてもらえますね！

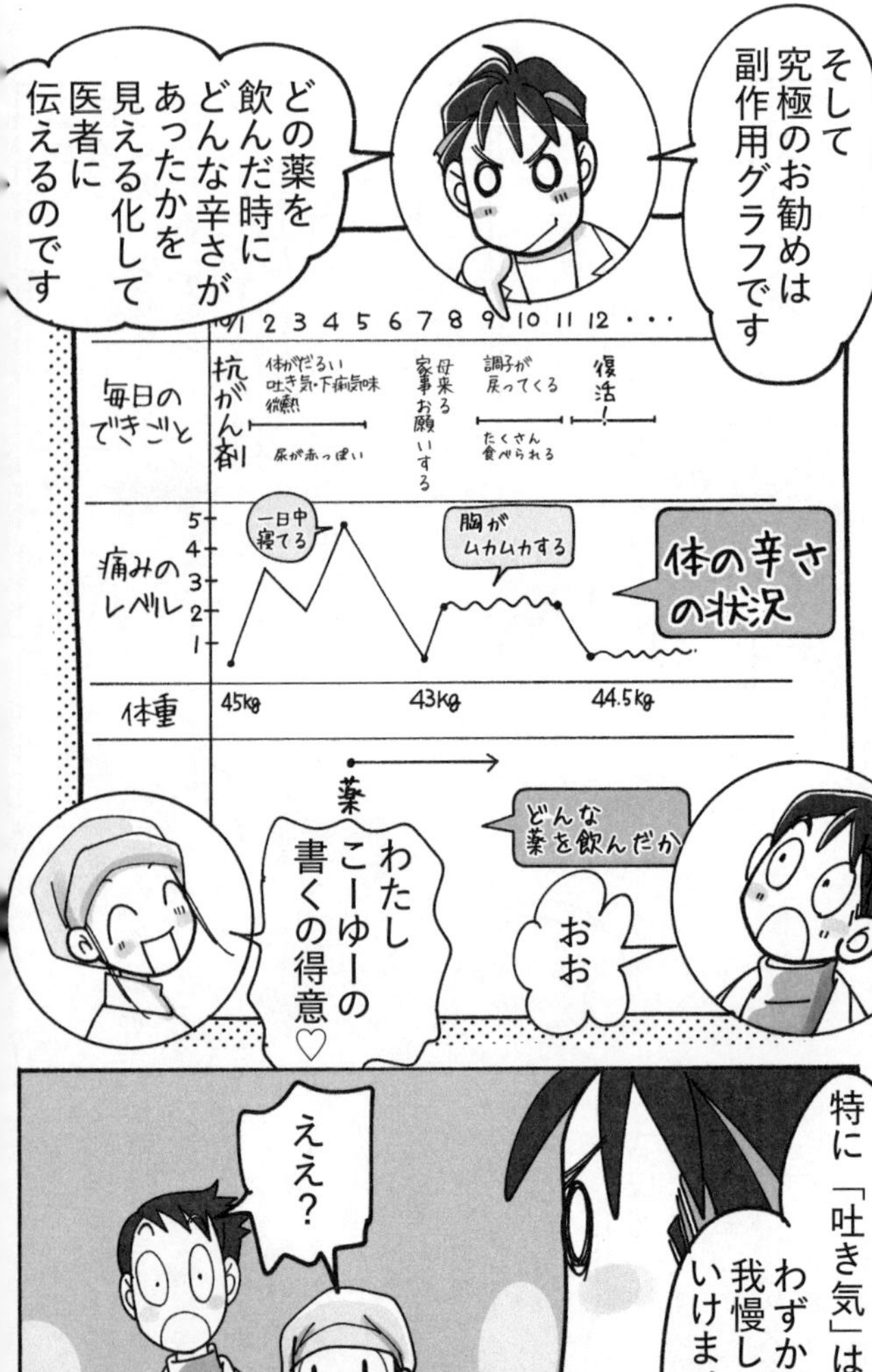
そして究極のお勧めは副作用グラフです
どの薬を飲んだ時にどんな辛さがあったかを見える化して医者に伝えるのです
10/1 2 3 4 5 6 7 8 9 10 11 12 ・・・
毎日のできごと
抗がん剤
体がだるい 吐き気・下痢気味 微熱
尿が赤っぽい
母来る 家事お願いする
調子が戻ってくる
たくさん食べられる
復活!
痛みのレベル
5 4 3 2 1
一日中寝てる
胸がムカムカする
体の辛さの状況
体重
45kg
43kg
44.5kg
薬
どんな薬を飲んだか
おお
わたしこーゆーの書くの得意♡
特に「吐き気」はわずかでも我慢してはいけません!
ええ?

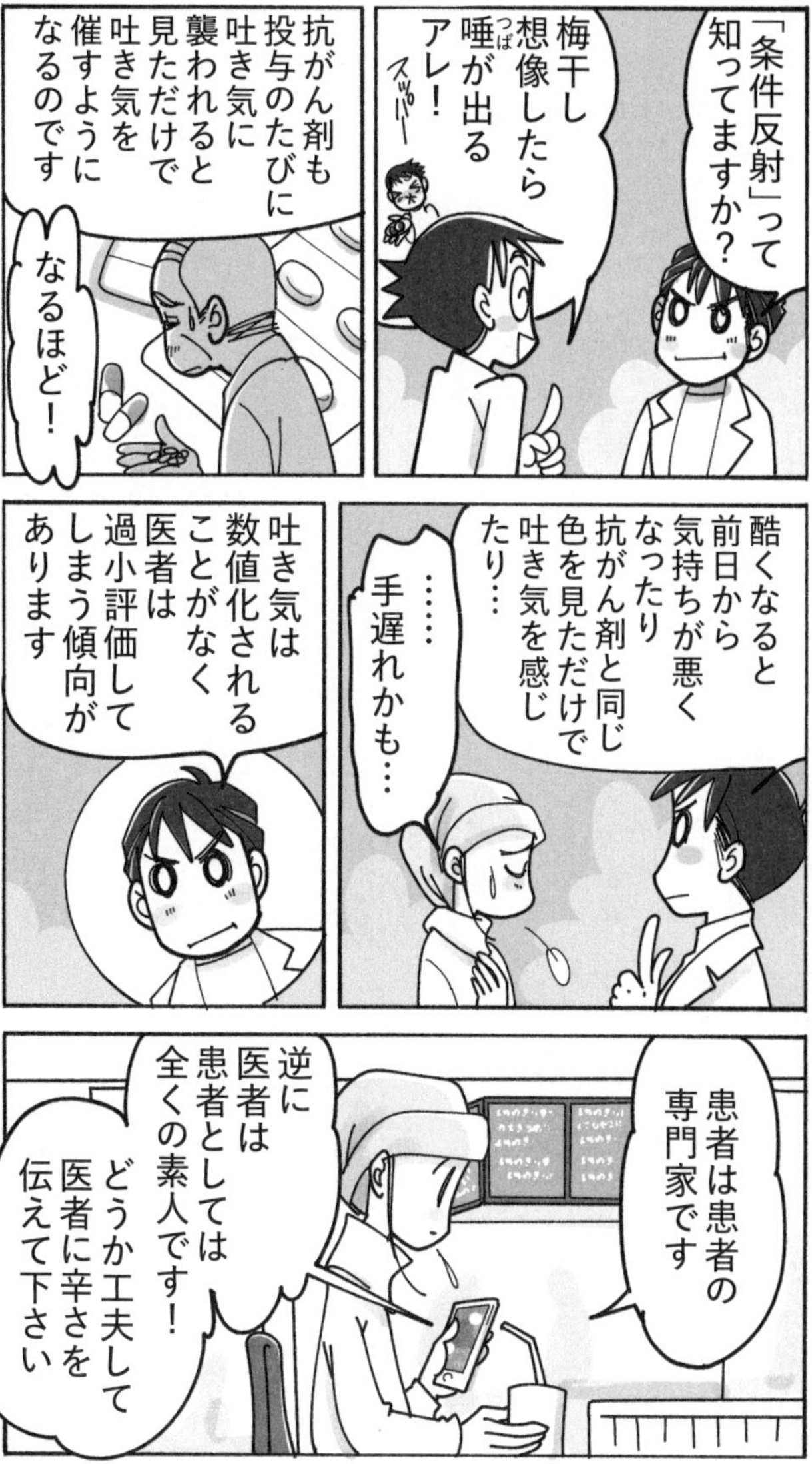
「条件反射」って知ってますか？
梅干し想像したら唾《つば》が出るアレ！
スッパー
抗がん剤も投与のたびに吐き気に襲われると見ただけで吐き気を催すようになるのです
なるほど！
酷くなると前日から気持ちが悪くなったり抗がん剤と同じ色を見ただけで吐き気を感じたり…
……手遅れかも……
吐き気は数値化されることがなく医者は過小評価してしまう傾向があります
患者は患者の専門家です
逆に医者は患者としては全くの素人です！
どうか工夫して医者に辛さを伝えて下さい

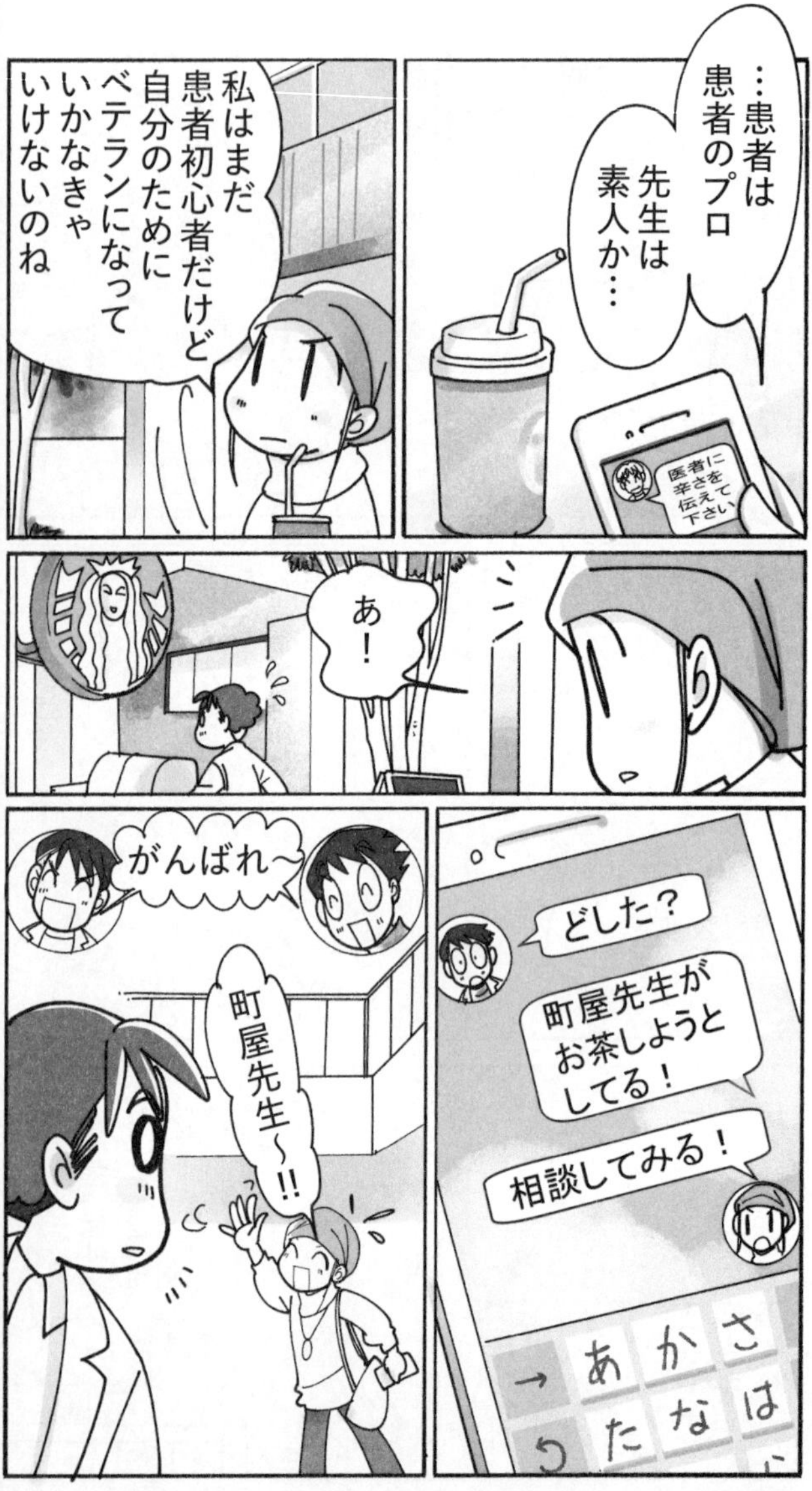
…患者は患者のプロ
先生は素人か…
医者に辛さを伝えて下さい
私はまだ患者初心者だけど自分のためにベテランになっていかなきゃいけないのね
あ！
どした？
町屋先生がお茶しようとしてる！
相談してみる！
あかさ
たなは
がんばれ〜
町屋先生〜!!

患者さんは患者という名の専門家

「どうしてがん治療医は患者の気持ちをわかってくれないのでしょうか?」

こうした質問を受けることがあります。これは非常に重要なポイントです。

なぜかといえば、外来で患者さんは、言いたいことがなかなか言えないのです。がん治療医が話を聞いてくれないとか、治療が苦しいなどと伝えたら、それだけで、他の病院に行ってくれなどと言われるんじゃないかと思って、我慢をする患者さんがとても多いのですね。

がん治療医としては、診る患者さんの人数がとても多くて、とにかくその患者さんたちをさばかなければいけない、というプレッシャーにさらされているのです。その状況で、患者さんがなかなか思っていることを言わないと、問題はないだろうと思ってしまいがちですし、そう思いたいんですね。

また、患者さんも、がん治療医が忙しいと、話をする機会が少ないですから、話せる時には自分の言いたいことを詳しく言おうとして、最初の話からこと細かく医学的に重要でないことまで説明しすぎて、話の核心にたどり着くまでに時間がかかりすぎてしまいます。そこで主治医は患者が言いたいことがよく把握できないうちに時間切れとなり、話を打ち切ってしまう。そういう悪循環があるわけです。

そこで私が勧めるのは、手紙作戦です。外来で最初に、自分の困っていること、説明を受けたいこと、これからの希望、この3つを箇条書きにして、診察前にメモを受付に出すのです。

そうすることによって、がん治療医は、患者さんの気持ちや困っていることを事前に認識できます。がん治療の目標は、患者さんの生活を守ることですから。でも、患者さんがそれらを伝えてくれないので、一番わかりやすい画像によるがんの縮小についてをものすごく詳しく説明して、貴重な診察時間を使ってしまうのです。それでは、患者さんが自宅での生活でどのような支障があって、何が起きているかということを、知りようがないのですが。

患者さんは、患者という名の専門家です。患者さんの本当の価値観や、今の本当の苦しみや、今後の希望については、患者さんにしかわかりませんから、患者という専門家としてのコメントを、外来ではがん治療医に伝えてください。そうすることによって、専門家として患者さんのがんのことをよくわかっているがん治療医は、患者さんの本当の気持ち、困っていること、望んでいることをわかった上で、治療計画を立ててくれると思います。

地味な話かもしれませんが、以上は、治療で最も重要なことです。がん治療は、決してがんを縮小することだけが目標ではなく、あくまでも患者さんが苦しい目に遭わないこと、痛みが少ないこと、今の生活が継続できることを目指すものだと、ぜひとも覚えておいてください。

第6話

押川先生！

「がんの闘病ブログや動画を見るには注意が必要」って本当ですか？

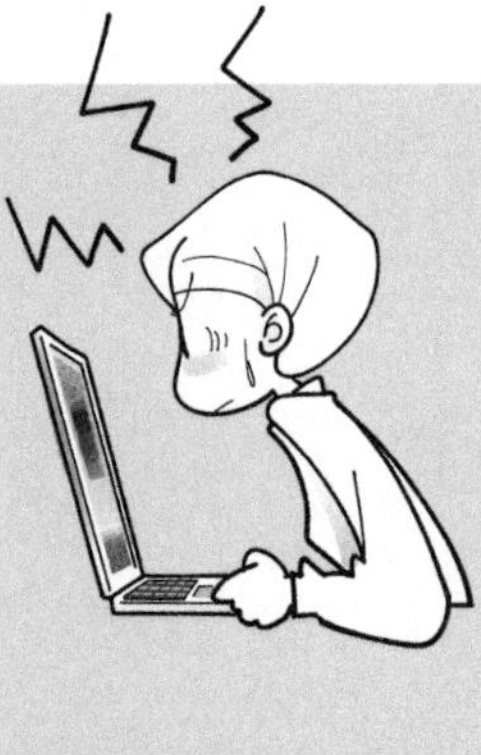

がん患者さんのブログや動画に
励まされることや、教えてもらうことは
たくさんあります。
ただ、注意したいことも……。
よくない影響を受けてしまった例をたくさん
見てきた押川先生だからこそのアドバイスです。

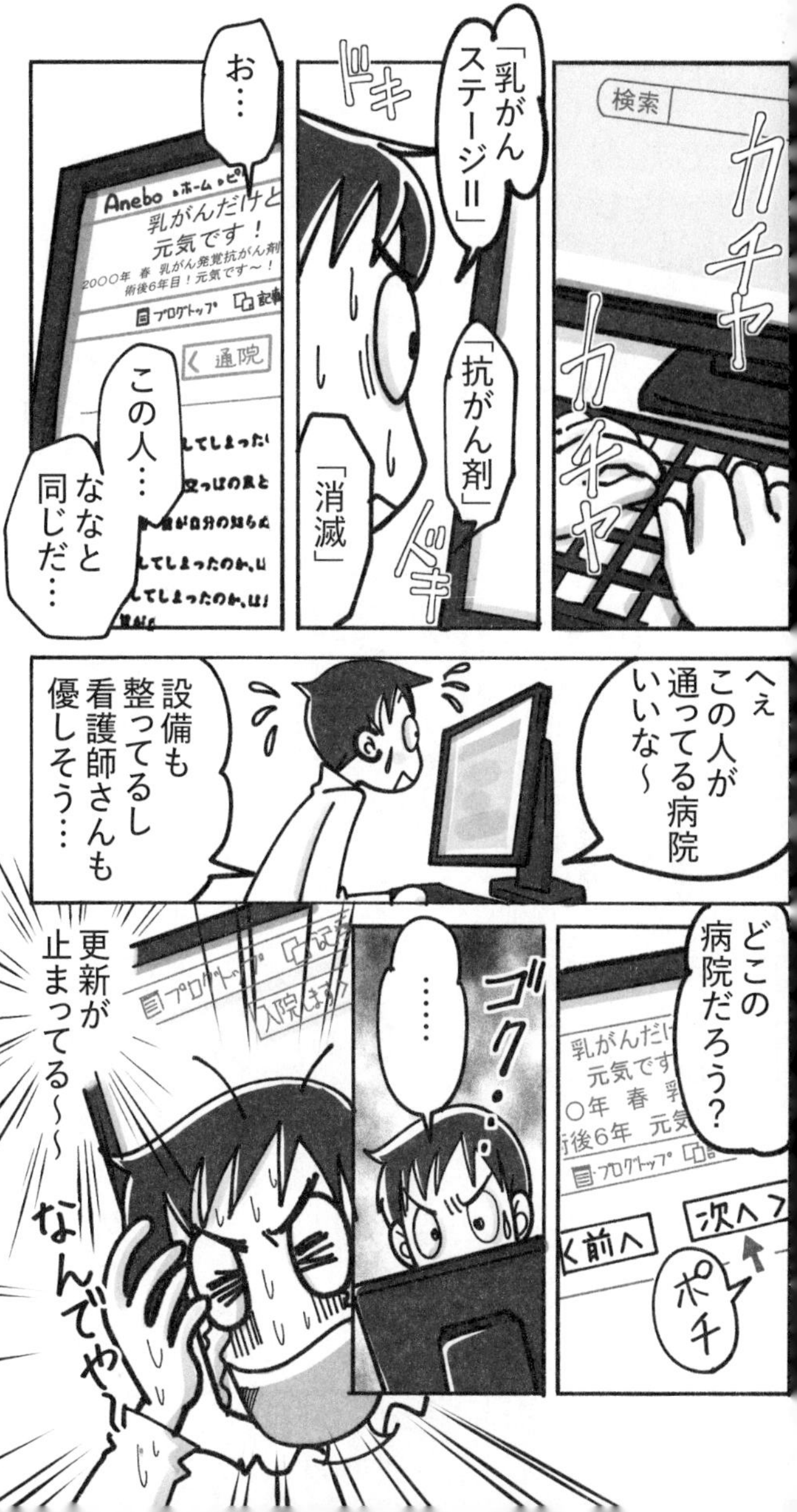

検索
カチャ
カチャ
カチャ
「乳がんステージII」
ドキ
「抗がん剤」
「消滅」
ドキ
お…
Anebo
乳がんだけど元気です！
2000年 春 乳がん発覚抗がん剤
術後6年目！元気です～！
ブログトップ
通院
この人…
ななと同じだ…
へぇこの人が通ってる病院いいな～
設備も整ってるし看護師さんも優しそう…
どこの病院だろう？
乳がんだけ
元気です
前へ
次へ
ポチ
ゴクッ
……
ブログトップ
更新が止まってる～～
なんでや～

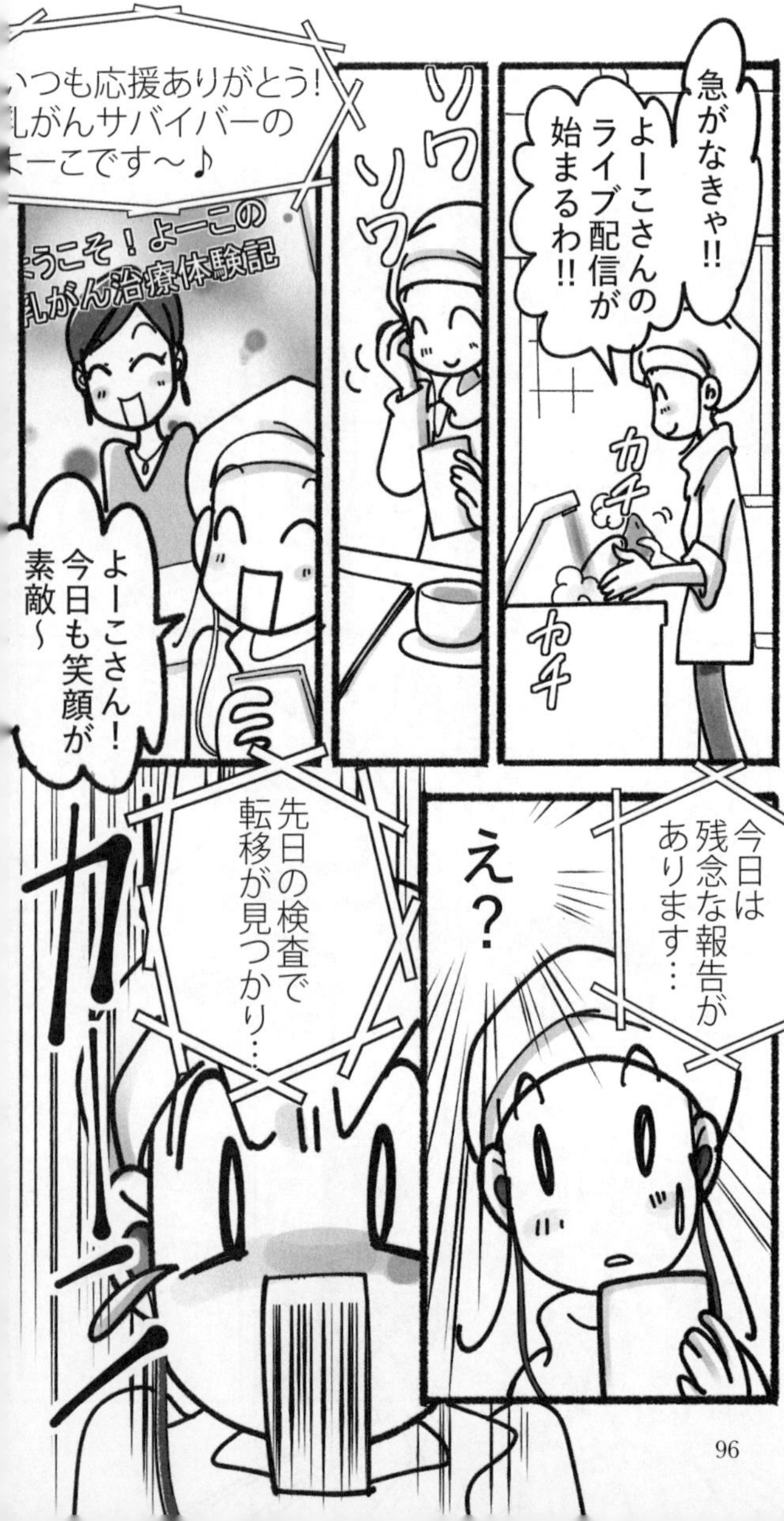
急がなきゃ!!
よーこさんのライブ配信が始まるわ!!
カチャ
カチャ
ソワ
ソワ
いつも応援ありがとう!
乳がんサバイバーのよーこです～♪
ようこそ！よーこの乳がん治療体験記
よーこさん！今日も笑顔が素敵～
今日は残念な報告があります…
え？
先日の検査で転移が見つかり…

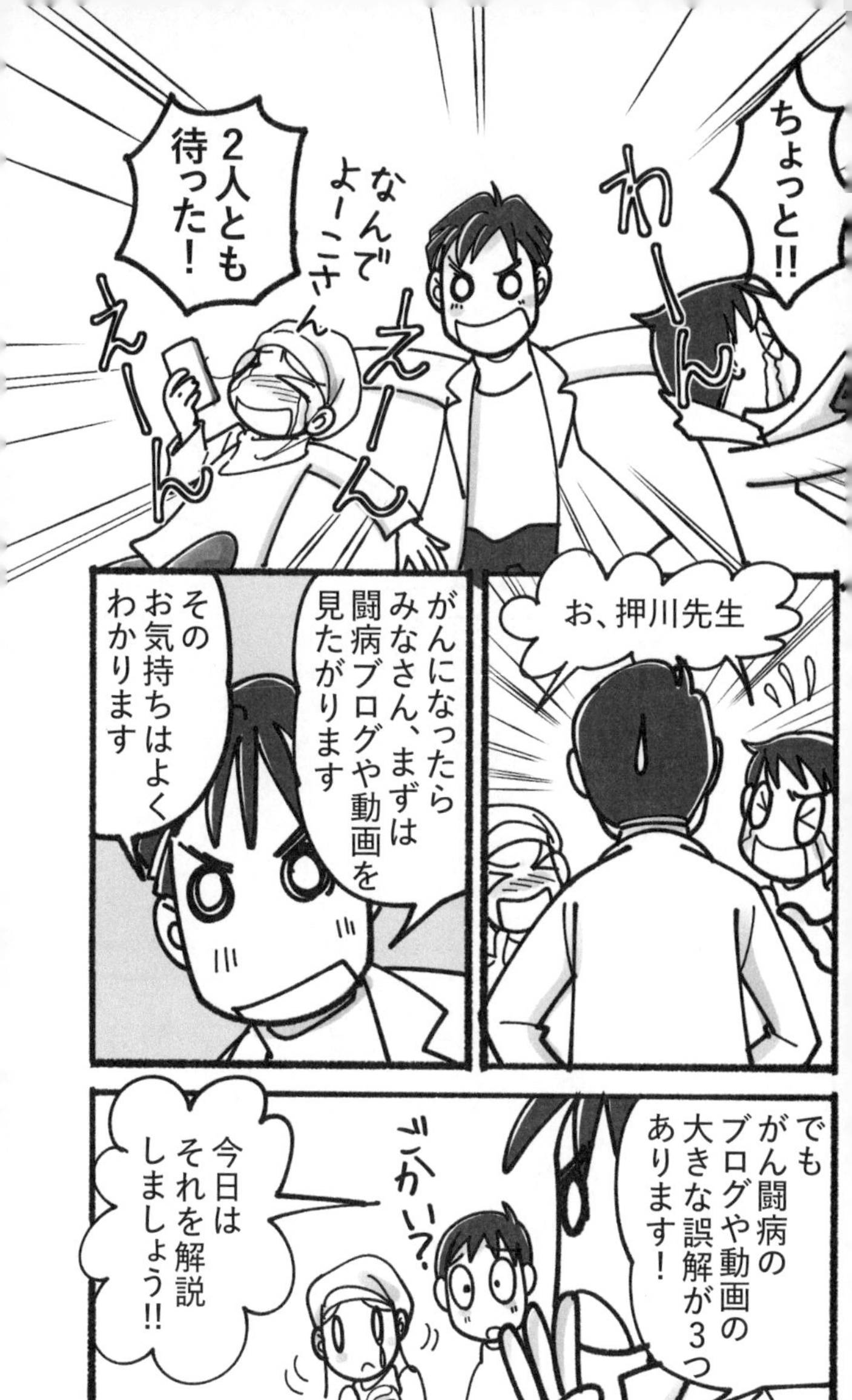
ちょっと!!
わーん
えーん
なんでよーこさん
2人とも待った!
えーん
お、押川先生
がんになったらみなさん、まずは闘病ブログや動画を見たがります
そのお気持ちはよくわかります
でもがん闘病のブログや動画の大きな誤解が3つあります!
ごかい?
今日はそれを解説しましょう!!

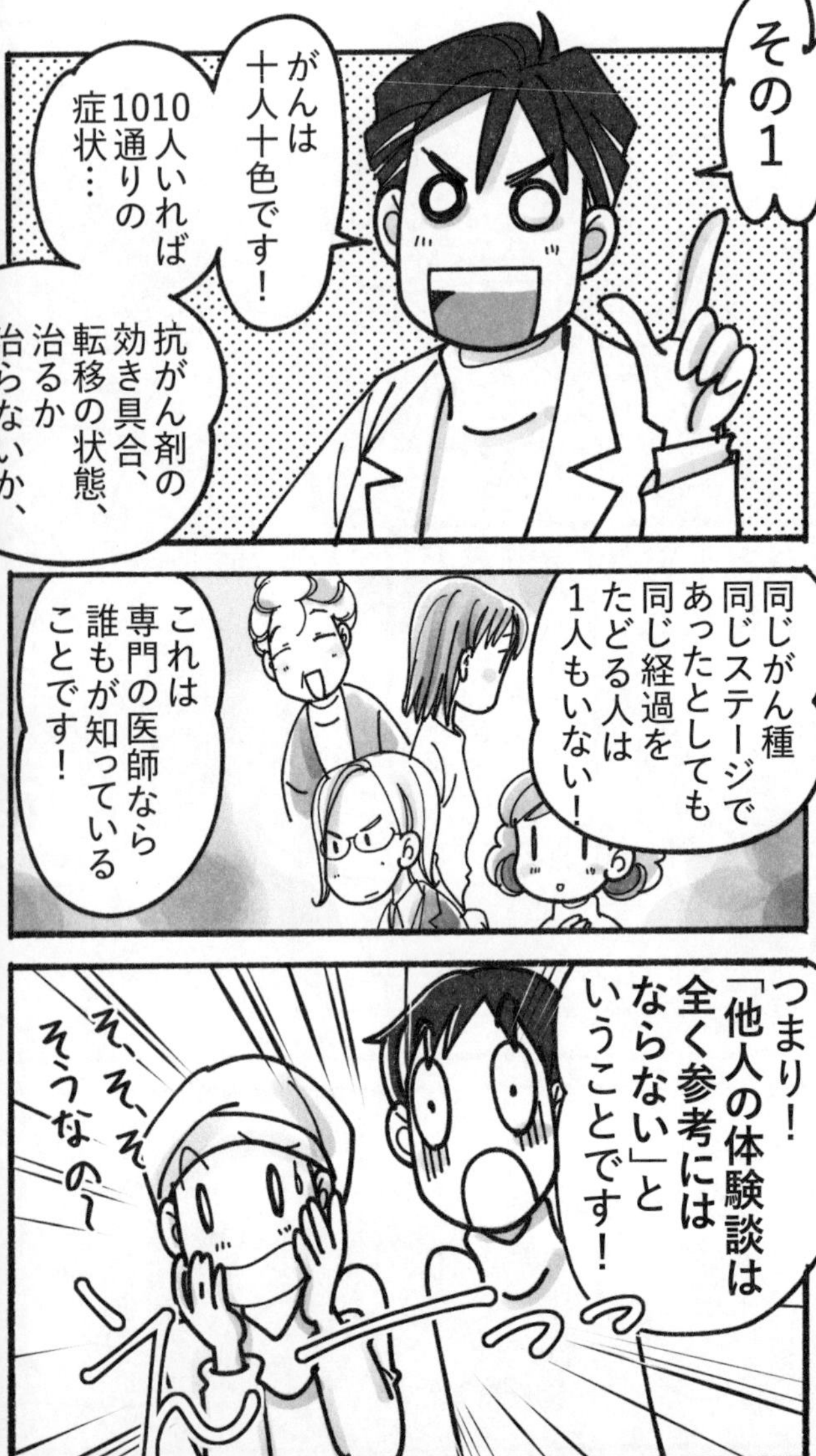
その1
がんは十人十色です！
10人いれば10通りの症状…
抗がん剤の効き具合、転移の状態、治るか治らないか、
同じがん種同じステージであったとしても同じ経過をたどる人は1人もいない！
これは専門の医師なら誰もが知っていることです！
つまり！「他人の体験談は全く参考にはならない」ということです！
そ、そ、そうなの〜
へえーっっ

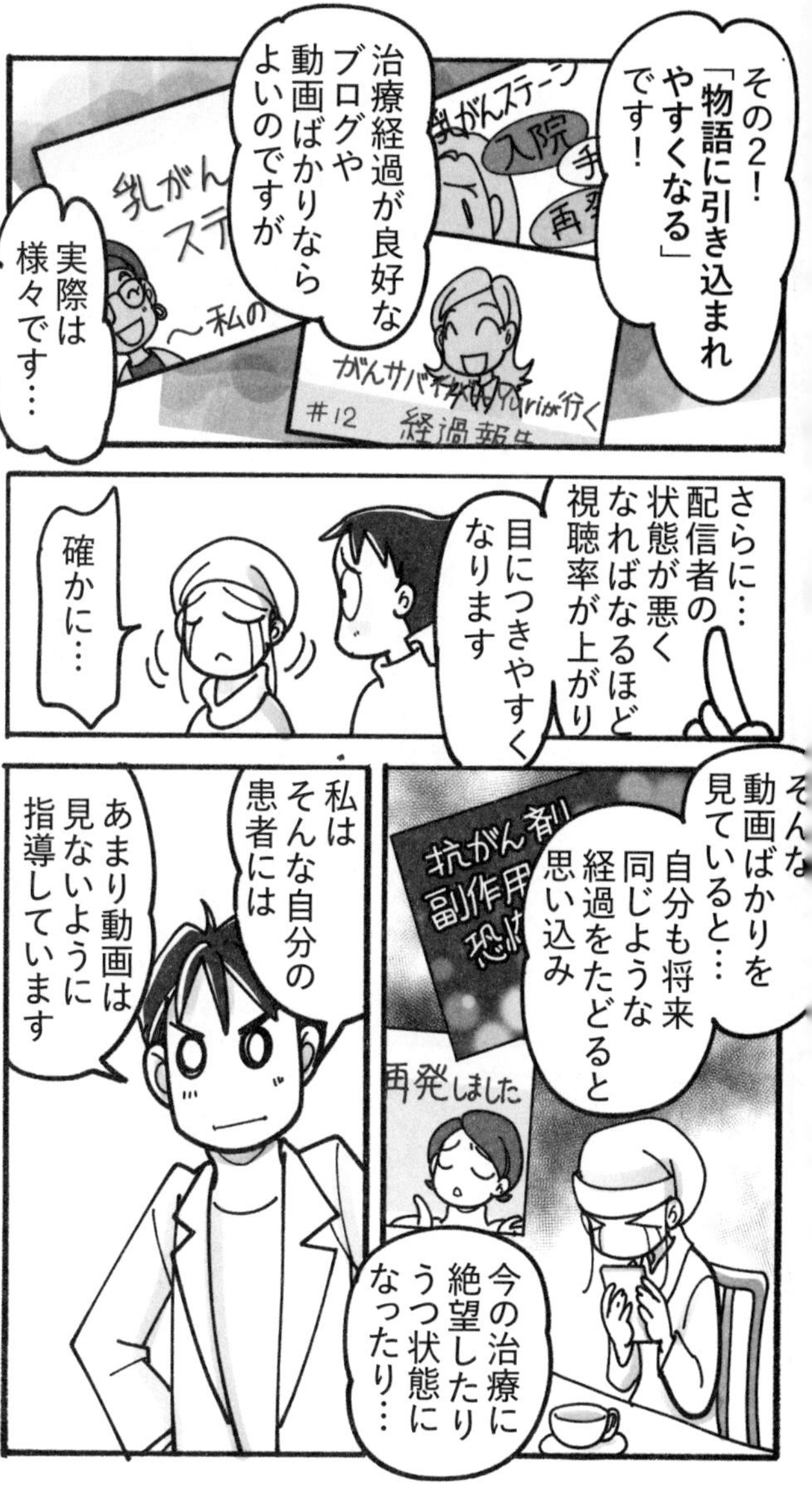
その2！「物語に引き込まれやすくなる」です！
入院
再発
治療経過が良好なブログや動画ばかりならよいのですが
〜私の
#12
実際は様々です…
さらに…配信者の状態が悪くなればなるほど視聴率が上がり
目につきやすくなります
確かに…
そんな動画ばかりを見ていると…
自分も将来同じような経過をたどると思い込み
再発しました
今の治療に絶望したりうつ状態になったり…
私はそんな自分の患者には
あまり動画は見ないように指導しています

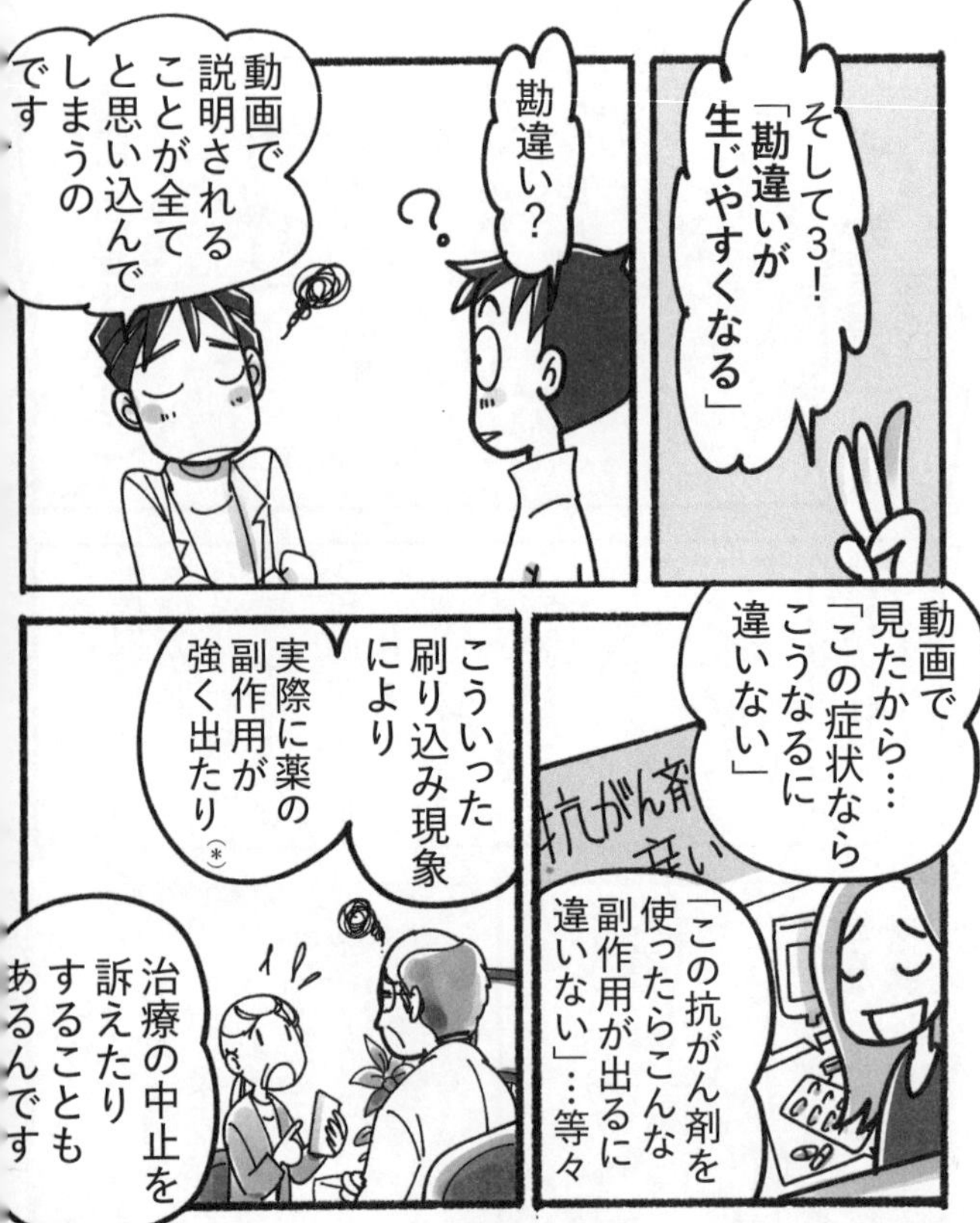
そして3！「勘違いが生じやすくなる」
勘違い？
動画で説明されることが全てと思い込んでしまうのです
動画で見たから…「この症状ならこうなるに違いない」
「この抗がん剤を使ったらこんな副作用が出るに違いない」…等々
こういった刷り込み現象により
実際に薬の副作用が強く出たり(*)
治療の中止を訴えたりすることもあるんです
動画やブログは治療の情報や配信者の前向きな姿勢から勇気をもらうなどよい部分もたくさんあります
だから、どうかこの3つの誤解を忘れずにうまく利用して下さい

（*）プラセボ効果の反対のノセボ効果といいます。

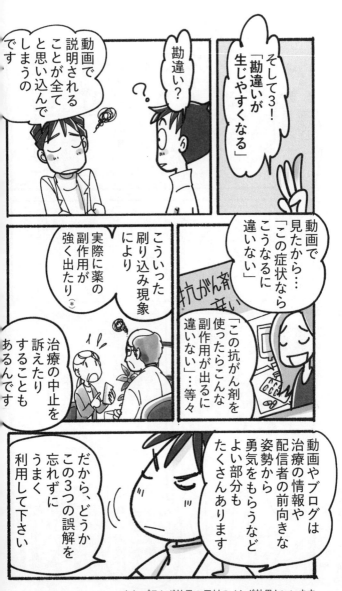

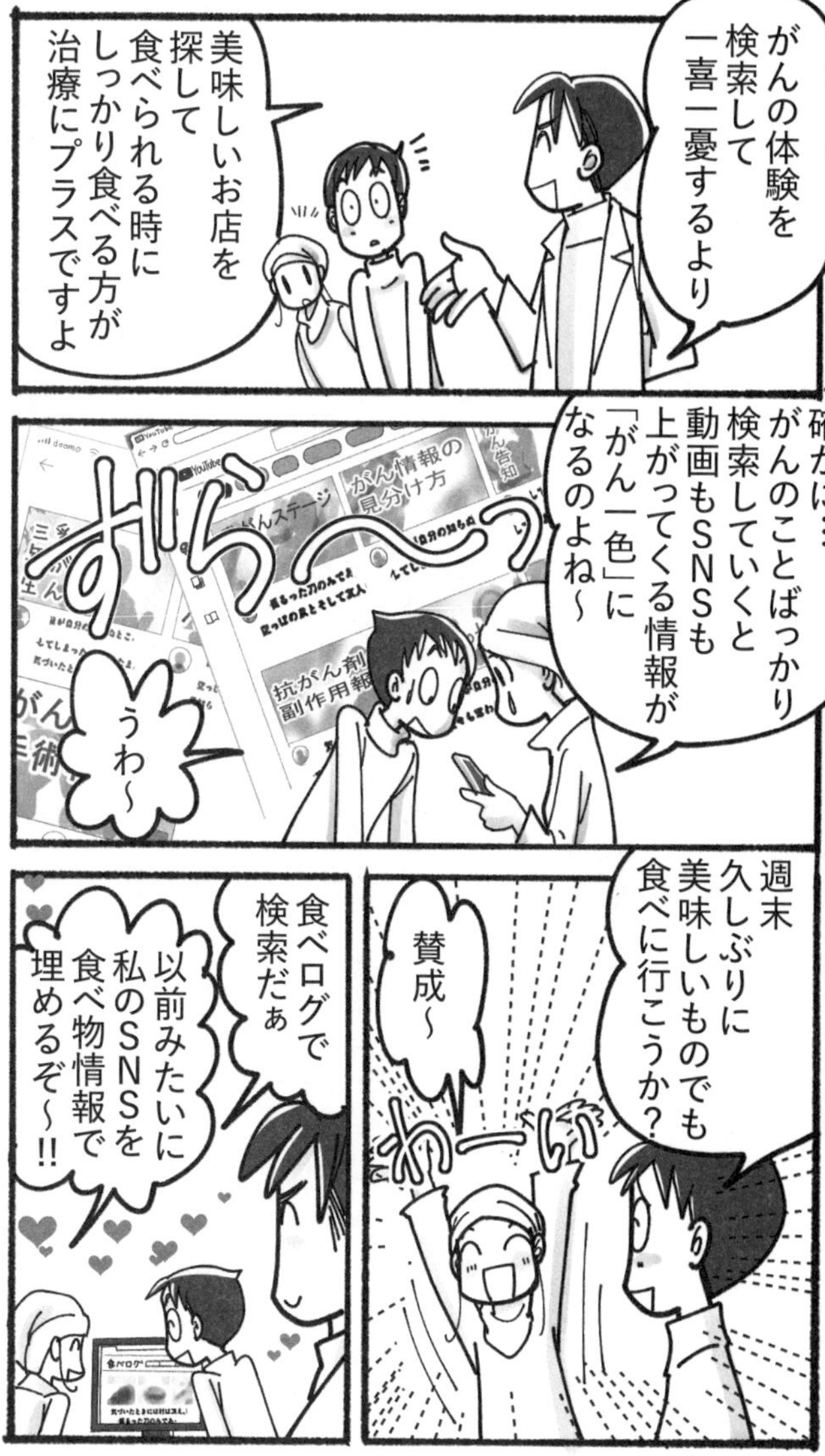
がんの体験を検索して一喜一憂するより
美味しいお店を探して食べられる時にしっかり食べる方が治療にプラスですよ
確かに…がんのことばっかり検索していくと動画もSNSも上がってくる情報が「がん一色」になるのよね～
がん情報の見分け方
抗がん剤副作用報
ずら～っ
うわ～
週末久しぶりに美味しいものでも食べに行こうか？
賛成～
わーい
食べログで検索だぁ
以前みたいに私のSNSを食べ物情報で埋めるぞ～!!

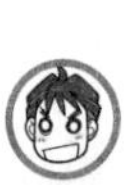

闘病動画との上手な付き合い方

最近はYouTubeの闘病動画が結構見られています。数十万回再生されている動画もあり、すごいなあと思います。ただ、それらの動画を見る上で、ちょっと注意をしなければならないことがあるので、その話をします。

動画の出演者や制作者が患者さんだった場合、病状が悪くなればなるほど、視聴数がどんどん上がっていきます。患者さんとしてご自身の状況をみなさんに知ってほしい、みなさんから励ましてほしいということから、そういった動画をたくさんアップするのでしょう。けれども、視聴者はある種の怖いもの見たさで見るところがある。視聴数が増えると、またその終末期に近い患者さんは勇気づけられて、がんばって動画を上げるという循環作用が働いているように思います。そのこと自体は悪いわけではないのですけれども、3点、どうしても注意してほしいことがあります。

まず、がんは十人十色だということ。がんにはいろいろながん種があって、がん種が違ったらまったく話が違う。さらに同じがん種であっても、病理組織が違ったらまったく違いますし、治療法も抗がん剤や薬物療法の副作用の出方もまったく違います。

「がん」という言葉から、どの人の場合も同じであるようなイメージを持つ人が多いのですけれども、実際にはまったく別なので、そのまま「この病気、その治療はこういうものだ」と思ってしまうと、とても危険なんですね。

闘病動画は、本人の言葉、声色《こわいろ》、表情、仕草など、全部含めた情報が伝わってきますから、受ける影響がものすごく強いのです。がんとはこういうものだとか、このがん種はこうなるんだ、私もこういうふうになる運命なんだと、どうしても思ってしまう。

2点目は、物語に入りこむ危険性です。まるでテレビドラマのような物語性があるので、過剰に引きこまれやすいのですよね。がんに対する基本的な知識がない方が、あるいはがんのサバイバーであっても、持っている知識は自分のがん種の知識しかないでしょうから、繰り返し動画を見ると危険だと思います。私の患者さんでも、見すぎてメンタルがおかしくなった人も何人かいて、とにかくあまり見ないように外来で指導しています。

3点目は、勘違いの生じやすさです。限られた話であるこの動画をずっと見ていると、周囲が見えなくなるんですね。

がん治療医は多くの患者さんを診て、いろいろなデータを大量に解析し、自分の臨床経験やいろいろな情報を総合した上で、本人の意向も踏まえて一番よい治療法を選ぶ。これがE

BM、つまりEvidence-Based Medicine（科学的根拠に基づいた医療）ですが、実際は決してエビデンス（科学的根拠）だけではないんですね。

NBM、Narrative-Based Medicineといって、本人の物語に基づく医療も確かにあって、それは、エビデンスだけに特化してしまって非常に人間味がない、まるで料理本みたいな治療をしてしまうことを防ぐために、本人の物語を重視しようという考え方です。

でも、動画を見続けると、ナラティブな要素が強くなりすぎます。がん治療医でさえ、今まで治療したいろいろな患者さんの経験に基づいて治療の判断を決めなければならないのですが、そこに引きこまれないように、ちゃんとしたガイドラインなどを見てから、かなり慎重に治療方針を決めています。

闘病動画を見ている患者さんは、こういった身構え、対処の準備が足りませんから、目の前の出来事が全てだと、どうしても思ってしまうんです。そして、この勘違いはなかなか修正できません。この症状の場合はこれに違いないとか、この抗がん剤をやるとこんな症状が出るに違いないとか、目の前に提示された動画のイメージが、ものすごく刷り込まれてしまい、勘違いが生じる危険性があるわけですね（心理学用語で「アンカリング効果」といいます。最初に目にした情報に対して心理的な錨《いかり》〔アンカー〕を下ろしてしまい、その後の意思決定に影響を及ぼすことです）。しかも、これは本人がそう思っていても周囲にはまったく伝わらないので、周囲はアドバイスのしようもない。

もちろん、そうしたことも考慮に入れた上で、動画を作っている人もいます。医療相談は引き受けるべきではないなど、あくまでも「患者」という専門家として動画配信をしているがんサバイバーのチャンネルがあることも事実ですが、そうでないチャンネルもあります。また、危険性に留意して作っている動画だとしても、それを見る側が勝手に勘違いするケースもあります。

闘病動画だけでなく、闘病ブログでも同じことがいえます。それらから必要な情報や励ましを得られることもあるだけに、危険性にフォーカスして注意喚起をさせていただきました。

第7話

押川先生！

「がん患者会の参加者は、詐欺治療に引っかかりにくい」って本当ですか？

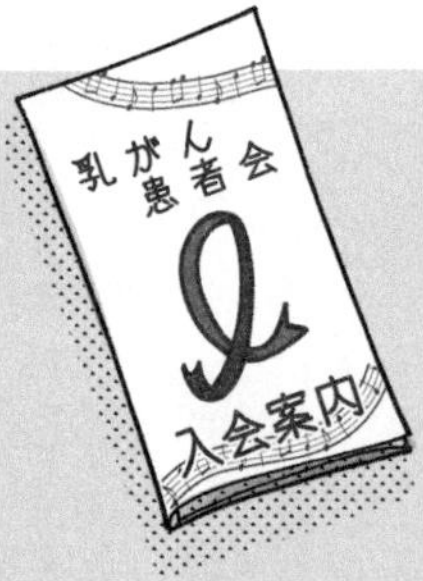

新米患者の、医師の、頼れるパートナー、
それが「がん患者会」。
患者会に参加することで
得られるものは、数限りないようです。
さらには「患者のプロ集団」として
国をも動かす力も……!?

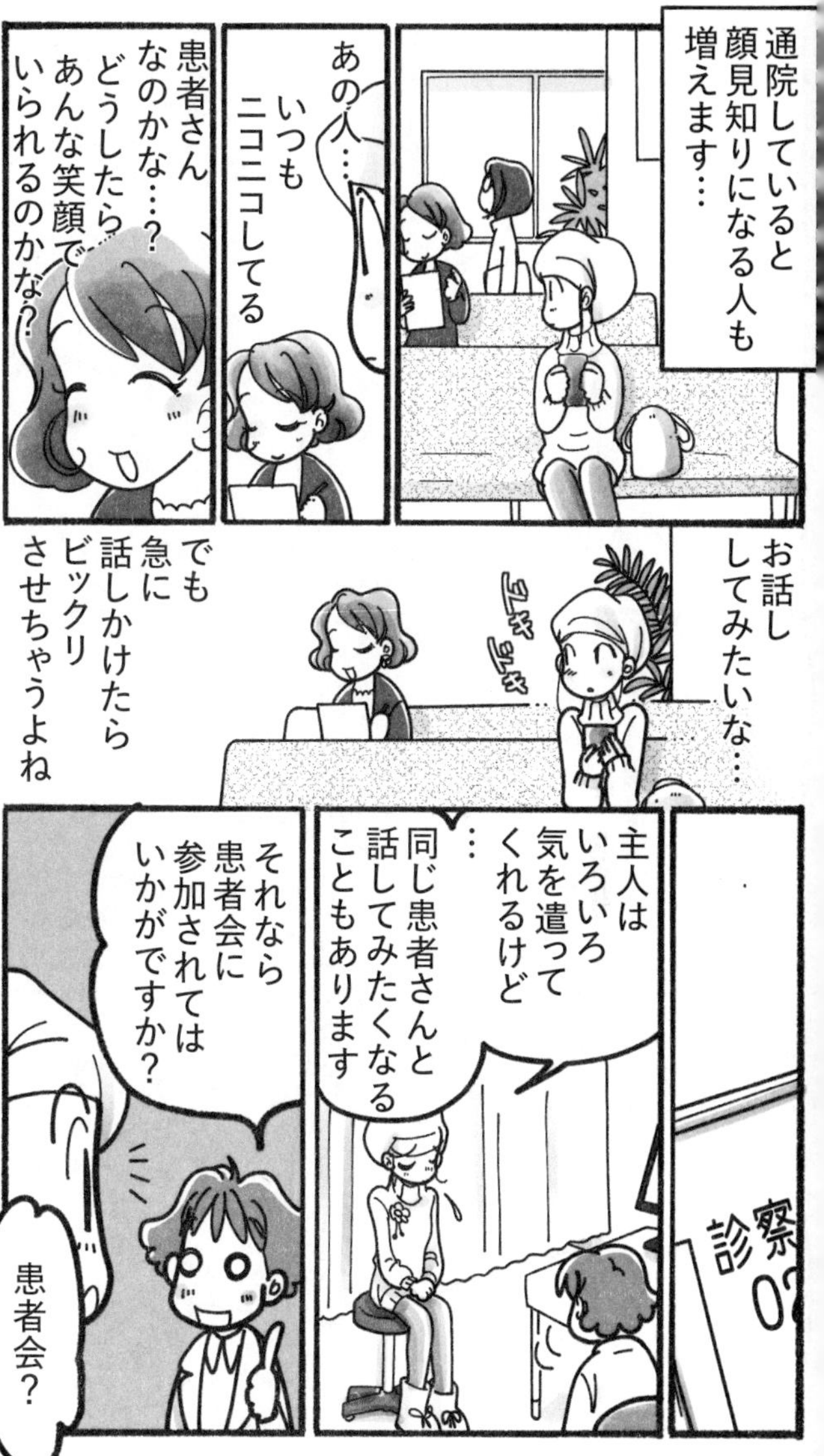
通院していると顔見知りになる人も増えます…
あの人…いつもニコニコしてる
患者さんなのかな…?どうしたらあんな笑顔でいられるのかな?
お話ししてみたいな……
でも急に話しかけたらビックリさせちゃうよね
診察
02
主人はいろいろ気を遣ってくれるけど…
同じ患者さんと話してみたくなることもあります
それなら患者会に参加されてはいかがですか?
患者会?

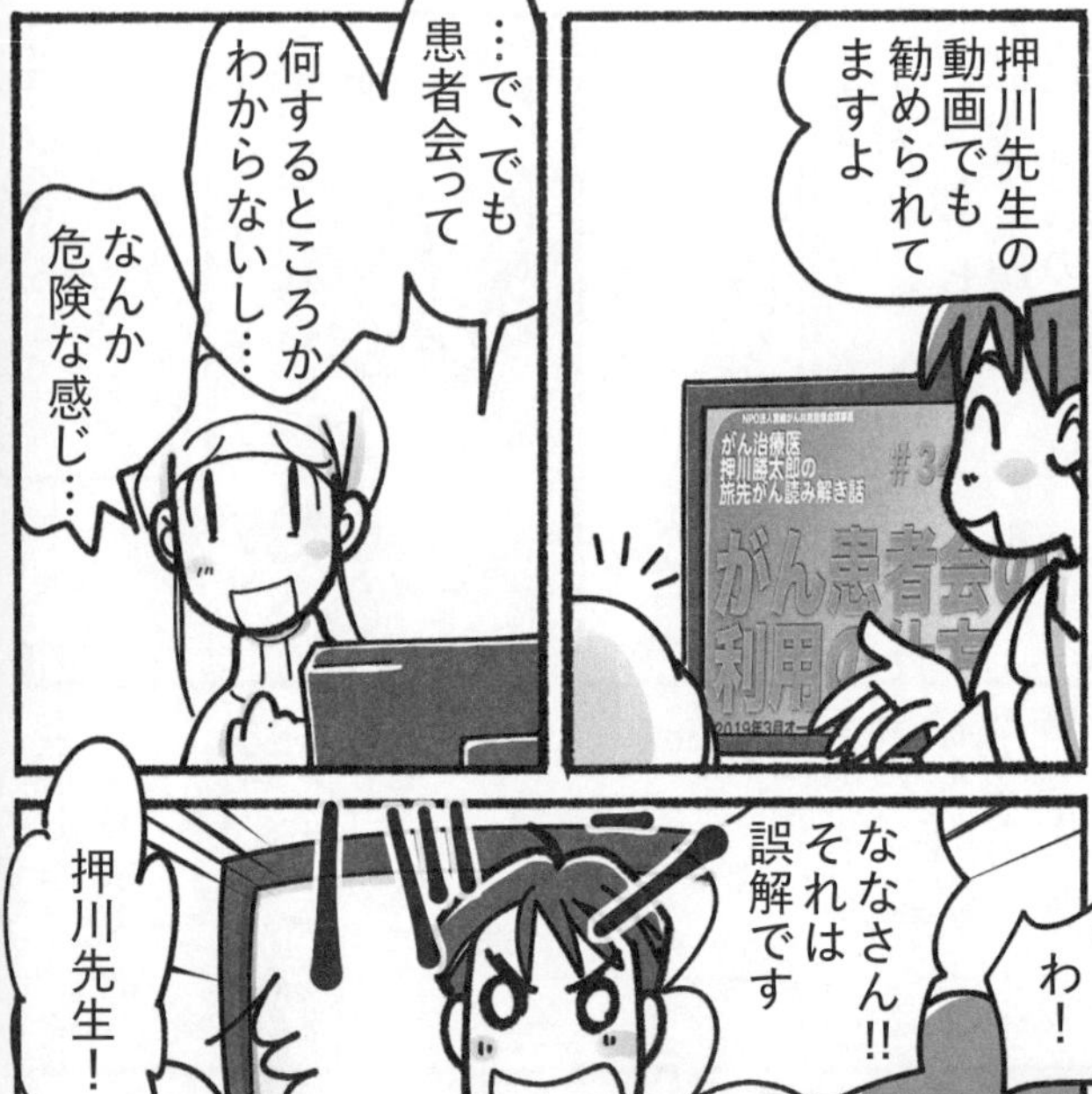
押川先生の動画でも勧められてますよ
がん治療医
押川勝太郎の
旅先がん読み解き話
がん患者会
…で、でも患者会って何するところかわからないし…
なんか危険な感じ…
わ!
ななさん!! それは誤解です
押川先生!
患者に寄り添い闘病の様々な悩みを支えてくれる大事な存在!
医者にとっても新米患者にとっても頼りになるパートナー!
それが患者会です!

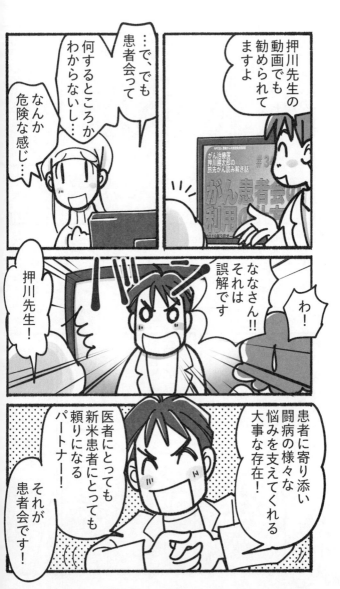

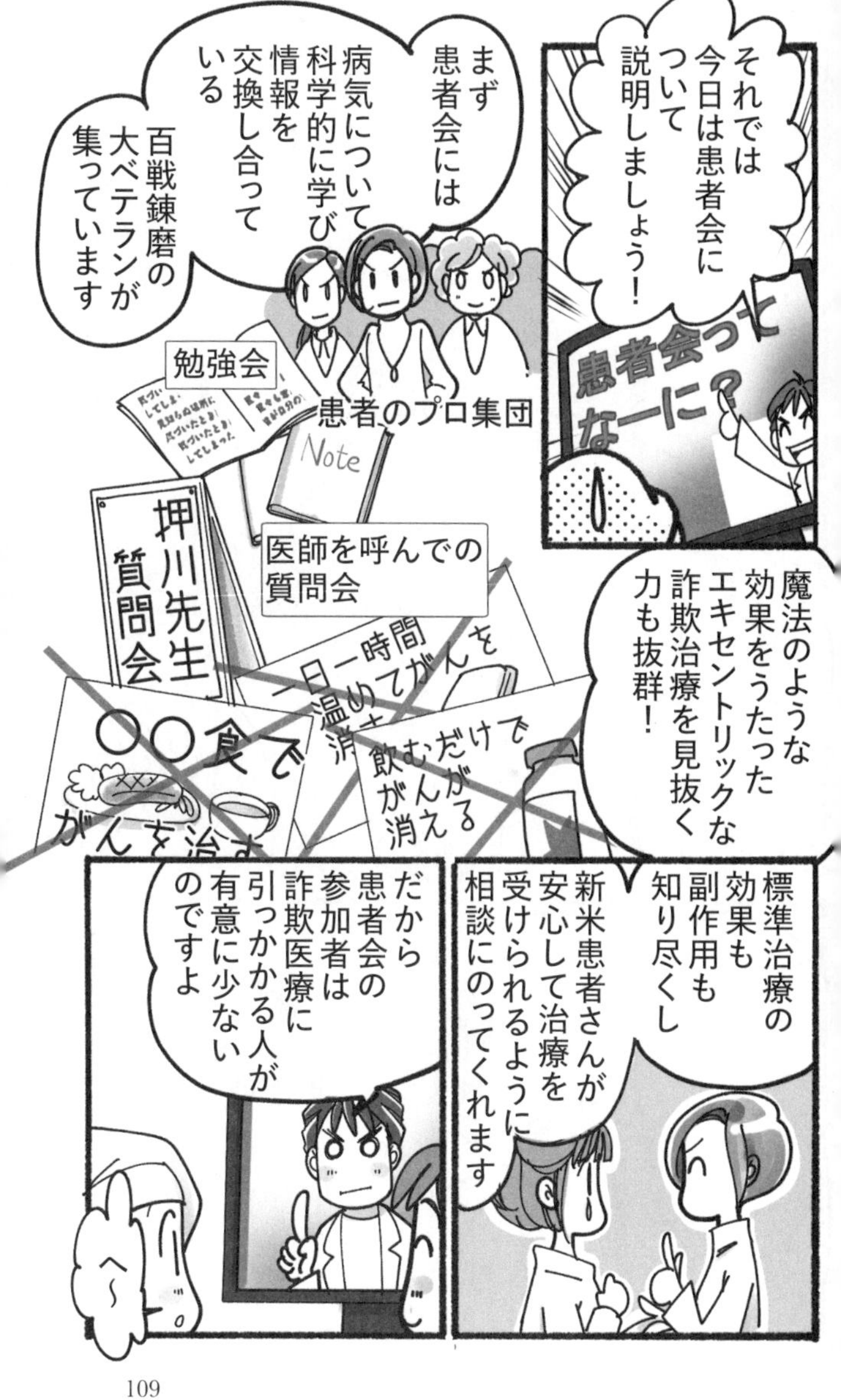

それでは今日は患者会について説明しましょう！
患者会ってなーに？
まず患者会には病気について科学的に学び情報を交換し合っている
百戦錬磨の大ベテランが集っています
勉強会
患者のプロ集団
Note
医師を呼んでの質問会
押川先生質問会
魔法のような効果をうたったエキセントリックな詐欺治療を見抜く力も抜群！
一日一時間温めてがんを
飲むだけでがんが消える
〇〇食でがんを治す
標準治療の効果も副作用も知り尽くし
新米患者さんが安心して治療を受けられるように相談にのってくれます
だから患者会の参加者は詐欺医療に引っかかる人が有意に少ないのですよ
へ〜

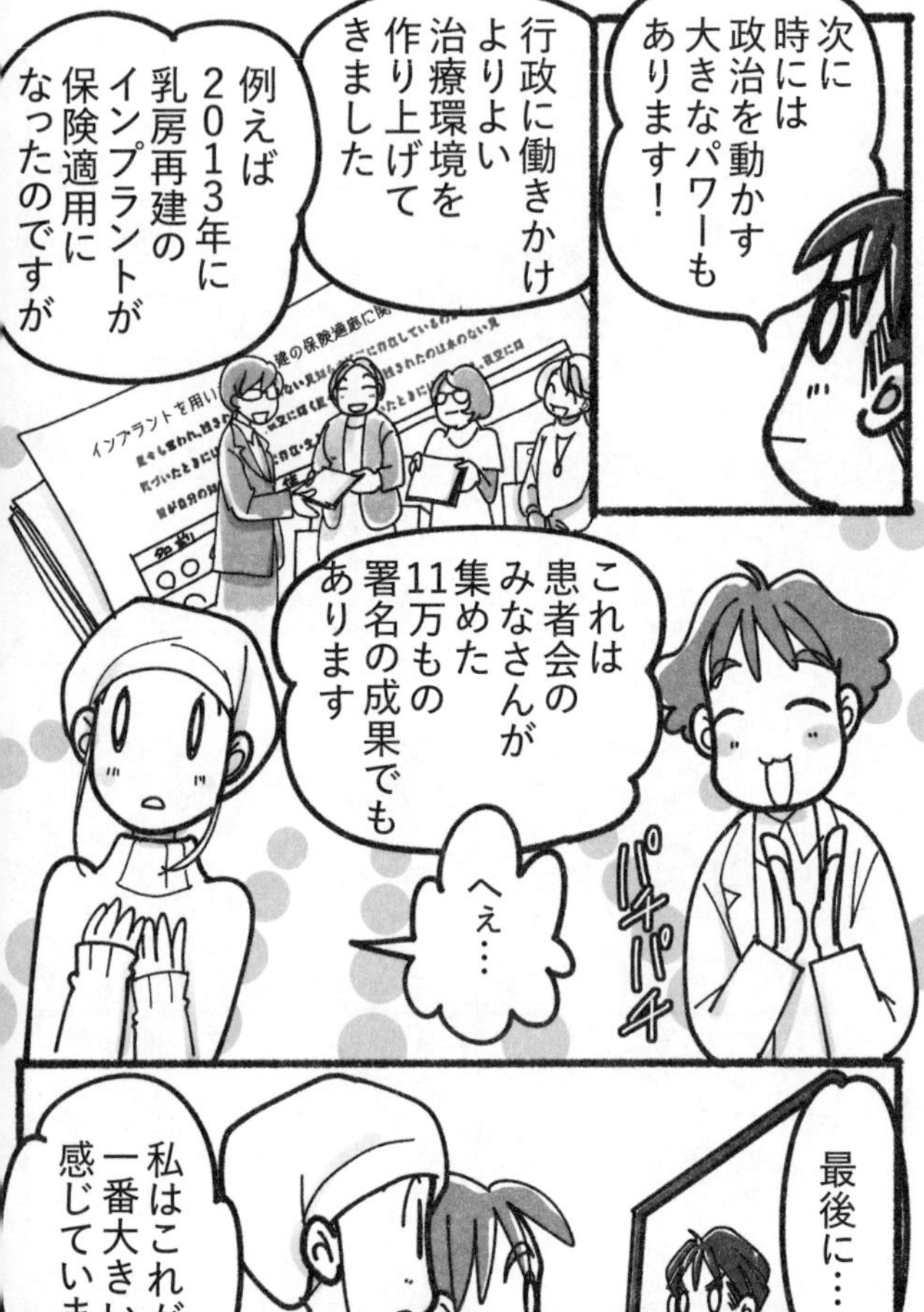
次に時には政治を動かす大きなパワーもあります！
行政に働きかけよりよい治療環境を作り上げてきました
例えば2013年に乳房再建のインプラントが保険適用になったのですが
これは患者会のみなさんが集めた11万もの署名の成果でもあります
パチパチ
へえ…
最後に…
私はこれが一番大きいと感じていますが…

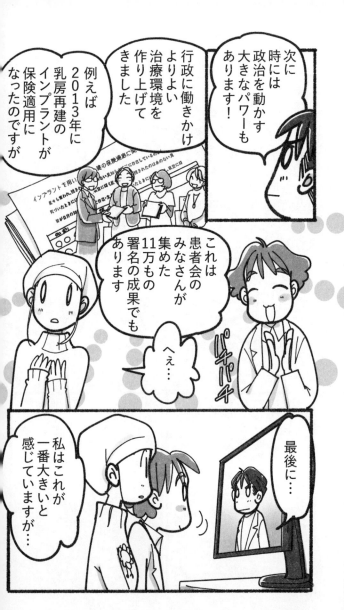

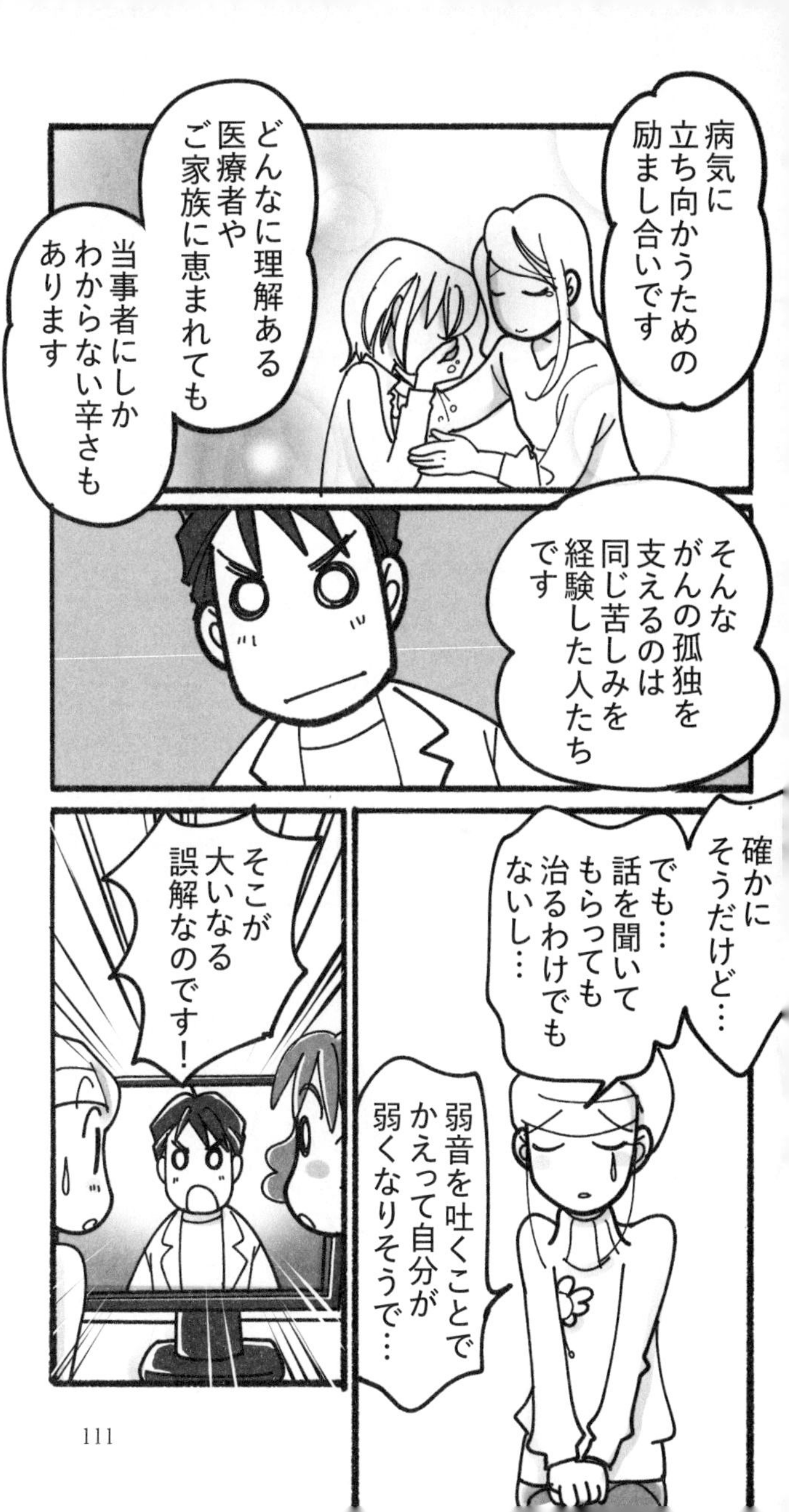
病気に立ち向かうための励まし合いです
どんなに理解ある医療者やご家族に恵まれても
当事者にしかわからない辛さもあります
そんながんの孤独を支えるのは同じ苦しみを経験した人たちです
確かにそうだけど…
でも…話を聞いてもらっても治るわけでもないし…
弱音を吐くことでかえって自分が弱くなりそうで…
そこが大いなる誤解なのです！

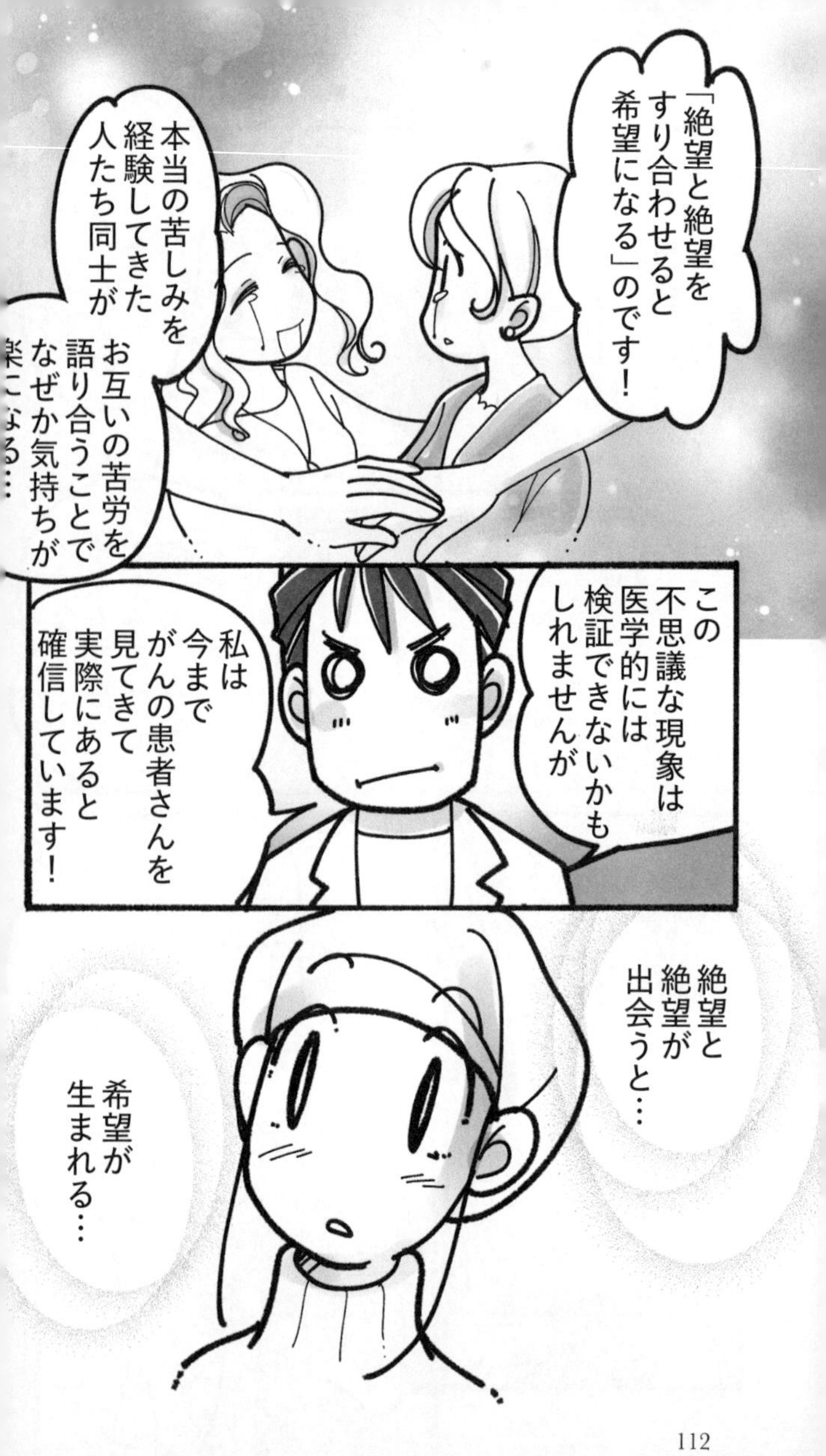
「絶望と絶望をすり合わせると希望になる」のです！
本当の苦しみを経験してきた人たち同士が
お互いの苦労を語り合うことでなぜか気持ちが楽になる…
この不思議な現象は医学的には検証できないかもしれませんが
私は今までがんの患者さんを見てきて実際にあると確信しています！
絶望と絶望が出会うと…
希望が生まれる…

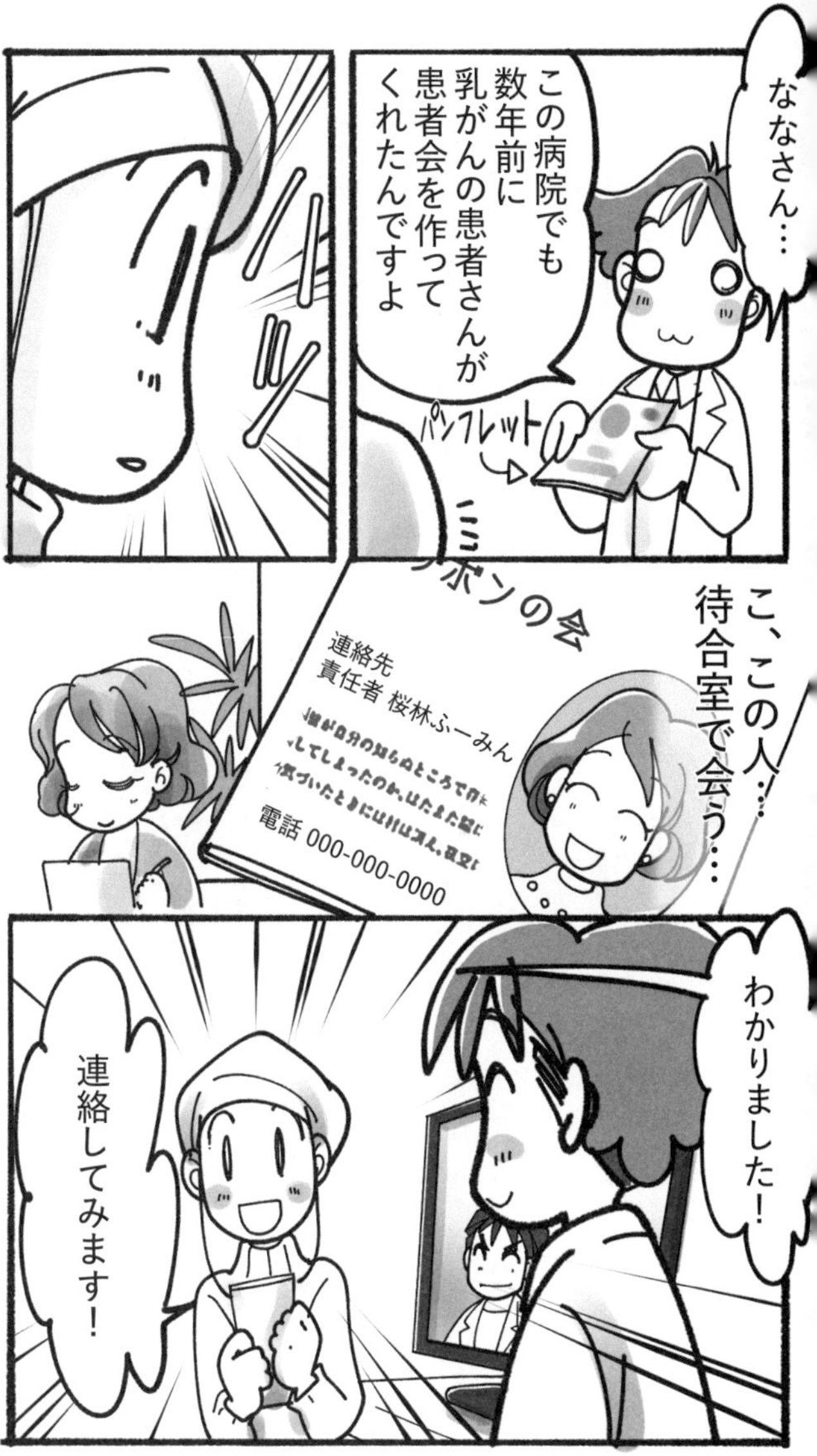
ななさん…
この病院でも数年前に乳がんの患者さんが患者会を作ってくれたんですよ
パンフレット
こ、この人…待合室で会う…
ボンの会
連絡先
責任者 桜林ふーみん
電話 000-000-0000
わかりました！
連絡してみます！

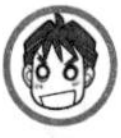

患者会に参加するメリット

みなさん、患者会についてどう思われますか。がんの場合はいろいろな患者会がありますが、参加するとどういったメリットがあるのか。得体が知れないと思う人も多いはずです。そもそも患者会はなぜあるのか。がんの場合は特殊な事情があるわけですね。がんのイメージが悪すぎて希望が持てない。そこで患者会に集まって、みなさん励まし合い、情報交換をするわけです。

昔から、乳がんなど生存期間が長いがん種や、患者さんの数が多いケースには患者会が多いのですが、多くの固形がんのステージⅣ・再発患者さんたちの長期生存率は高くなかったため、なかなか会が成立しなかったのですね。それが今は、新薬の登場や治療薬の向上によって、かなり生存期間が長くなり、患者会も増えているわけです。

でも、そういう患者会に行って、いったいなんになるのか。参加する気持ちになれない人がいるのも事実です。では、患者会はどういった利用の仕方をしたらよいのでしょうか。

まずは、どんな患者会があるのか調べてみてください。今は、がん種ごとの患者会が多いですし、そういうところだと話が合うと思います。近くに自分のがん種と同じ患者会がなければ、普通の患者会でもかまわないと思います。

実際に参加してみたら、いいことがいろいろあります。がん治療において、必ずしも希望が持てるとも限りませんが、「絶望と絶望をすり合わせると希望になる」といわれているのです。問題は解決しないのに、困っている患者さん同士が知り合い、お互いの苦労を語り合って共有することで、なぜか気持ちが楽になる。ですから、実際に参加してみて、自分に合っているのか合わないのか、そこに合う人がいるのか合わない人がいるのか、確かめてみたらいいと思います。患者会の参加費はそれほど高いものではありません。

ただし、ある特殊な治療法を推奨する病院の患者会には注意が必要です。がん治療ではどうしても、標準治療だけではうまくいかないということで、いろいろな希望を求めたい人が多くいます。そういう人たちを商売のターゲットとしている患者会に気をつけてください。

患者会での人間関係はフィフティ・フィフティです。がんのことだけでなく、それ以外のことでも話が盛り上がることが、がん患者さんのスピリチュアルな問題（人生の意味を問われるような精神的苦痛）に対して、すごく役に立っているという研究データもあります。一度は患者会に参加した上で、自分に有効か有益か、判断してもらってもいいのではないでしょうか。

第8話

押川先生！

「周りの安易な善意が患者を苦しめる」って本当ですか？

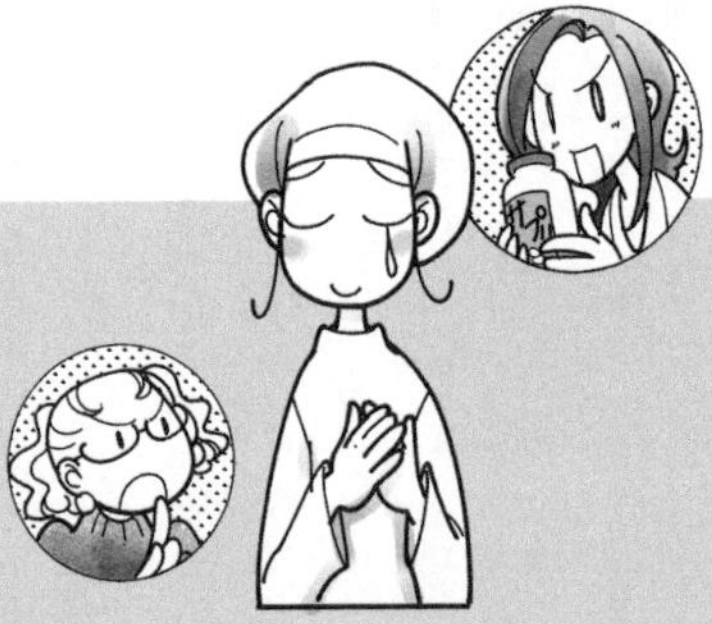

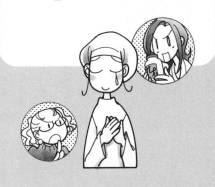

友人だからこその心配、
家族や親戚だからこそのアドバイス……。
「患者初心者」の本人は、
たくさんの言葉に振り回されてしまいます。
そんな状況に、「安易な助言は邪魔なだけ」
とバッサリの押川先生。
「患者さんに一番役立つ贈り物」を
教えてくれました。

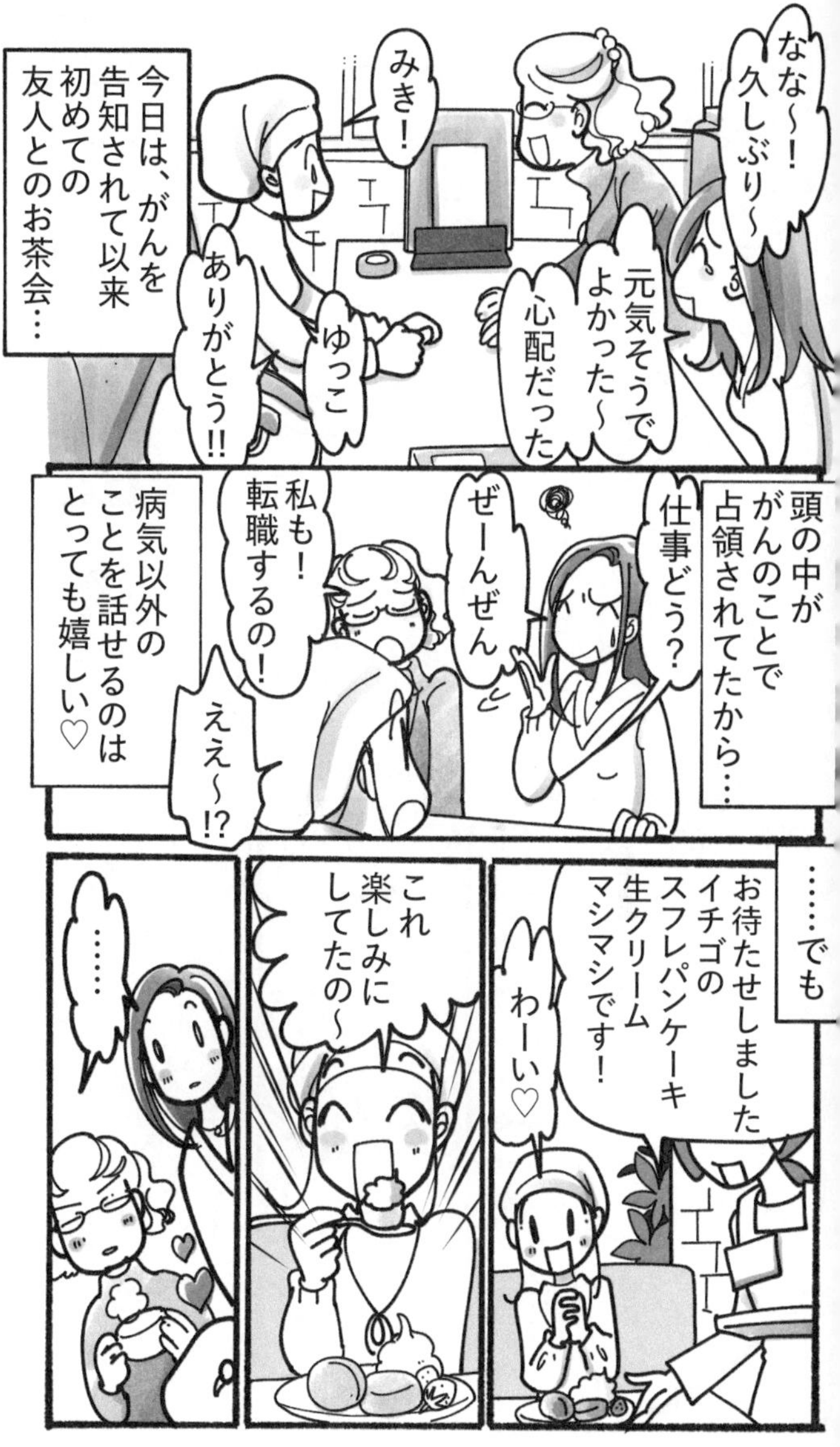
なな～！久しぶり～
みき！
元気そうでよかった～
心配だった
ゆっこ
ありがとう!!
今日は、がんを告知されて以来初めての友人とのお茶会…
頭の中ががんのことで占領されてたから…
仕事どう？
ぜーんぜん
私も！転職するの！
ええ～!?
病気以外のことを話せるのはとっても嬉しい♡
……でも
お待たせしましたイチゴのスフレパンケーキ生クリームマシマシです！
わーい♡
これ楽しみにしてたの～
……

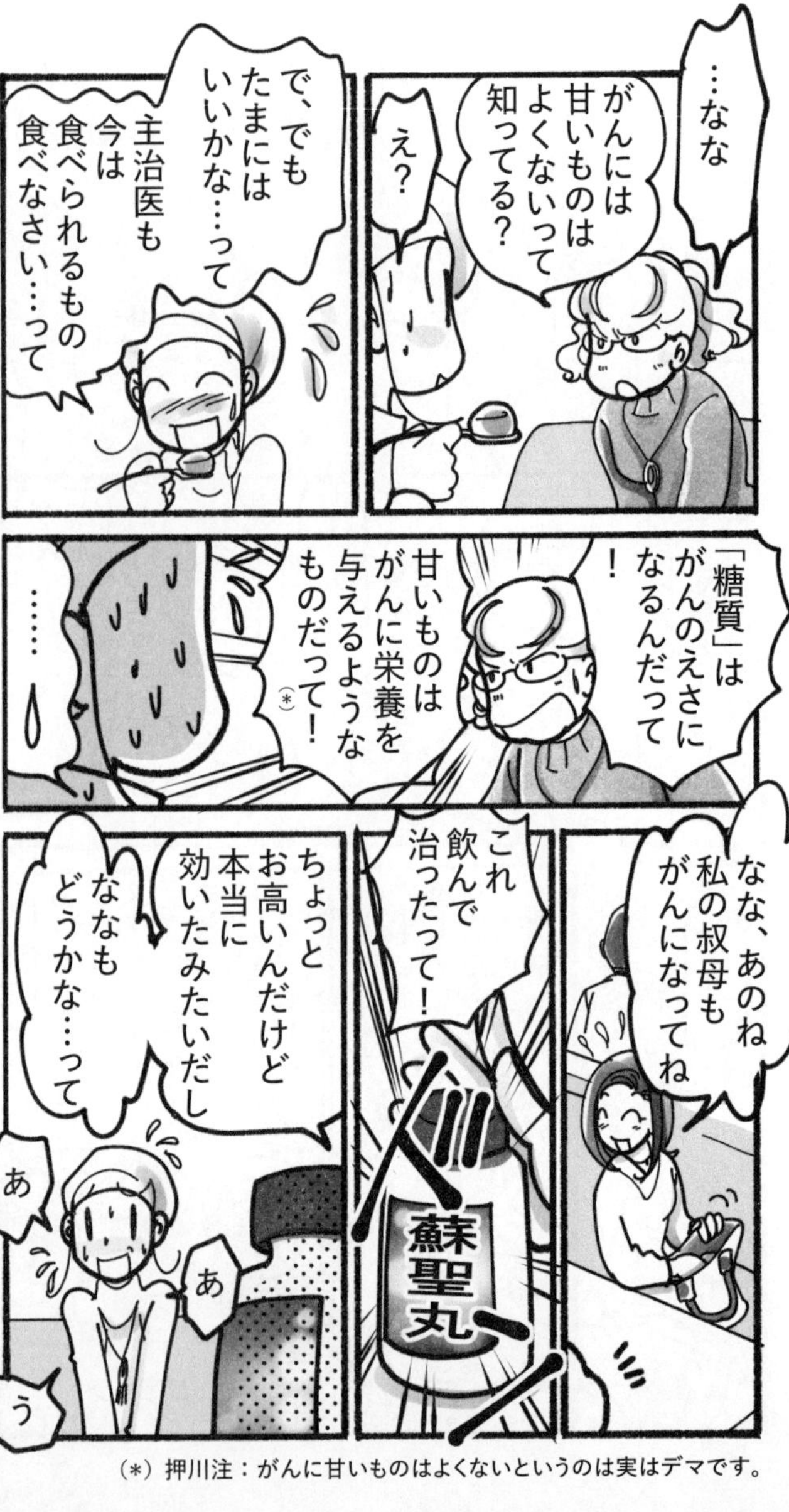
…なな
がんには甘いものはよくないって知ってる?
え?
で、でもたまにはいいかな…って
主治医も今は食べられるもの食べなさい…って
「糖質」はがんのえさになるんだって!
甘いものはがんに栄養を与えるようなものだって!(*)
……
なな、あのね私の叔母もがんになってね
これ飲んで治ったって!
蘇聖丸
ちょっとお高いんだけど本当に効いたみたいだし
ななもどうかな…って
あ
あ
う

(*)押川注:がんに甘いものはよくないというのは実はデマです。

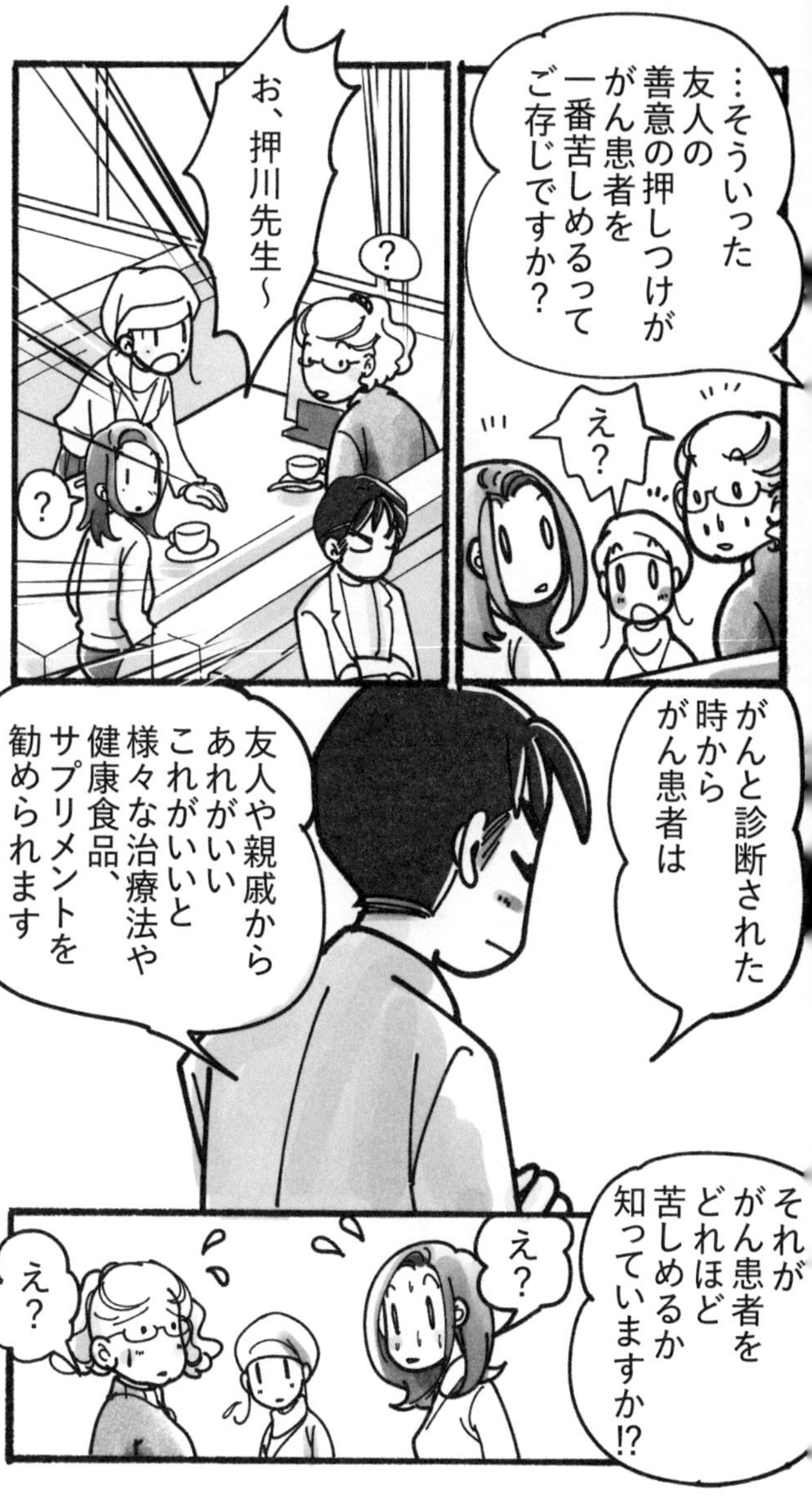
…そういった友人の善意の押しつけががん患者を一番苦しめるってご存じですか？

え？

お、押川先生～

？

？

がんと診断された時からがん患者は
友人や親戚からあれがいいこれがいいと様々な治療法や健康食品、サプリメントを勧められます
それががん患者をどれほど苦しめるか知っていますか⁉

え？

え？

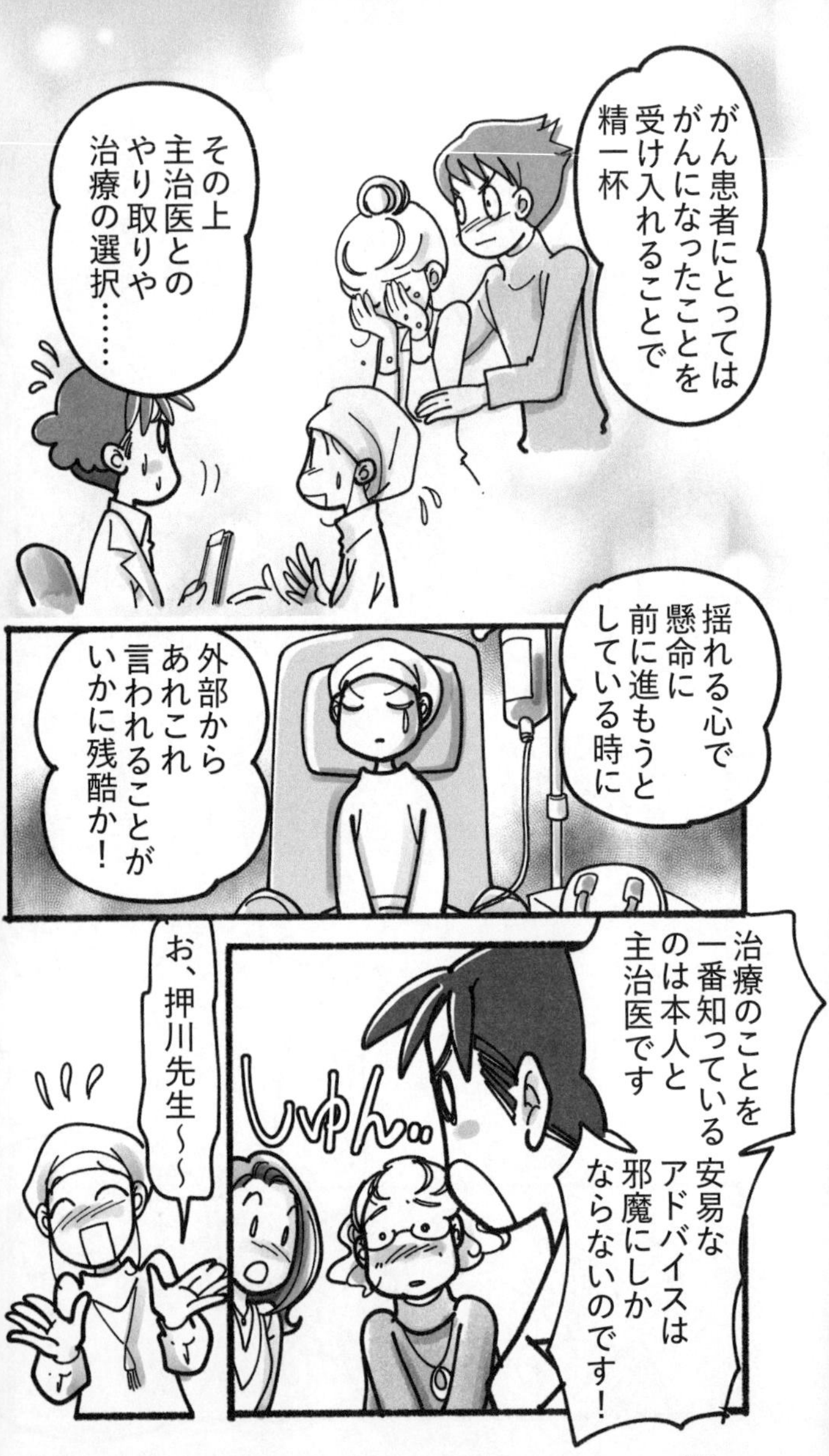
がん患者にとってはがんになったことを受け入れることで精一杯
その上主治医とのやり取りや治療の選択……
揺れる心で懸命に前に進もうとしている時に
外部からあれこれ言われることがいかに残酷か！
治療のことを一番知っているのは本人と主治医です
安易なアドバイスは邪魔にしかならないのです！
しゅん‥
お、押川先生〜〜

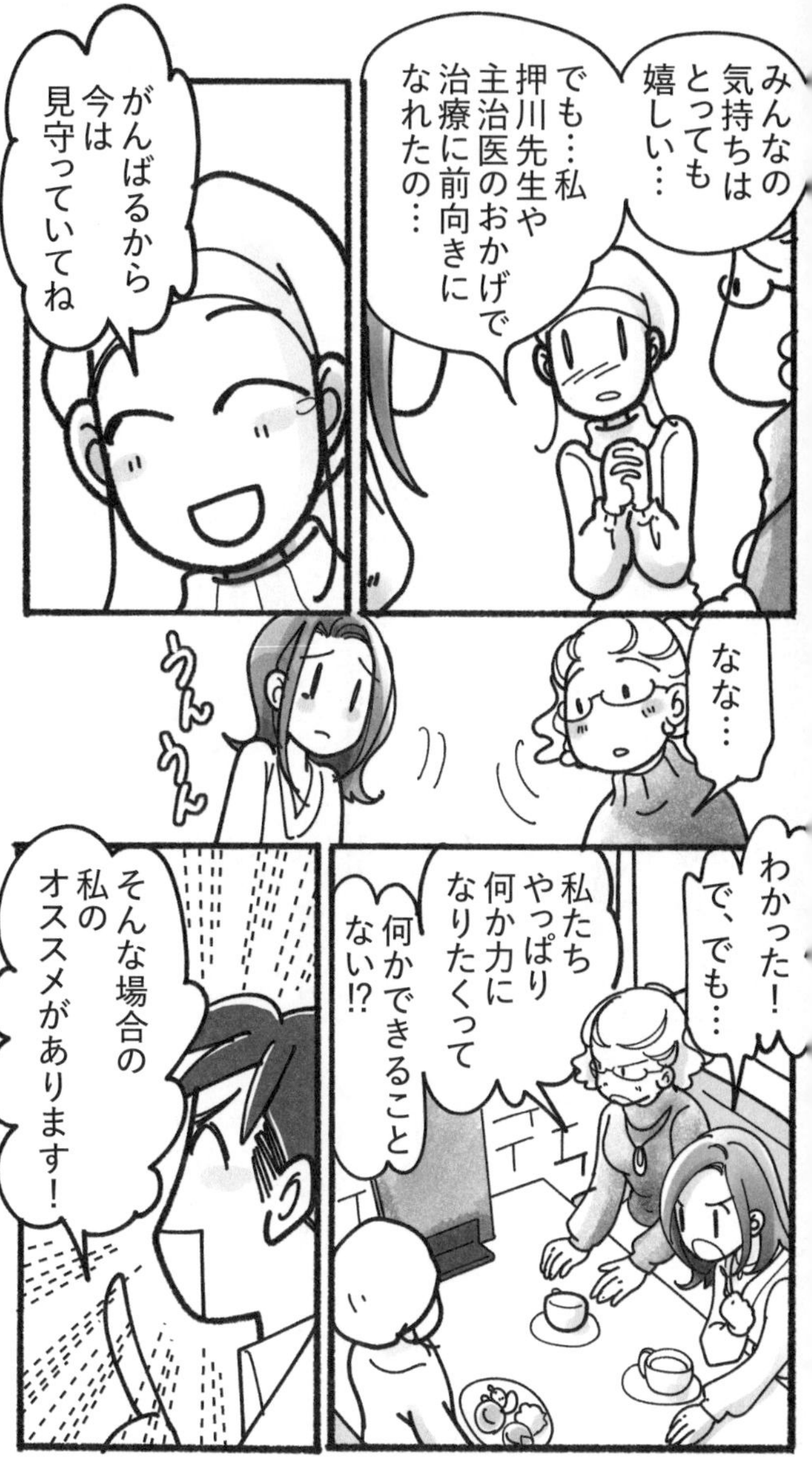
みんなの気持ちはとっても嬉しい…
でも…私押川先生や主治医のおかげで治療に前向きになれたの…
がんばるから今は見守っていてね
なな…
うんうん
わかった！で、でも…
私たちやっぱり何か力になりたくって
何かできることない!?
そんな場合の私のオススメがあります！

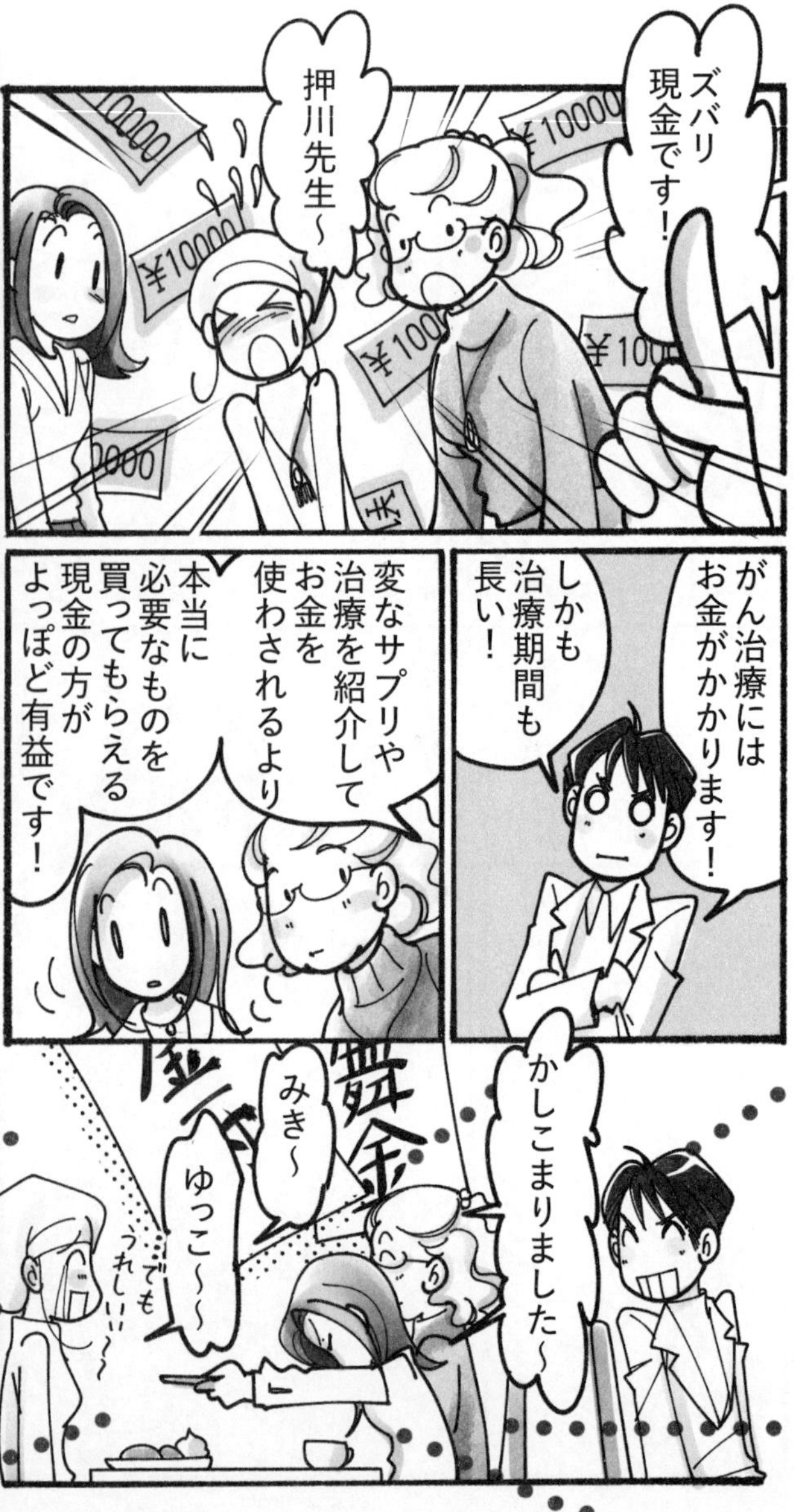
ズバリ現金です！
押川先生～
がん治療にはお金がかかります！
しかも治療期間も長い！
変なサプリや治療を紹介してお金を使わされるより
本当に必要なものを買ってもらえる現金の方がよっぽど有益です！
かしこまりました～
みき～
ゆっこ～～
でもうれしい!!～～

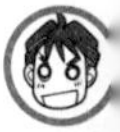

身近な人にできるがん患者支援

がんと診断されたら、身内、親戚、友人などから、これがいいあれがいいと、健康食品やサプリメント、様々な治療法などを紹介されるという話をよく聞きます。

これは患者さんを非常に苦しませる行為です。なぜかといえば、がん患者さんは、がんと診断されて、主治医とのやり取りだけでも非常に大変。がんということを受け入れられない、受け入れるだけで精一杯で、ものすごく混乱している中、それ以上の話が舞いこんでくると、情報が錯綜《さくそう》して、どれが本当にいいのか、わからなくなるわけですね。

一番優先すべきは、がんと診断された病院の主治医との関係です。今後どうやって治療をするかという責任は、その主治医が担っています。治療法を固めてしっかりやろうという時に、周囲がいろいろなものを送りつける。あるいは買い取らせるといったことは、傍《はた》から見ると非常にかわいそうなことです。

本人はものすごく困っている。周りはその人のためになりたいと思っているのでしょうけれども、がん治療にはまったく役に立たない、むしろ害になる治療法もたくさんあるわけです。そういう紛《まが》い物に騙《だま》されないようにするために、治療ガイドライン、標準治療というものがある。なのに、それを邪魔することになってしまうのです。

よくある問題は、そうしたサプリメントや民間療法がすごく高くて、経済的な負担になること。あるいは、美味しくない健康食品を食べた方がいいと言われ、治療の最中は食事をとるだけでもきついことがあるのに、そういうものを摂取してお腹が膨《ふく》れ、ちゃんとした食事ができなくなること。周囲の善意を無下《むげ》に断れないし、苦笑いして話を聞くしかないという辛さもあります。知らないうちに多くの人が善意を押しつけているわけですね。

では、どのようにがん患者さんを支援したらいいのでしょうか。一番いい方法はお金をあげることです。

経済的にも楽にがん治療ができるわけではありません。がん治療も費用が高くなっています。本当に効くがん治療が出てきたからです。もちろん高額医療費制度がありますので、収入によってはある程度以上はかかりませんが、仕事の収入が減ったり、治療関連のいろいろな出費があったりします。ですから、患者さんが一番助かるのは、じつはお金なんですね。

それと、がんになっても、配慮はしても遠慮はしないということで、普通に接してあげてください。手伝えることがあれば協力すると伝えるのもいいでしょう。がんの話題ではなく、他の話題で話し相手になる方が、よほど喜ばれるケースが多いと考えてください。

第9話

押川先生！

「乳がんになったら妊娠できない」って本当ですか？

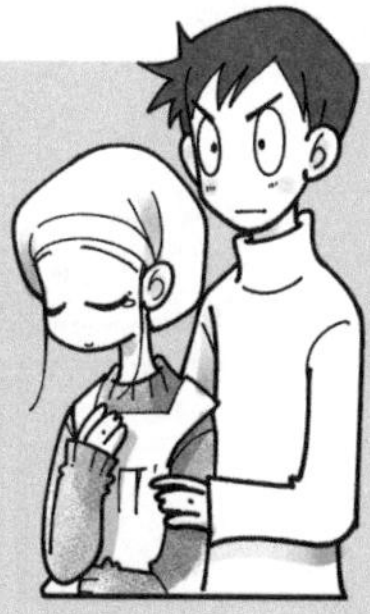

妊活中に乳がんがわかったななさんにとって
一番の心配は、
治療による妊娠への影響でした。
治療を始める前に、知っておくべきこと、
検討すべきこととは……？
生殖医療の専門医との連携が重要なようです。

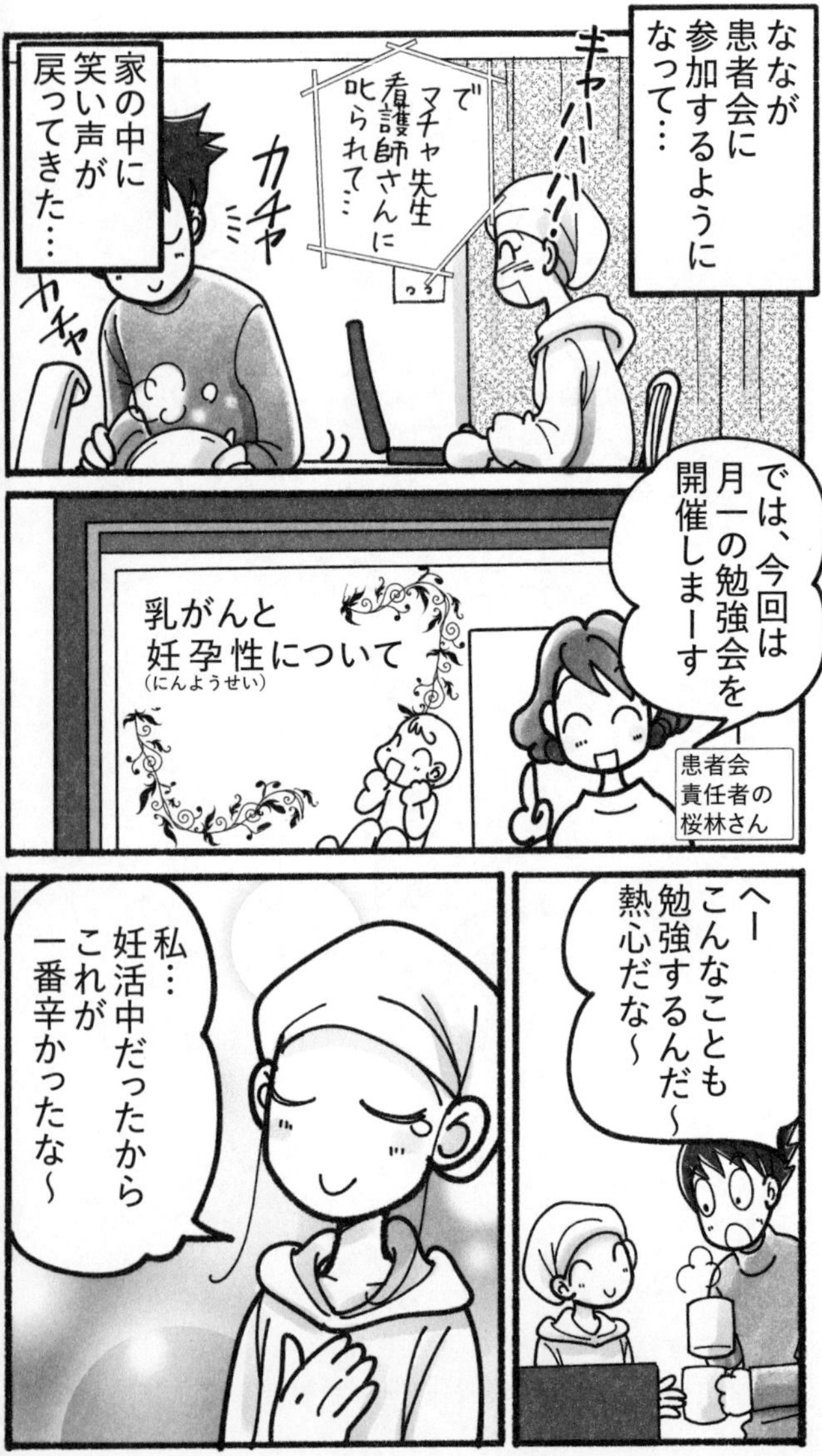

ななが
患者会に
参加するように
なって…
キャハハハ…
でマチャ先生
看護師さんに
叱られて…
カチャ
カチャ
家の中に
笑い声が
戻ってきた…
では、今回は
月一の勉強会を
開催しまーす
患者会
責任者の
桜林さん
乳がんと
妊孕性《にんようせい》について
へー
こんなことも
勉強するんだ～
熱心だな～
私…
妊活中だったから
これが
一番辛かったな～

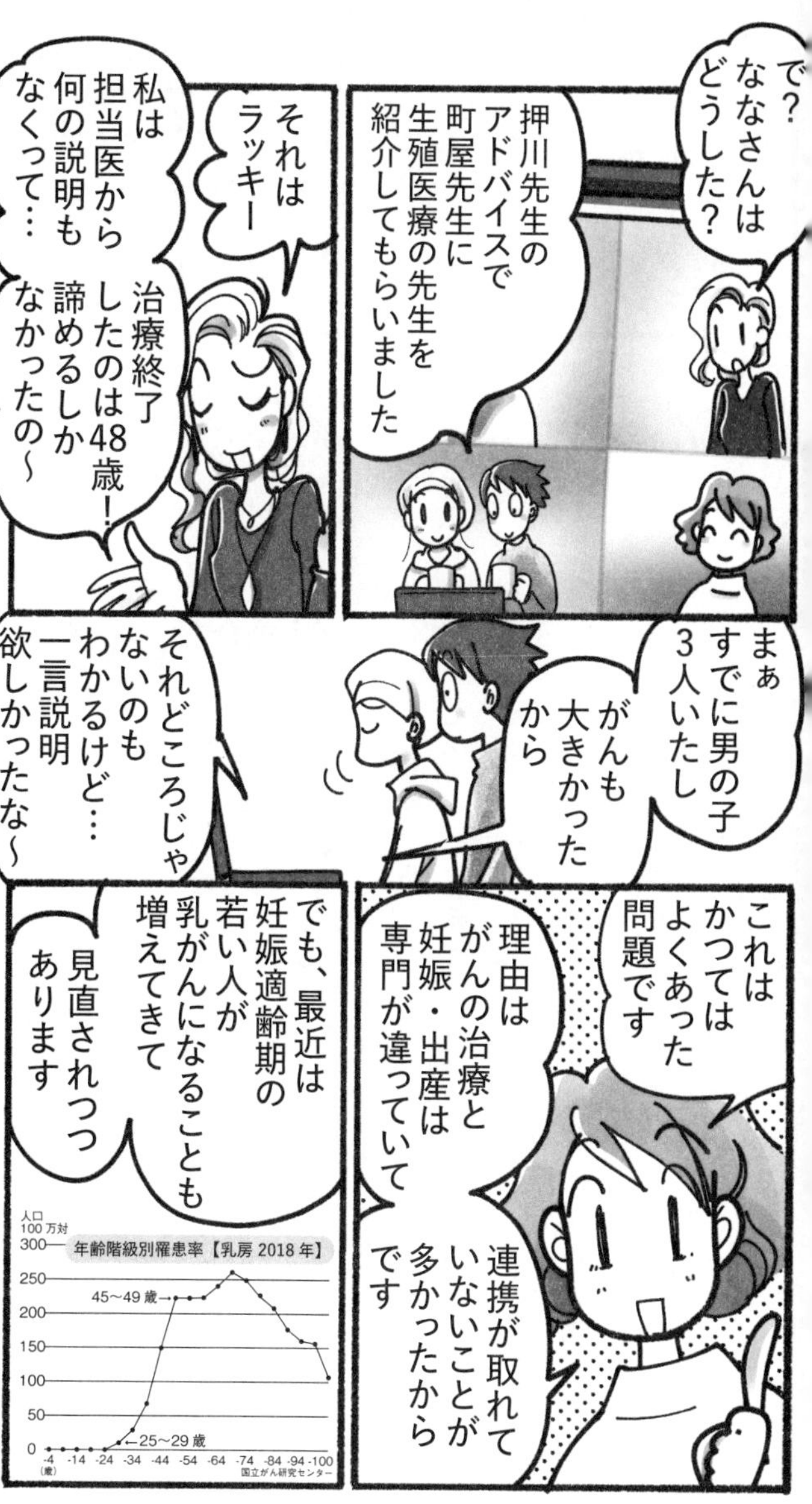
で？
ななさんは
どうした？
押川先生の
アドバイスで
町屋先生に
生殖医療の先生を
紹介してもらいました
それは
ラッキー
私は
担当医から
何の説明も
なくって…
治療終了
したのは48歳！
諦めるしか
なかったの～
まぁ
すでに男の子
3人いたし
がんも
大きかった
から
それどころじゃ
ないのも
わかるけど…
一言説明
欲しかったな～
これは
かつては
よくあった
問題です
理由は
がんの治療と
妊娠・出産は
専門が違っていて
連携が取れて
いないことが
多かったから
です
でも、最近は
妊娠適齢期の
若い人が
乳がんになることも
増えてきて
見直されつつ
あります
人口
100 万対
年齢階級別罹患率【乳房 2018 年】
300
250
200
150
100
50
0
45～49 歳→
←25～29 歳
-4 (歳) -14 -24 -34 -44 -54 -64 -74 -84 -94 -100
国立がん研究センター

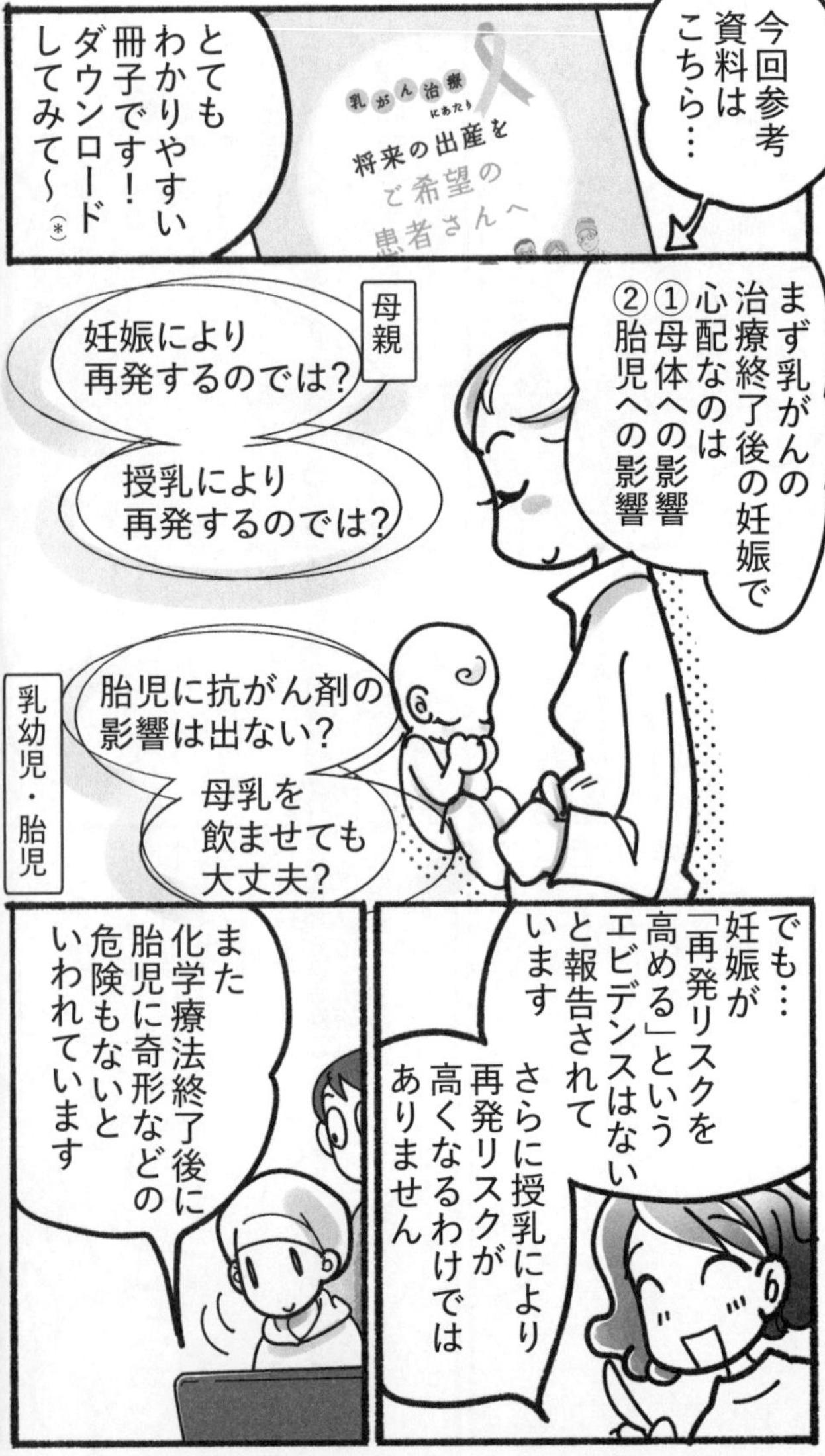
今回参考資料はこちら…
乳がん治療にあたり
将来の出産をご希望の患者さんへ
とてもわかりやすい冊子です！ダウンロードしてみて〜（*）
まず乳がんの治療終了後の妊娠で心配なのは①母体への影響②胎児への影響
母親
妊娠により再発するのでは？
授乳により再発するのでは？
乳幼児・胎児
胎児に抗がん剤の影響は出ない？
母乳を飲ませても大丈夫？
でも…妊娠が「再発リスクを高める」というエビデンスはないと報告されています
さらに授乳により再発リスクが高くなるわけではありません
また化学療法終了後に胎児に奇形などの危険もないといわれています

（*）冊子「乳がん治療にあたり将来の出産をご希望の患者さんへ」
（294 頁・第 9 話①参照）

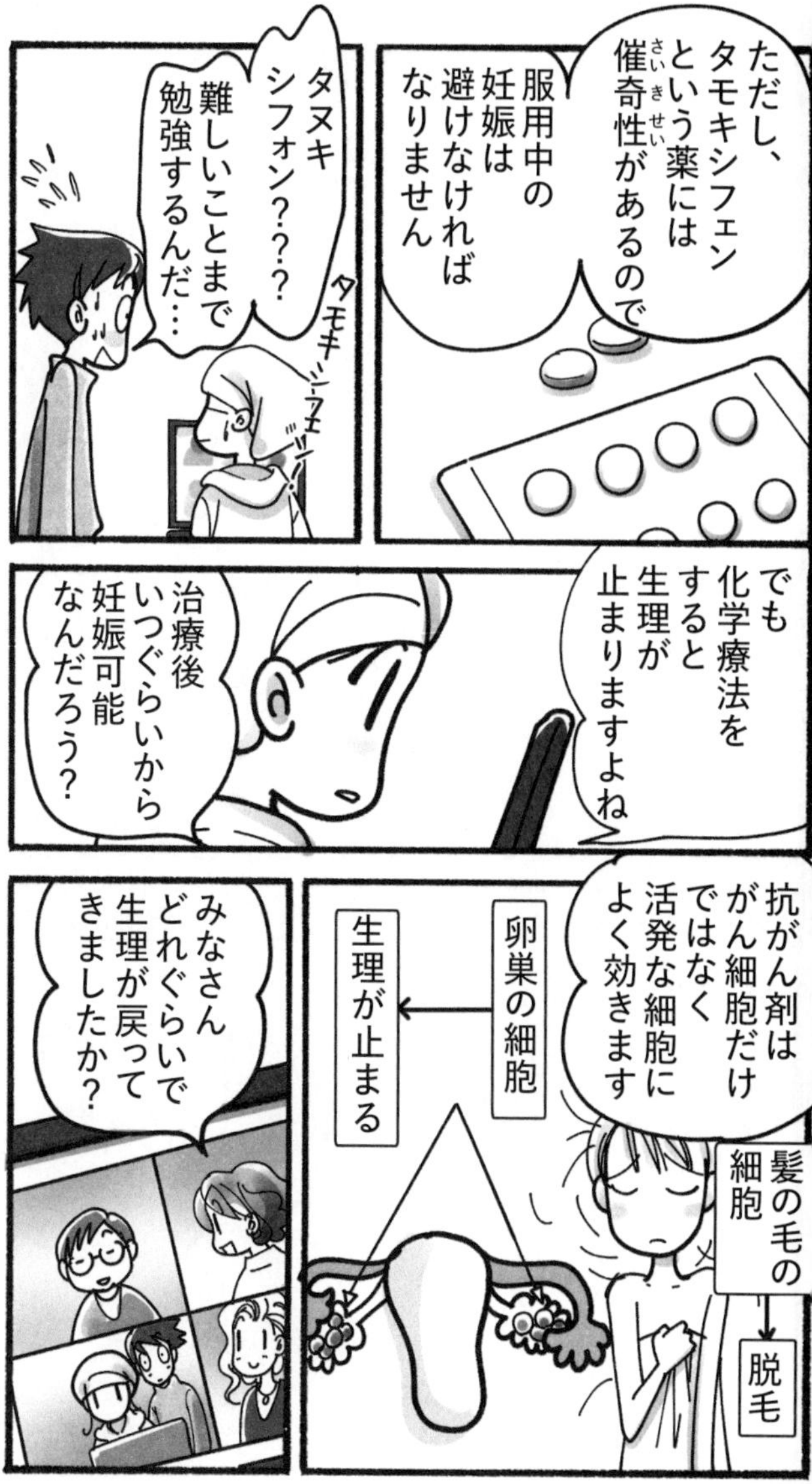
ただし、タモキシフェンという薬には催奇性《さいきせい》があるので
服用中の妊娠は避けなければなりません
タヌキシフォン???
難しいことまで勉強するんだ…
でも化学療法をすると生理が止まりますよね
治療後いつぐらいから妊娠可能なんだろう?
抗がん剤はがん細胞だけではなく活発な細胞によく効きます
髪の毛の細胞
脱毛
卵巣の細胞
生理が止まる
みなさんどれぐらいで生理が戻ってきましたか?

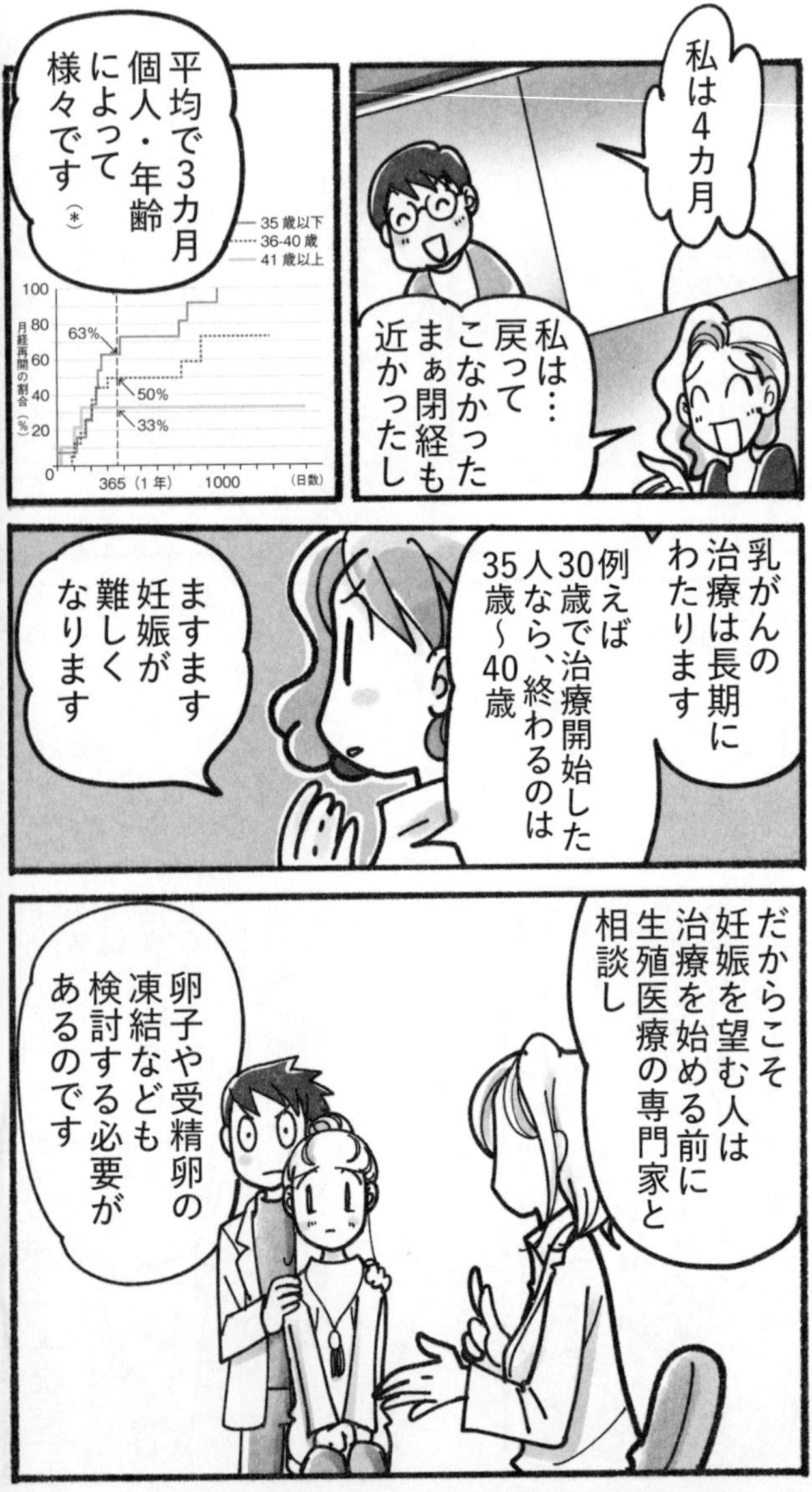
私は4カ月
私は…戻ってこなかったまぁ閉経も近かったし
平均で3カ月個人・年齢によって様々です（＊）
35歳以下
36-40歳
41歳以上
月経再開の割合（%）
100
80
60
40
20
0
63%
50%
33%
365（1年）
1000
（日数）
乳がんの治療は長期にわたります
例えば30歳で治療開始した人なら、終わるのは35歳～40歳
ますます妊娠が難しくなります
だからこそ妊娠を望む人は治療を始める前に生殖医療の専門家と相談し
卵子や受精卵の凍結なども検討する必要があるのです

（＊）ASCO Breast Cancer Symposium 2011, Abstract 217. より

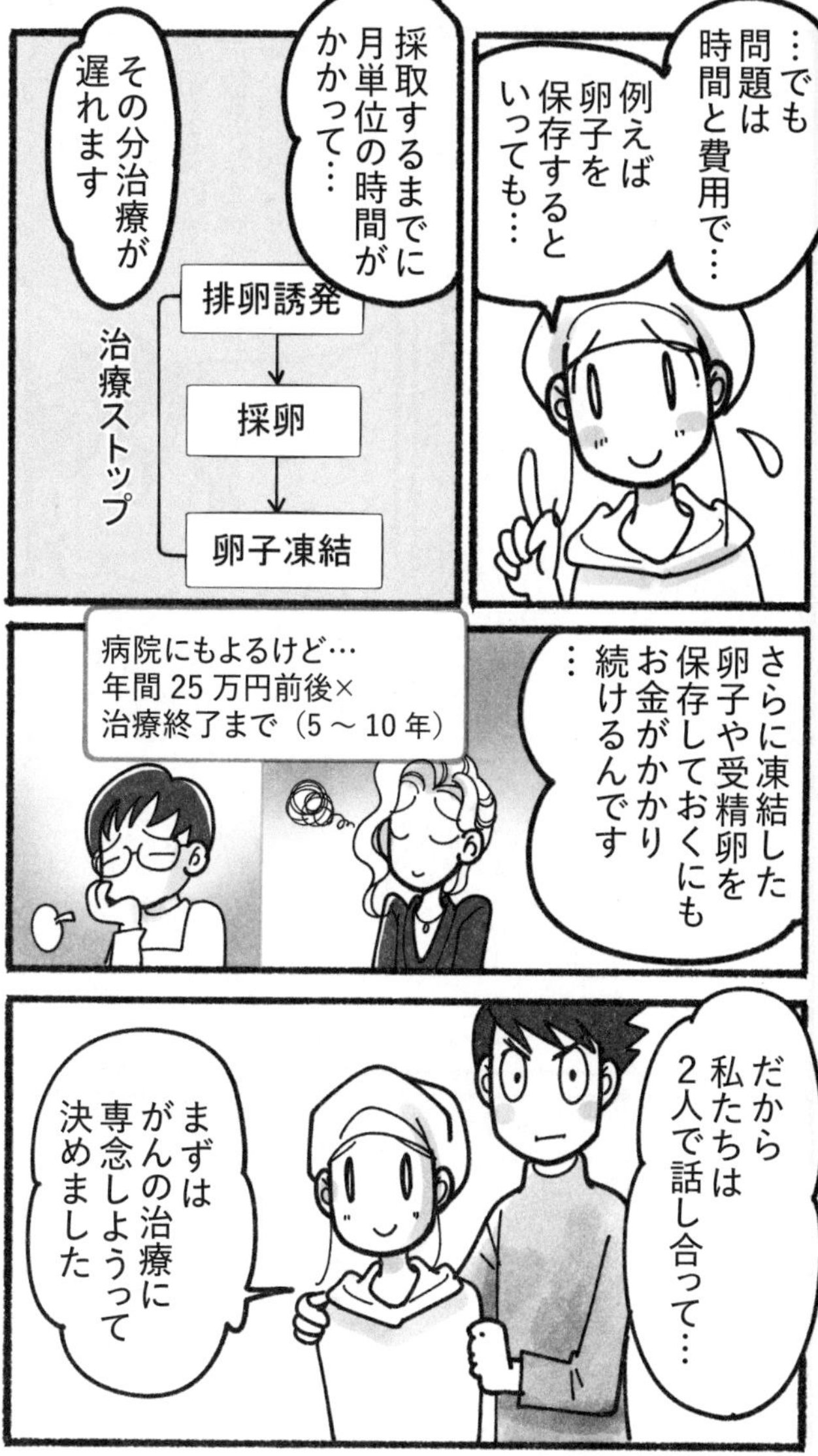
…でも問題は時間と費用で…
例えば卵子を保存するといっても…
採取するまでに月単位の時間がかかって…
その分治療が遅れます
排卵誘発
採卵
卵子凍結
治療ストップ
さらに凍結した卵子や受精卵を保存しておくにもお金がかかり続けるんです……
病院にもよるけど…
年間 25 万円前後×
治療終了まで（5 ～ 10 年）
だから私たちは2人で話し合って…
まずはがんの治療に専念しようって決めました

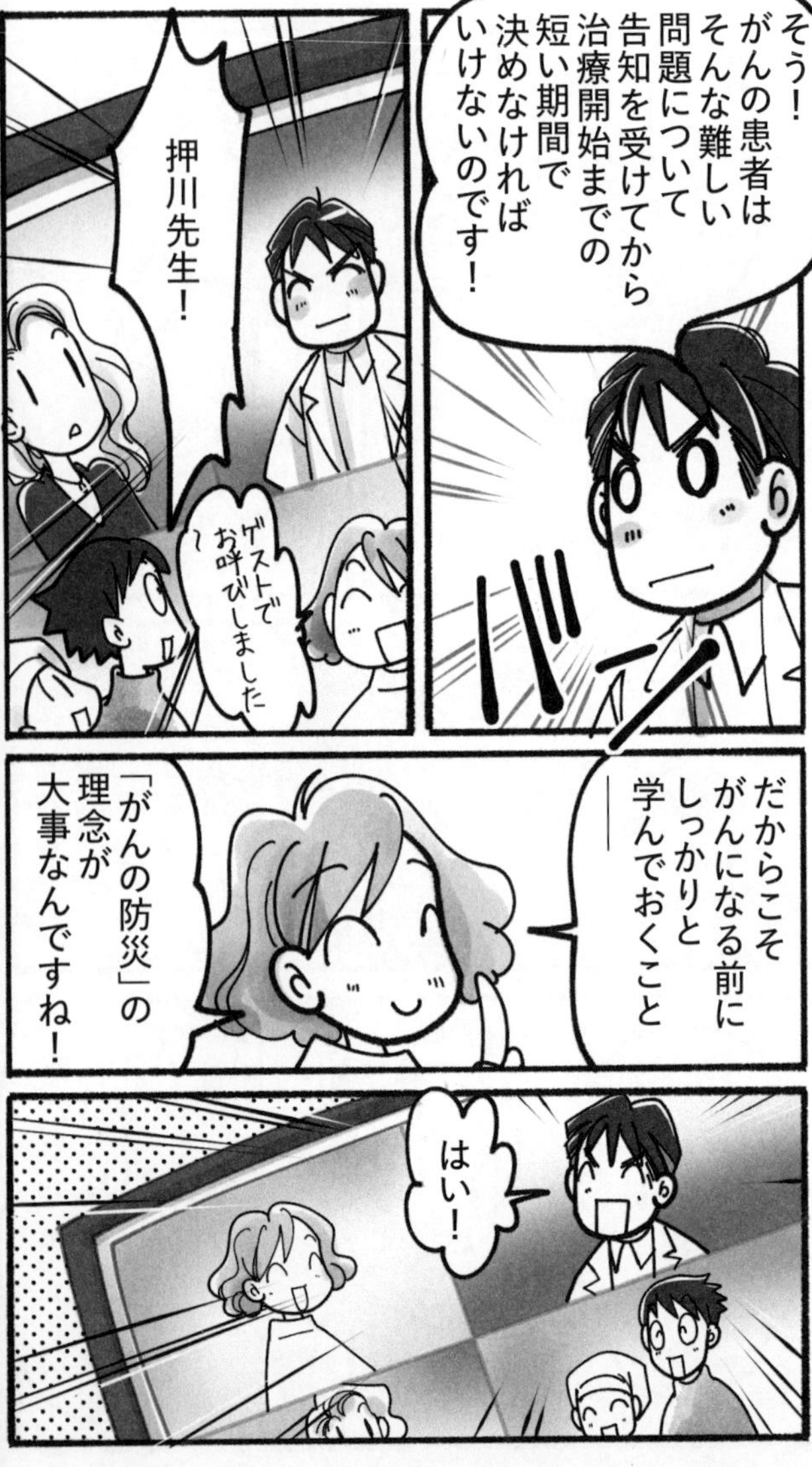

そう！がんの患者はそんな難しい問題について告知を受けてから治療開始までの短い期間で決めなければいけないのです！

バー
押川先生！

ゲストでお呼びしました～

だからこそがんになる前にしっかりと学んでおくこと——

「がんの防災」の理念が大事なんですね！

はい！

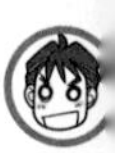

がんと妊娠についての基礎知識

ＡＹＡ世代（思春期から30歳代までの世代）のがん発症は、治療だけではなくたくさんの問題に直面します。時間的余裕がなく、悩み深いものの一つが妊娠・出産希望です。

若年女性がん患者にとって、まずは妊孕性《にんようせい》（妊娠するために必要な能力）温存のために、卵子の生理を理解しておくことが重要です。

女性の卵子は初潮を迎える頃には約30万個ありますが、毎月約１０００個が消え続けます。治療の有無にかかわらず、この消滅は続き、閉経時には約１０００個になると報告されています。ただし、この卵子の数は女性ごとに違うことがあります。

自然妊娠が困難になる年齢は、一般的に42～43歳とされ、これは卵子の数だけでなく質も重要となります。つまり、卵子は年齢とともに質が低下するため、数と質の両面から妊娠可能性を考える必要があります。

抗がん剤の妊娠への影響としては、卵巣の原始卵胞《げんしらんぽう》（卵巣にある卵子を含んだ細胞の集合でまだ休眠しているもの）の数が減少し、卵巣機能が低下し、月経が停止することがあります。これが不妊の原因となります。一般的には、年齢が高いほど月経が停止する確率が高く、加齢により自然妊娠や安全な出産が困難になることが知られています。

また、乳がんや子宮体がんで使用されるホルモン剤では、胎児の奇形のリスクがあるため、使用中には避妊が必要となります。さらに、乳がんの内分泌療法は長期にわたるため、妊娠や出産の可能性がさらに低下することがあります。

よって将来、より確実な妊娠・出産を希望する場合は、がん治療を始める前に胚（受精卵）凍結、卵子（未受精卵）凍結などを行なう必要があります。

若くしてがんになった人は、こういった事前情報を知らない場合が多いでしょう。また治療の影響や時間的制約など、専門家と十分な会話を持つ機会が得られない場合があります。

このような情報を提供する役割は、がん治療医だけでは難しく、生殖医療医との協力が必要です。専門的なカウンセリングを受けることが、後悔を減らし、生活の満足度を高める可能性も報告されています。ただし、地方では専門家が少ないのが実情で、早急な相談は難しいかもしれません。

単に子どもが欲しいということだけではなく、妊娠可能性の保護、妊娠のリスク、そして可能な解決策についての理解を深めることが大事です。情報収集の一環として、日本がん・生殖医療学会のサイトも参考になると思います（294頁・第9話②）。

第10話

押川先生！

「ステージⅣのがんはお先真っ暗」って本当ですか？

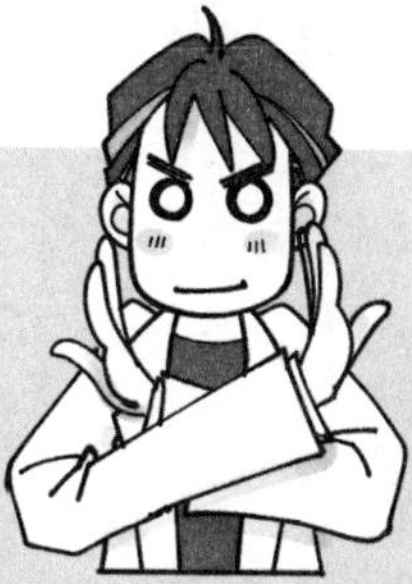

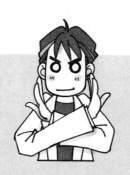

「ステージⅣ」と聞くと、
「末期」をイメージする人が
ほとんどではないでしょうか。
ところが、どうもそれは正しくはないようです。
「治るか」「治らないか」ではなく
「コントロールできるか」が大事なのですね。

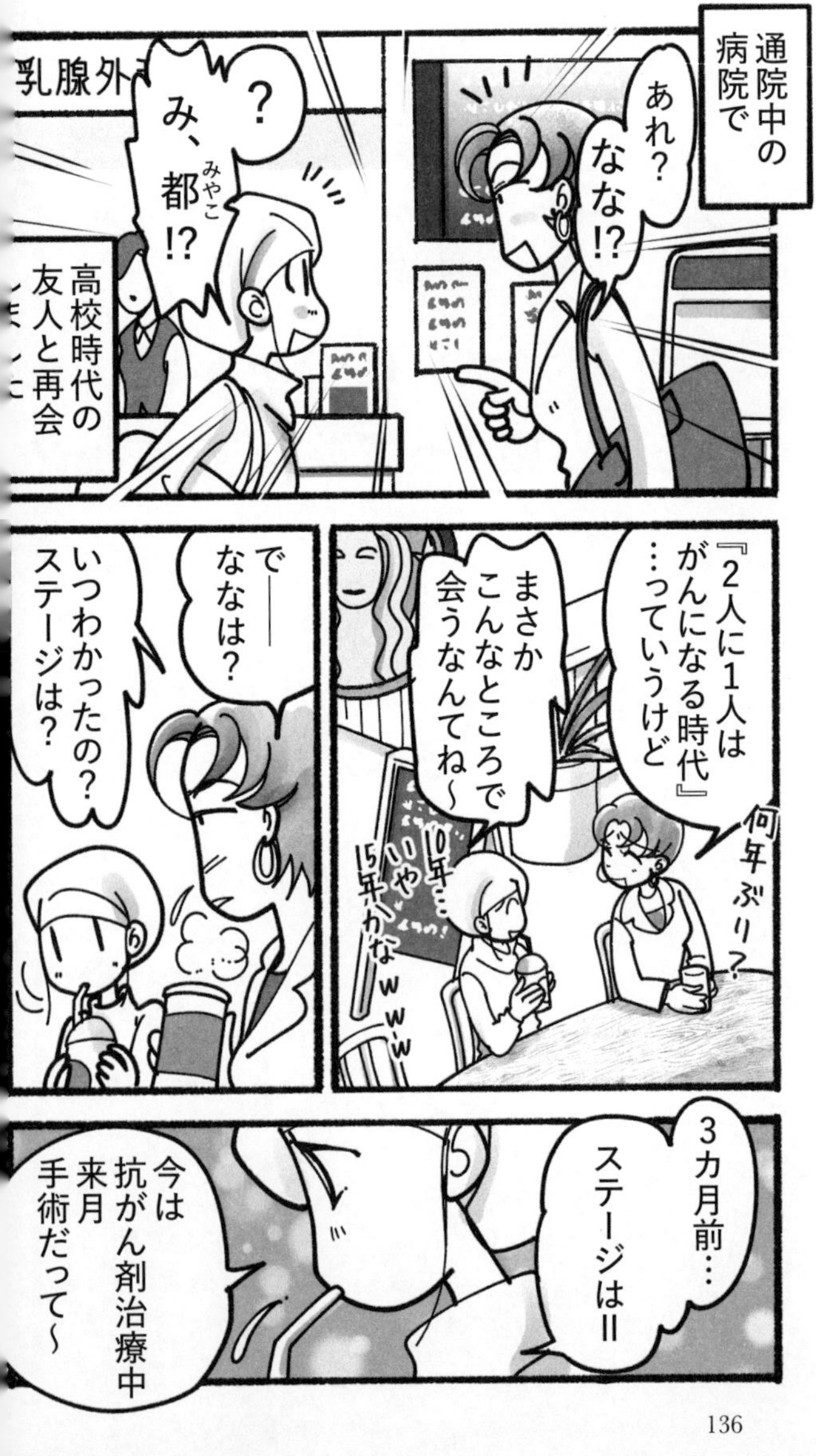
通院中の病院で
あれ？なな!?
？
み、都《みやこ》!?
乳腺外
高校時代の友人と再会
『2人に1人はがんになる時代』…っていうけど
まさかこんなところで会うなんてね～
何年ぶり？
10年…いや15年かなwww
で――ななは？
いつわかったの？ステージは？
3カ月前…ステージはII
今は抗がん剤治療中来月手術だって～

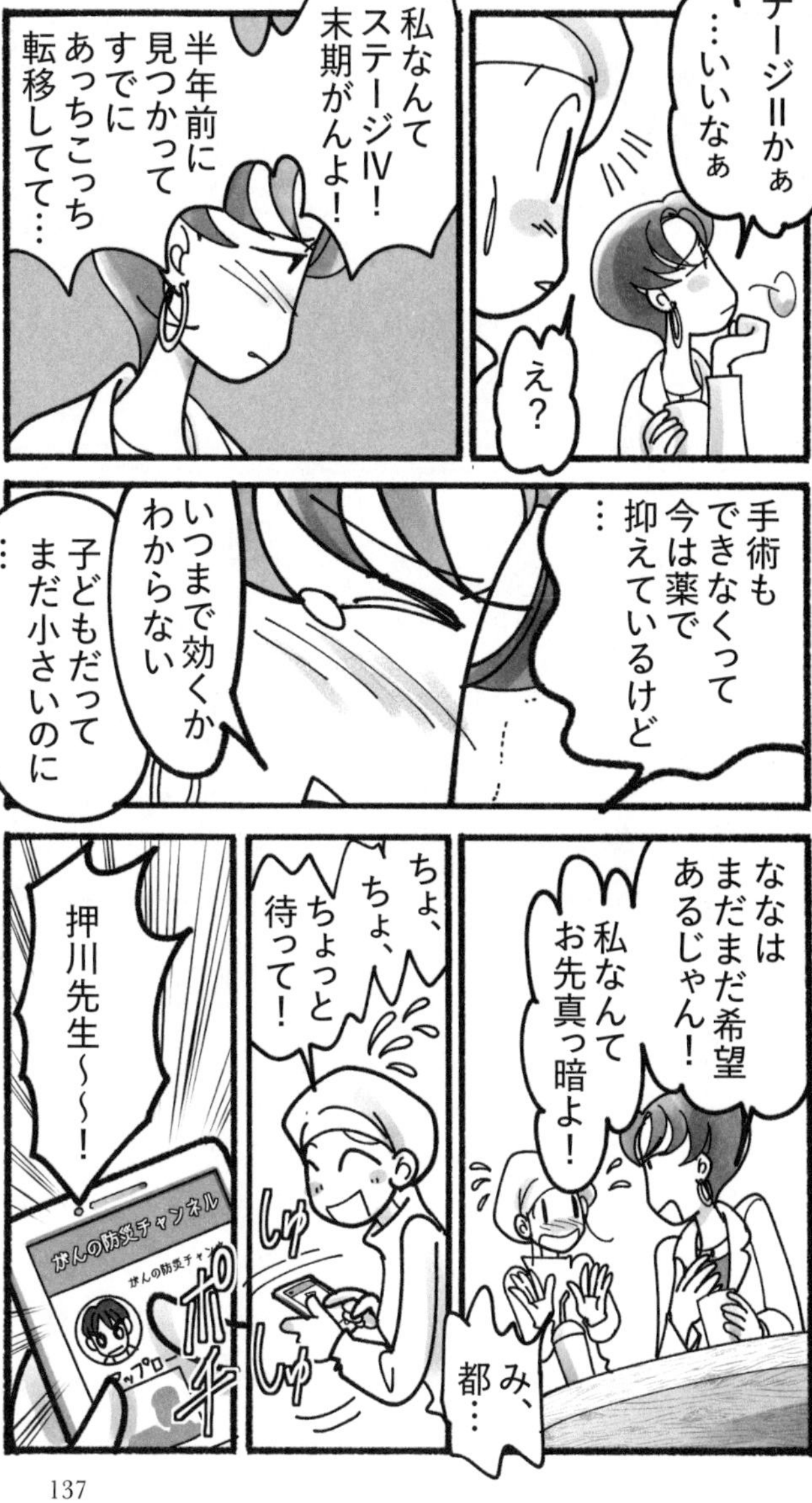
ステージⅡかぁ…いいなぁ
え？
私なんてステージⅣ！末期がんよ！
半年前に見つかってすでにあっちこっち転移してて…
手術もできなくって今は薬で抑えているけど…
いつまで効くかわからない
子どもだってまだ小さいのに…
ななはまだまだ希望あるじゃん！
私なんてお先真っ暗よ！
み、都…
ちょ、ちょ、ちょっと待って！
しゅ
しゅ
ポイ
押川先生〜〜〜！
がんの防災チャンネル

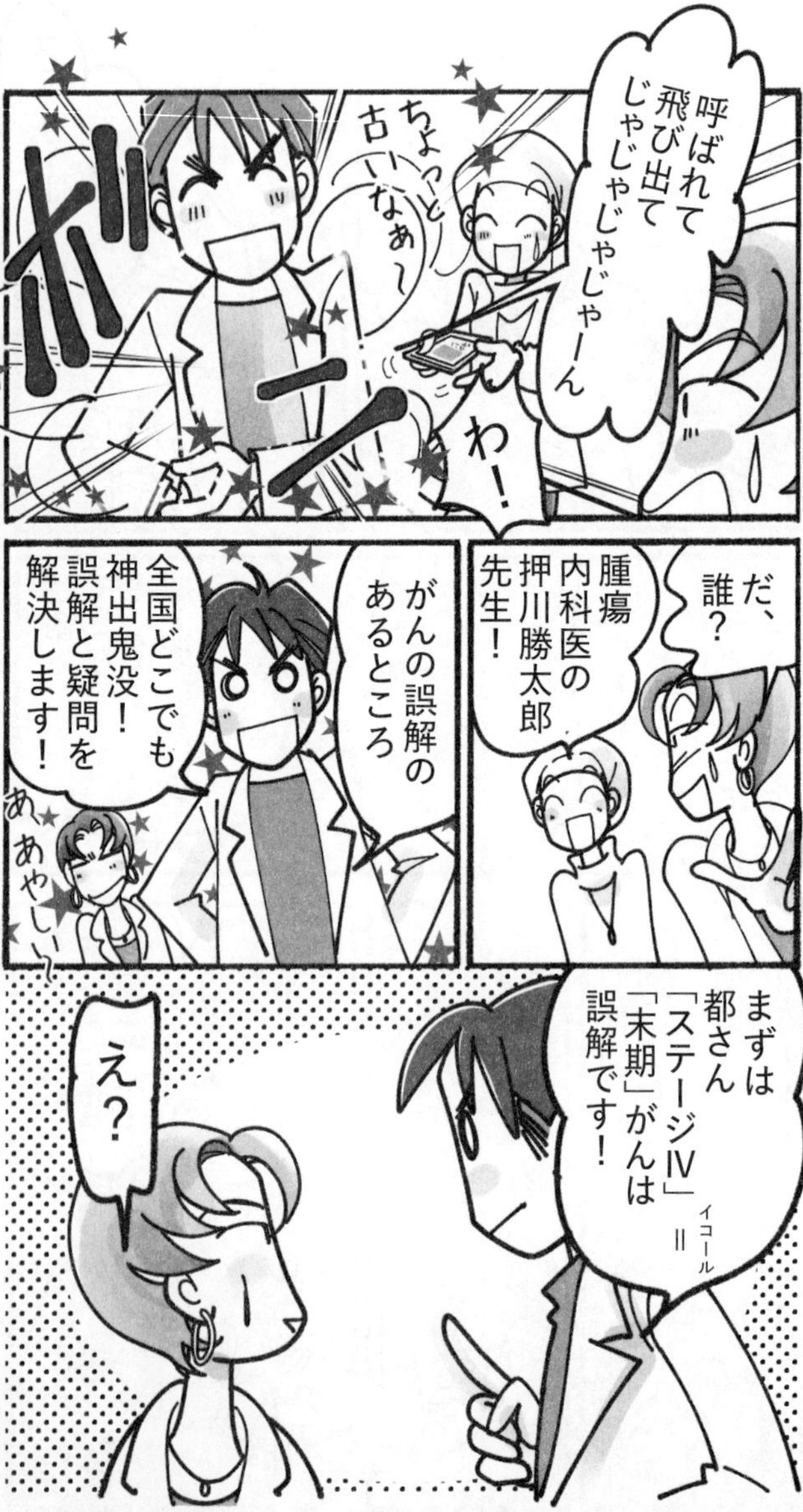

呼ばれて飛び出てじゃじゃじゃじゃーん
ちょっと古いなぁ〜
ボリ
わ！
だ、誰？
腫瘍内科医の押川勝太郎先生！
がんの誤解のあるところ
全国どこでも神出鬼没！誤解と疑問を解決します！
あ、あやしい〜
まずは都さん「ステージⅣ」＝《イコール》「末期」がんは誤解です！
え？

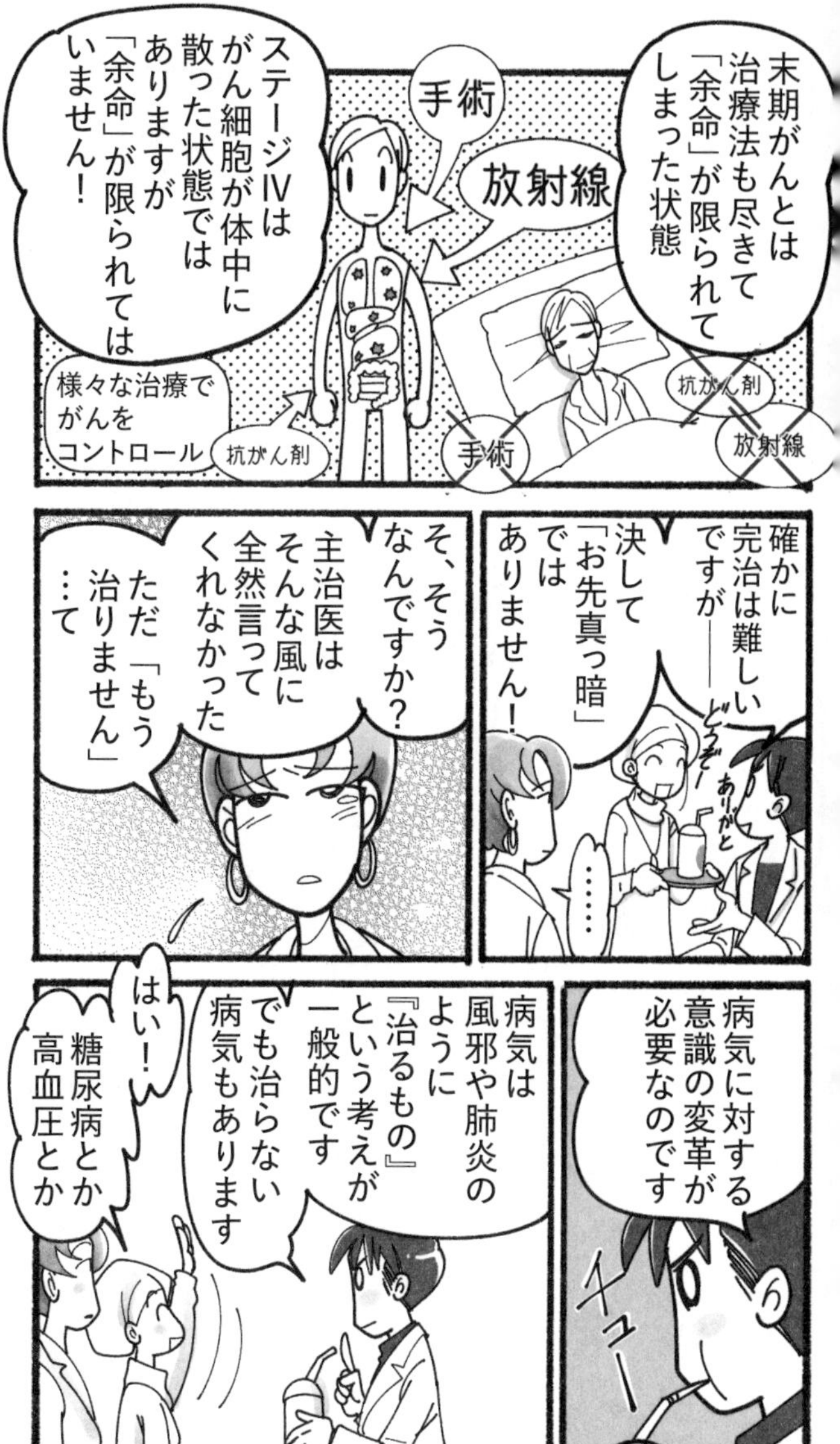
末期がんとは治療法も尽きて「余命」が限られてしまった状態
抗がん剤
放射線
手術
手術
放射線
ステージⅣはがん細胞が体中に散った状態ではありますが「余命」が限られてはいません！
様々な治療でがんをコントロール
抗がん剤
確かに完治は難しいですが――
決して「お先真っ暗」ではありません！
どうぞ
ありがと
……
そ、そうなんですか？
主治医はそんな風に全然言ってくれなかった
ただ「もう治りません」…て
病気に対する意識の変革が必要なのです
チュー
病気は風邪や肺炎のように『治るもの』という考えが一般的です
でも治らない病気もあります
はい！
糖尿病とか高血圧とか

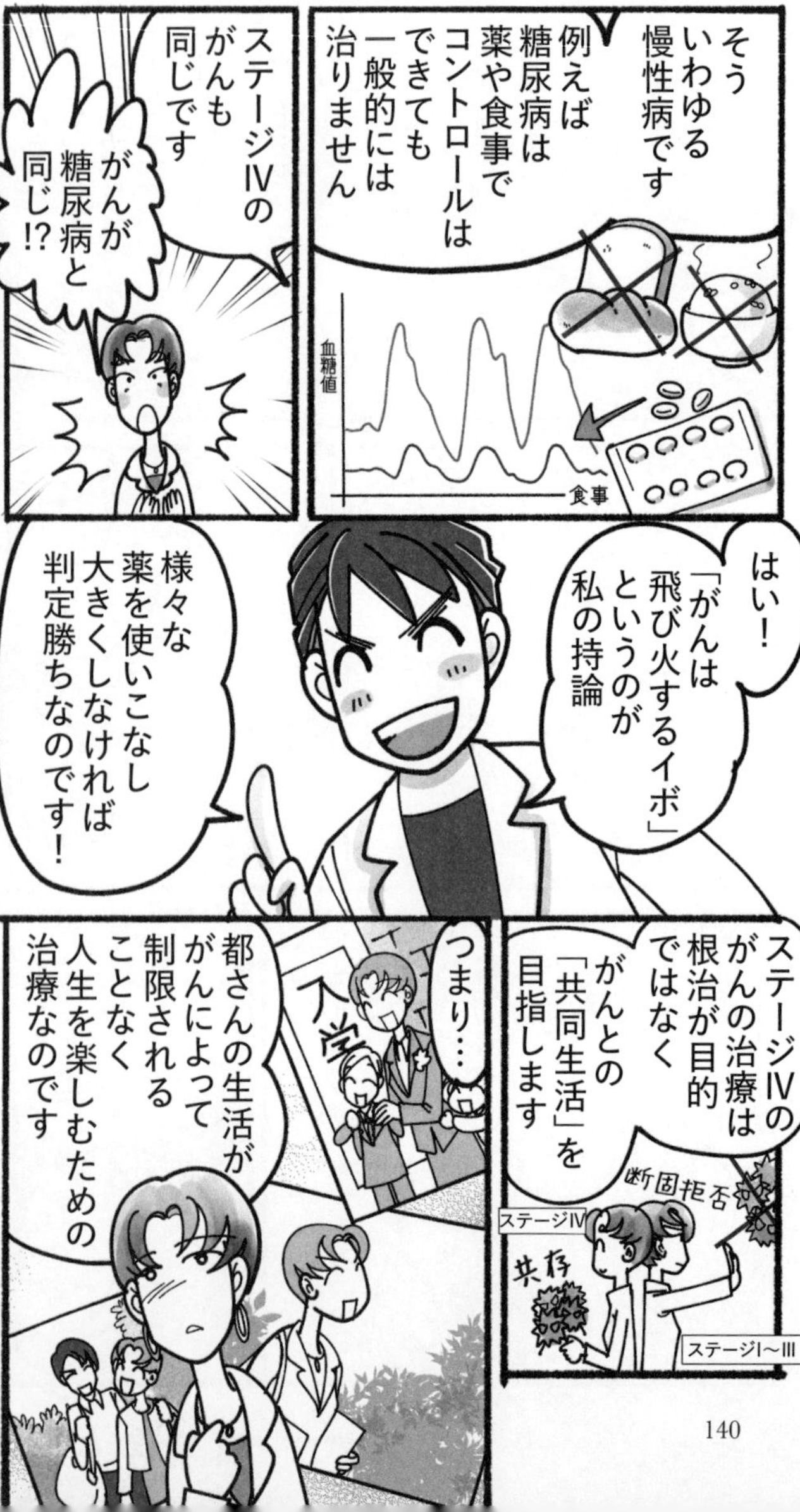
そう
いわゆる
慢性病です
例えば
糖尿病は
薬や食事で
コントロールは
できても
一般的には
治りません
血糖値
食事
ステージⅣの
がんも
同じです
がんが
糖尿病と
同じ!?
はい!
「がんは
飛び火するイボ」
というのが
私の持論
様々な
薬を使いこなし
大きくしなければ
判定勝ちなのです!
ステージⅣの
がんの治療は
根治が目的
ではなく
がんとの
「共同生活」を
目指します
断固拒否
ステージⅣ
共存
ステージⅠ〜Ⅲ
つまり…
入学
都さんの生活が
がんによって
制限される
ことなく
人生を楽しむための
治療なのです

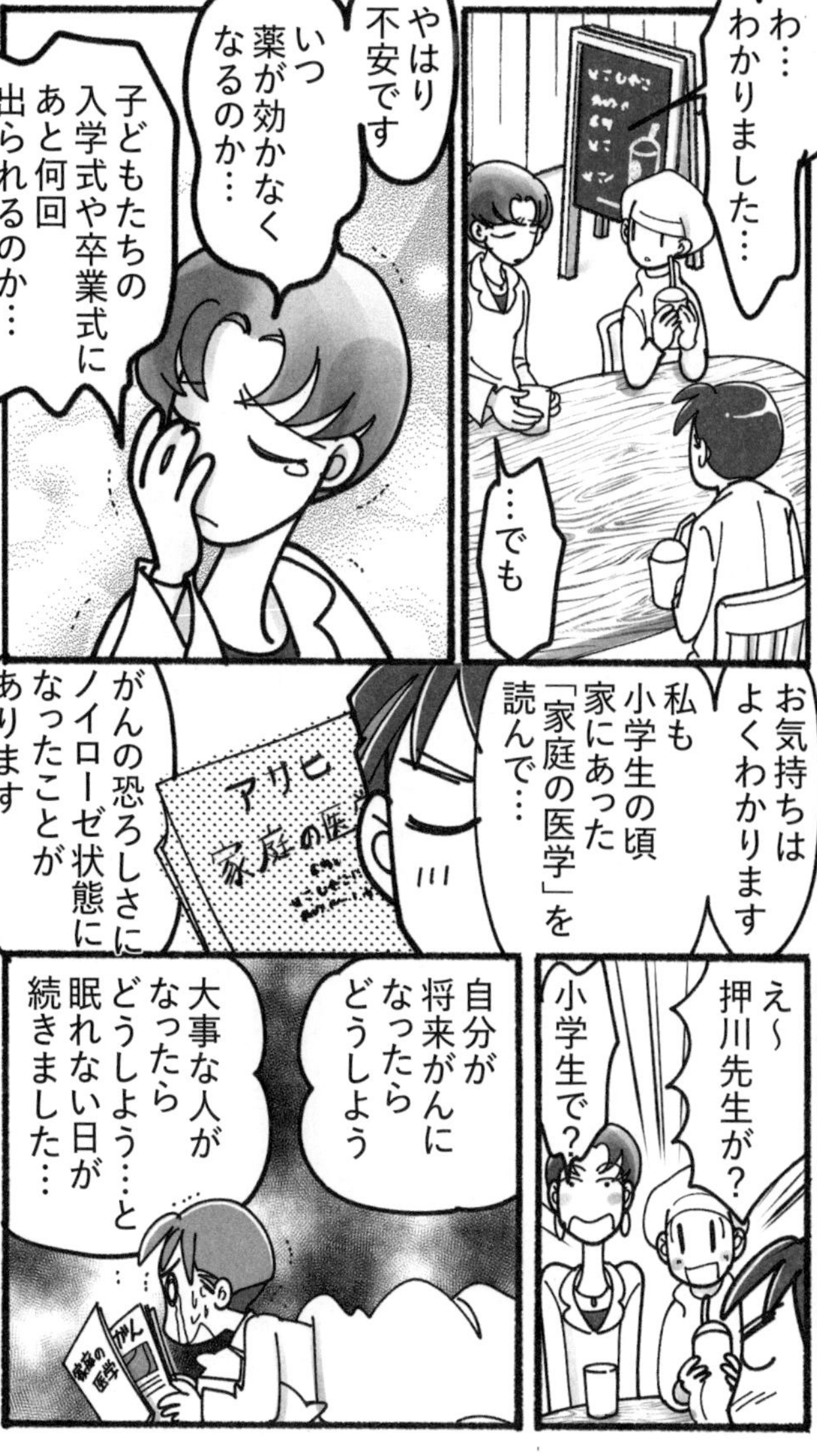

わ…わかりました…
…でも
やはり不安です
いつ薬が効かなくなるのか…
子どもたちの入学式や卒業式にあと何回出られるのか…
お気持ちはよくわかります
私も小学生の頃家にあった「家庭の医学」を読んで…
がんの恐ろしさにノイローゼ状態になったことがあります
アサヒ家庭の医学
え〜押川先生が？
小学生で？
自分が将来がんになったらどうしよう
大事な人がなったらどうしよう…と眠れない日が続きました…
家庭の医学
がん

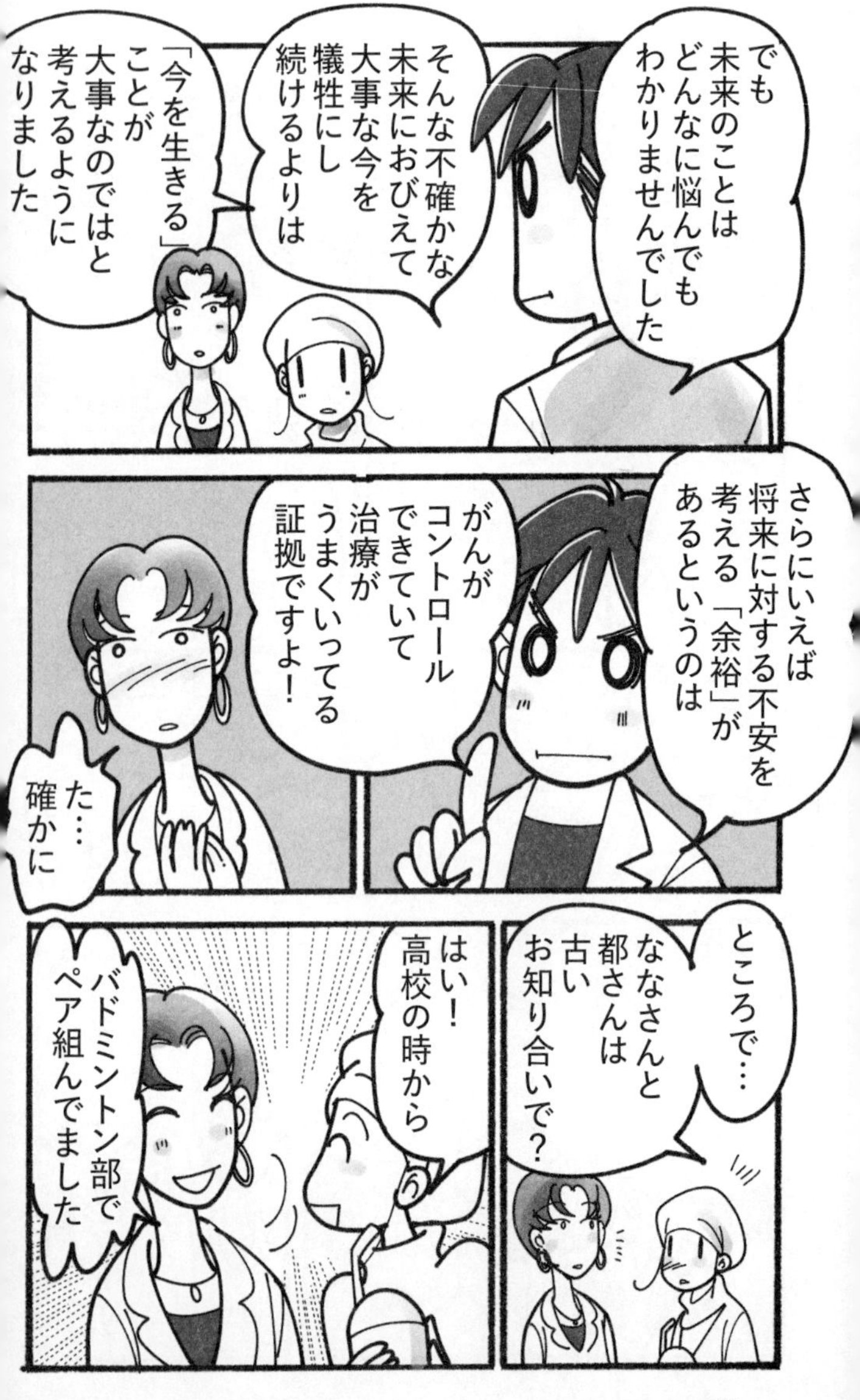
でも
未来のことは
どんなに悩んでも
わかりませんでした
そんな不確かな
未来におびえて
大事な今を
犠牲にし
続けるよりは
「今を生きる」
ことが
大事なのではと
考えるように
なりました
さらにいえば
将来に対する不安を
考える「余裕」が
あるというのは
がんが
コントロール
できていて
治療が
うまくいってる
証拠ですよ！
た…
確かに
ところで…
ななさんと
都さんは
古い
お知り合いで？
はい！
高校の時から
バドミントン部で
ペア組んでました

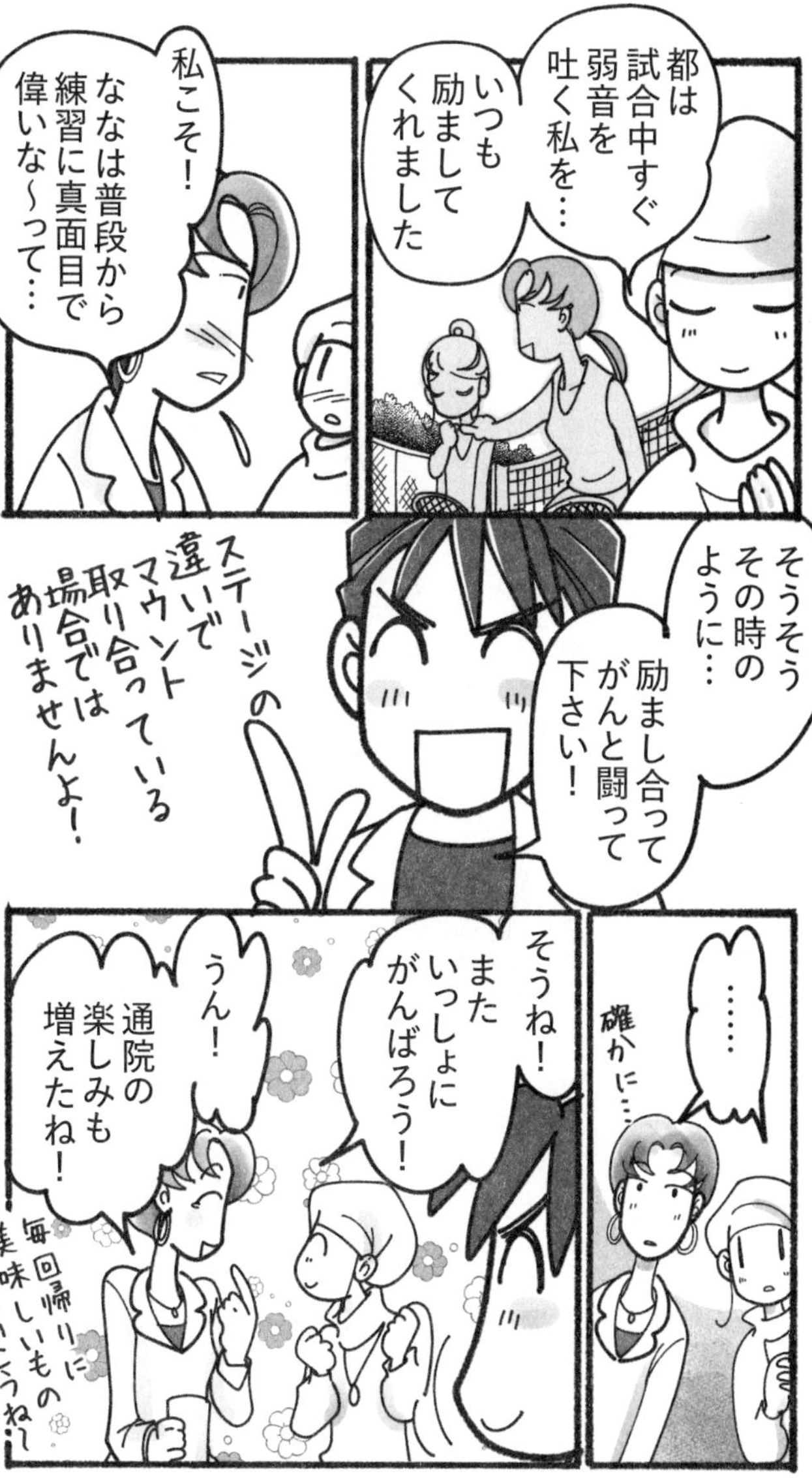

都は試合中すぐ弱音を吐く私を…
いつも励ましてくれました
私こそ！
ななは普段から練習に真面目で偉いな〜って…
そうそうその時のように…
励まし合ってがんと闘って下さい！
ステージの違いでマウント取り合っている場合ではありませんよ！
……
確かに…
そうね！
またいっしょにがんばろう！
うん！
通院の楽しみも増えたね！
毎回帰りに美味しいもの食べにいこうね〜

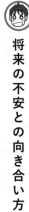

将来の不安との向き合い方

がんは進行度に応じて、ステージ0～ステージⅣの5段階に分類されます。ステージⅣが最後に位置していますが、それが何を意味するのかといったら、がんの広がりが大きい、つまり根治が一番しにくいということで、「末期」とは別物です。よくある誤解は、「ステージⅣ」と「末期がん」が同義語だというものですが、非常に頻繁《ひんぱん》に見られる大きな誤解です。

覚悟を決めてもらう必要があることは事実です。ただし、人によって経過にはものすごくばらつきがあります。どのがんだからよいとか悪いとかではなく、あくまでもその人、個人個人のがんがどうかなのです。がんの場所がどうか、基礎体力がどうなのか、抗がん剤の副作用の出方はどうなのか……ものすごくたくさんの要素が絡《から》み合っているので、実際に治療をしてみて、経過を見てみないと、何もわかりません。

そうだとしても、先が心配で仕方がないというのは、今を生きていないということです。今、ものすごく集中してやっていることがあれば、あまり先のことを考えずに済みます。心配している人は、ある意味、今、がんの症状が落ち着いているのでしょう。だから、先を考える時間と余裕がたっぷりあるわけです。

そして、たとえばお子さんが成人するまで生きられるかという心配のあった人が、そこまで生きられると、今度は「孫の顔が見たい」となる。欲が出てくる。でも、欲が出てくるということは、今の状態が悪くないということなのです。

そういった自分の心理を客観視する練習が大事なのです。自分の気持ちを日記に書いておくとよいと思います。自分を第三者として見るためです。

確かに将来のことは心配ですが、どう変わるかは誰にもわからない。たとえば、がん種ごとの生存曲線を見ると、こうなっている、というものがあります。けれども、それは治療の見通しを知るためには有用ですが、細かなデータを検討してもまったく意味がありません。なぜなら集団としてのデータであり、1人の患者の行方を知るための根拠としては参考にならないからです。非常に治療成績のよいがん種でも早期に亡くなる人もいれば、難治がんでも治ってしまう人もいます。そして、その事前予測は専門医でも不可能だとわかっています。

そういった不可知の領域について考えすぎるのは、今、余裕がありすぎるのだろうな、と捉えます。ならば、考えなくてもいいような場所に行く。あるいは、1日1時間だけ考えるようにして、あとは考えない習慣をつける、などですね。そういったことが、おそらく大事かなと思います。

これは、がんそのものの問題というよりも、がんノイローゼの一種ともいうことができるでしょう。考えても考えても結論は出ない。ならば、結論が出ないというところから逆算して考えてみるのが大事です。もし長くて5年しか生きられないのであれば、今しかできないことは何か。紙に書き出して、まずそれに全力投球してみる、といった考え方を身につけることが、根本的な方策ではないかなと思います。

心配で仕方がないのは、ある意味、心配するだけの余裕がある証拠です。そういった意味では幸せ、といってもいいかもしれません。

これが、本当に苦しんでいて、もう七転八倒でそんなことを考える余裕がなく、「殺してくれ」という状態の人もいます。そういう人が初めて、医療用麻薬や痛み止めを使うと、「先生、天国に来たようです」と言ってくれるのですね。でも、しばらくすると、「またあの痛みが来るのではないかと心配になって」……というふうに、絶対に次の問題が出てくるものです。

ですから、「今を生きる」というのが、将来の不安に対処する方法であり、その熱中できる何かを常に探し続ける。それでいいのではないでしょうか。

第11話

押川先生！

「がんに食事制限は必要ない」って本当ですか？

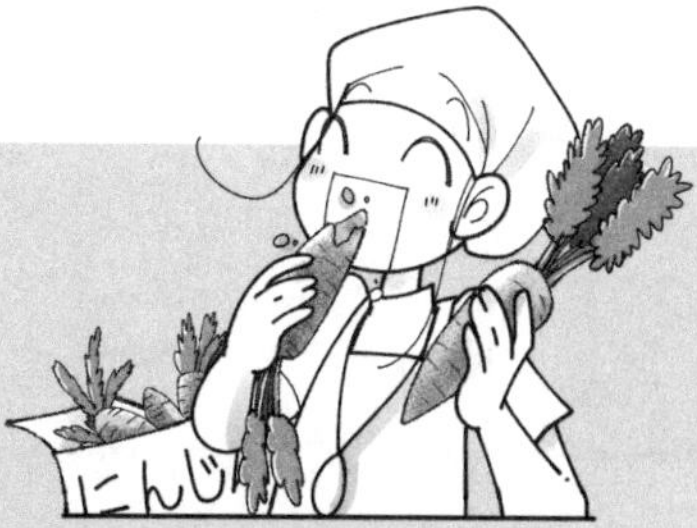

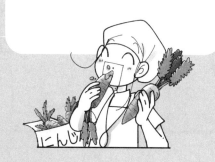

「免疫力を上げる」といわれる食材、
調理法、食事法――そうしたものを知ると、
本人も家族も、辛くてもついつい
がんばってしまいがちです。
ですが、がん患者の食事で大事なことは、
もっと他にあるようで……。

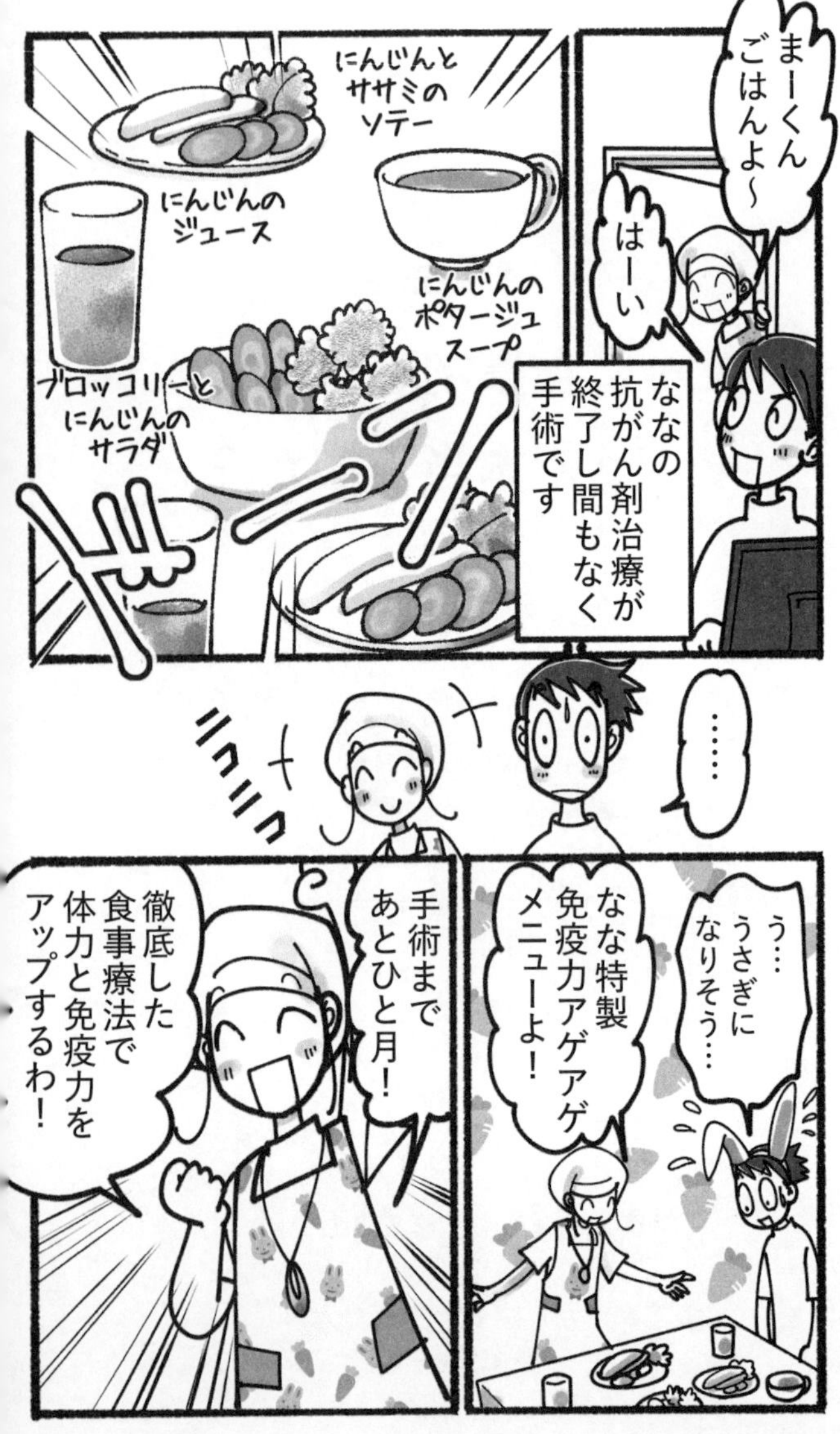

まーくんごはんよ～
はーい
ななの抗がん剤治療が終了し間もなく手術です
にんじんとササミのソテー
にんじんのジュース
にんじんのポタージュスープ
ブロッコリーとにんじんのサラダ
ドーン
……
ニコニコ
う…うさぎになりそう…
なな特製免疫力アゲアゲメニューよ！
手術まであとひと月！
徹底した食事療法で体力と免疫力をアップするわ！

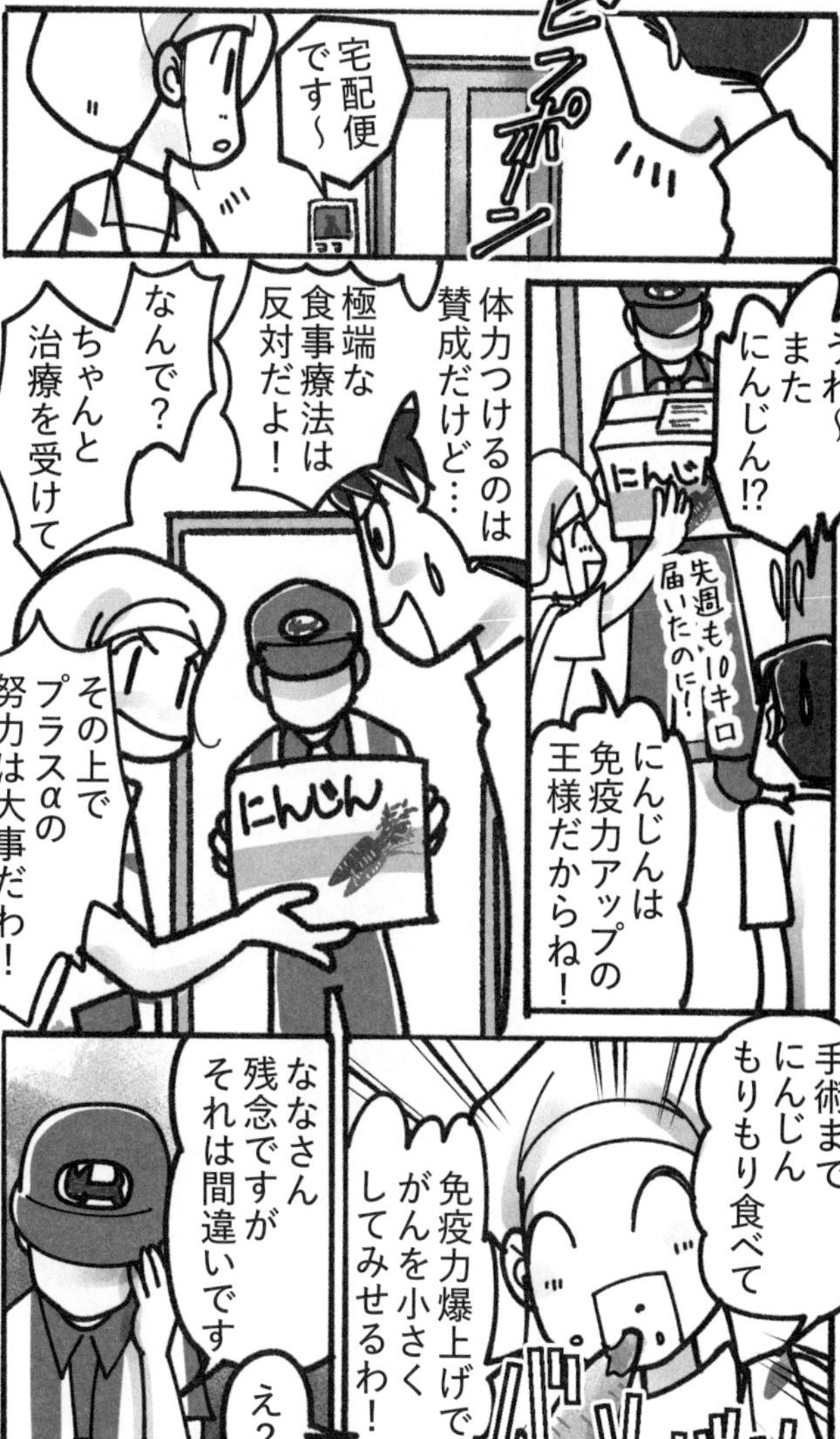
ピンポーン
宅配便です～
うわ～またにんじん!?
先週も10キロ届いたのに!
にんじんは免疫力アップの王様だからね!
にんじん
体力つけるのは賛成だけど…
極端な食事療法は反対だよ!
なんで?
ちゃんと治療を受けて
その上でプラスαの努力は大事だわ!
にんじん
手術までにんじんもりもり食べて
免疫力爆上げでがんを小さくしてみせるわ!
バリバリ
なななさん残念ですがそれは間違いです
え?

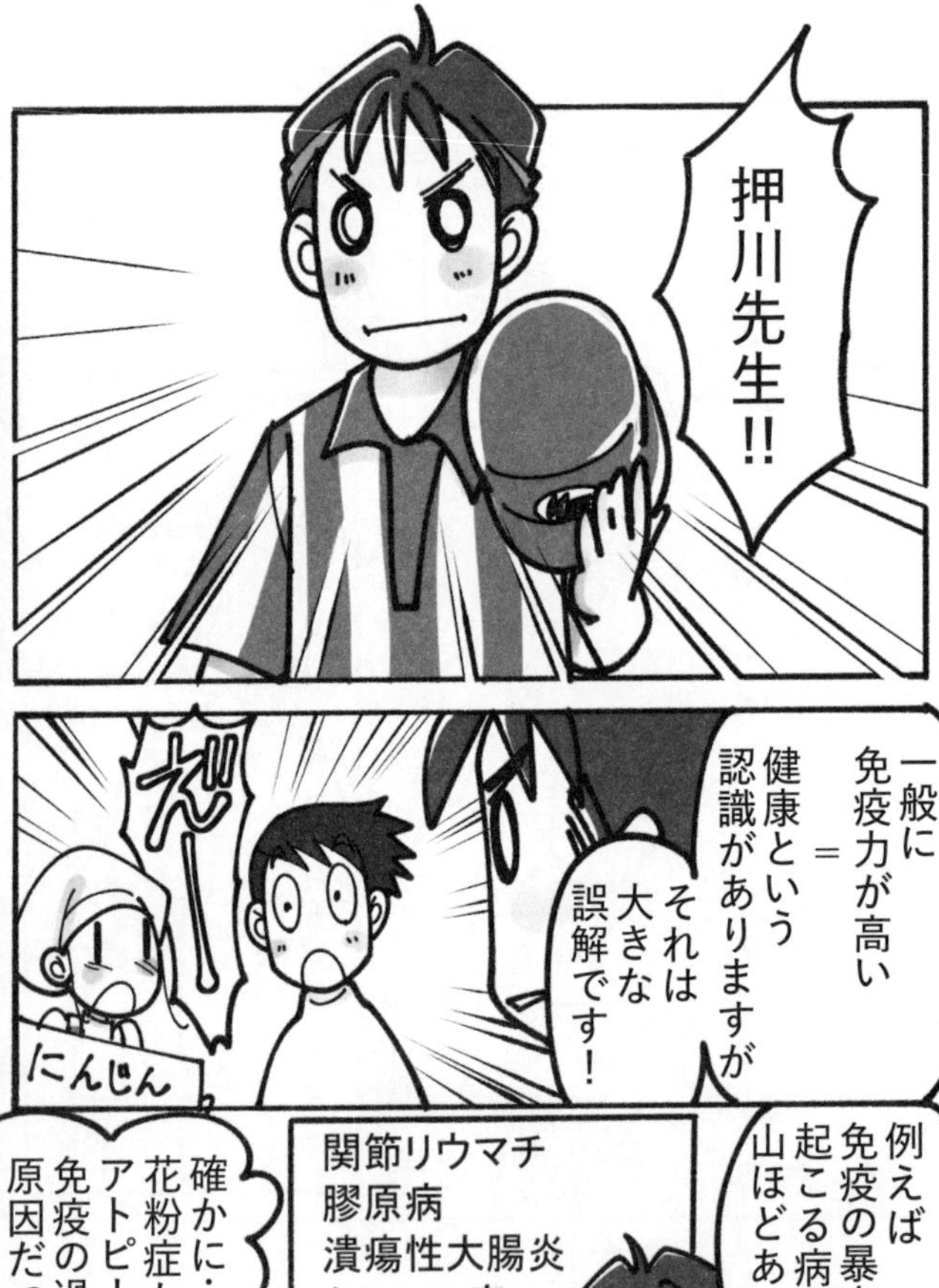
押川先生!!
一般に免疫力が高い＝健康という認識がありますが
それは大きな誤解です！
えーー
にんじん
例えば免疫の暴走によって起こる病気は山ほどあります
関節リウマチ
膠原病
潰瘍性大腸炎
クローン病
・
・
・
・
アトピー性皮膚炎
花粉症
確かに…花粉症もアトピーも免疫の過剰反応が原因だったね

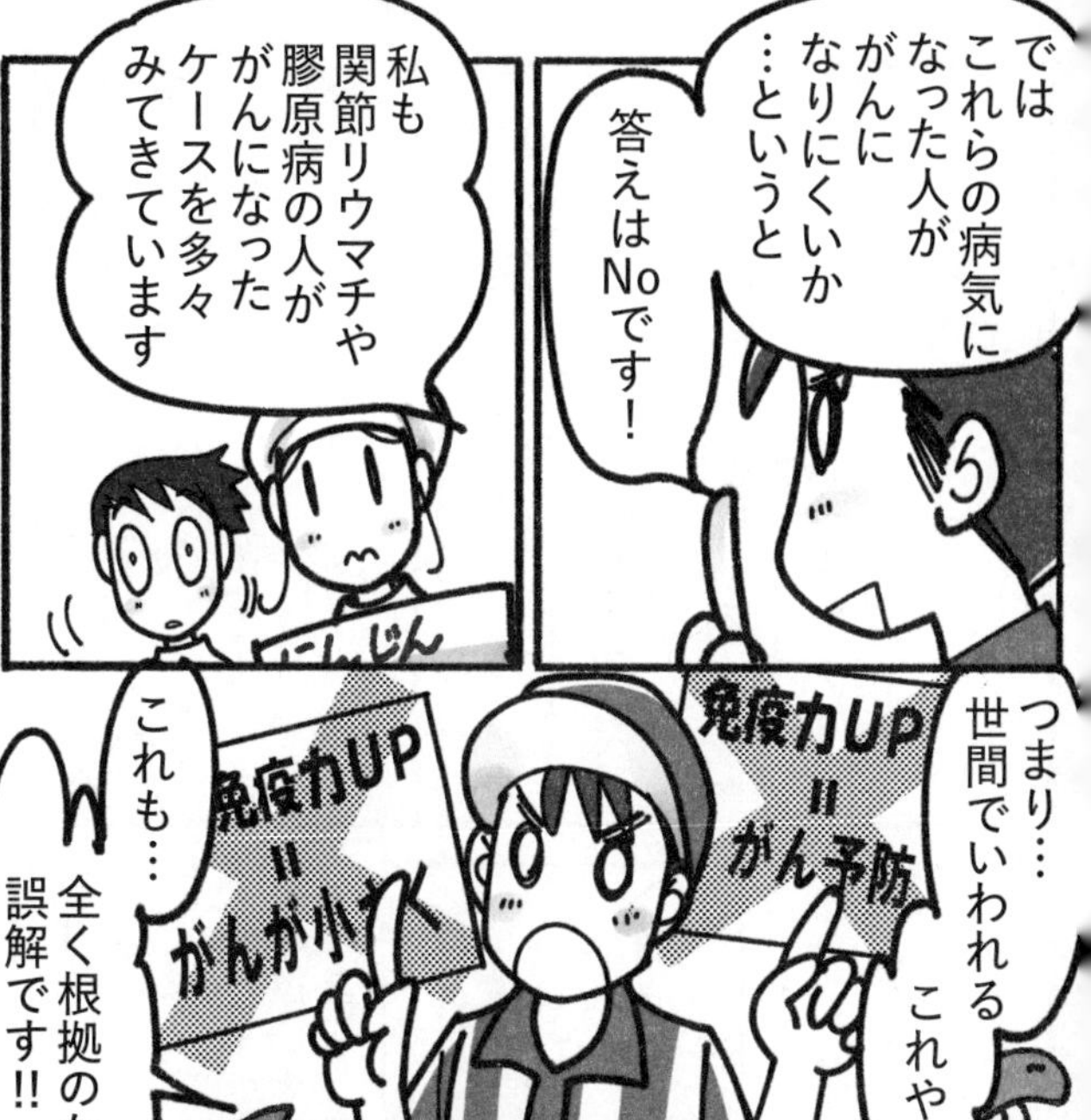
ではこれらの病気になった人ががんになりにくいか…というと
答えはNoです！
私も関節リウマチや膠原病の人ががんになったケースを多々みてきています
にんじん
つまり…世間でいわれる
免疫力UP ＝ がん予防
これや…
これも…
免疫力UP ＝ がんが小
全く根拠のない誤解です!!
免疫というのは高すぎても低すぎてもだめ！体の恒常性により微妙にコントロールされているものです
ましてや食べ物で上下するなんてあり得ないのです！
しょぼぼ〜ん
にんじん

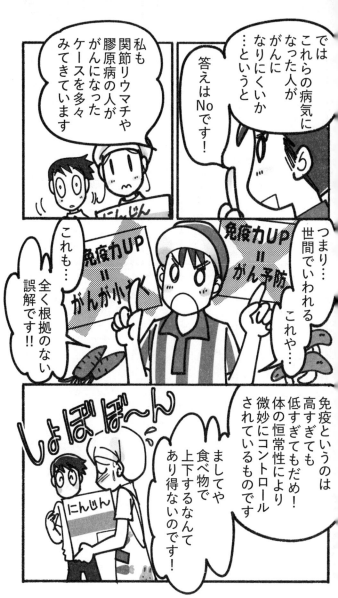

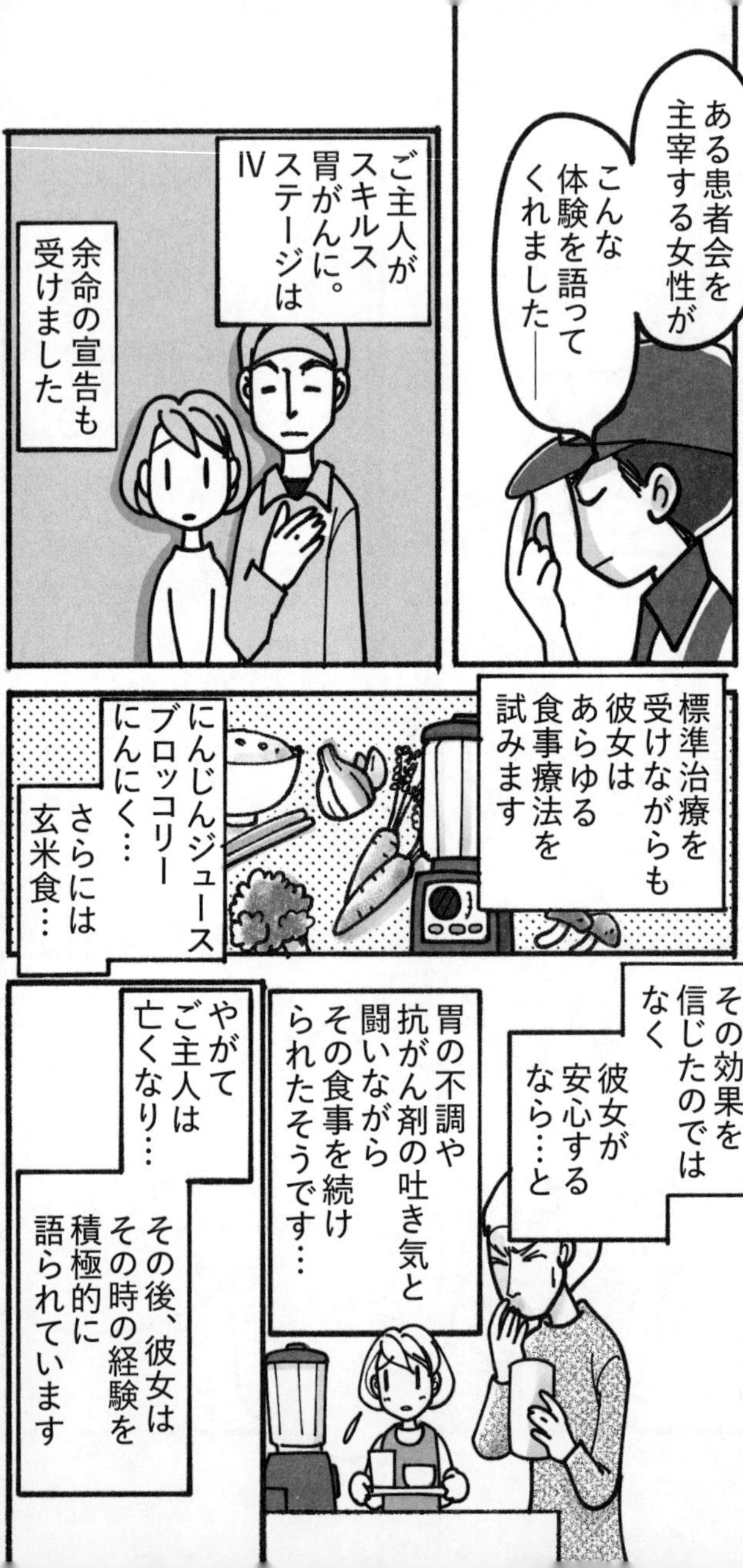
ある患者会を主宰する女性が
こんな体験を語ってくれました――
ご主人がスキルス胃がんに。ステージはⅣ
余命の宣告も受けました
標準治療を受けながらも彼女はあらゆる食事療法を試みます
にんじんジュース ブロッコリー にんにく…
さらには玄米食…
ご主人はその効果を信じたのではなく
彼女が安心するなら…と
胃の不調や抗がん剤の吐き気と闘いながらその食事を続けられたそうです…
やがてご主人は亡くなり…
その後、彼女はその時の経験を積極的に語られています

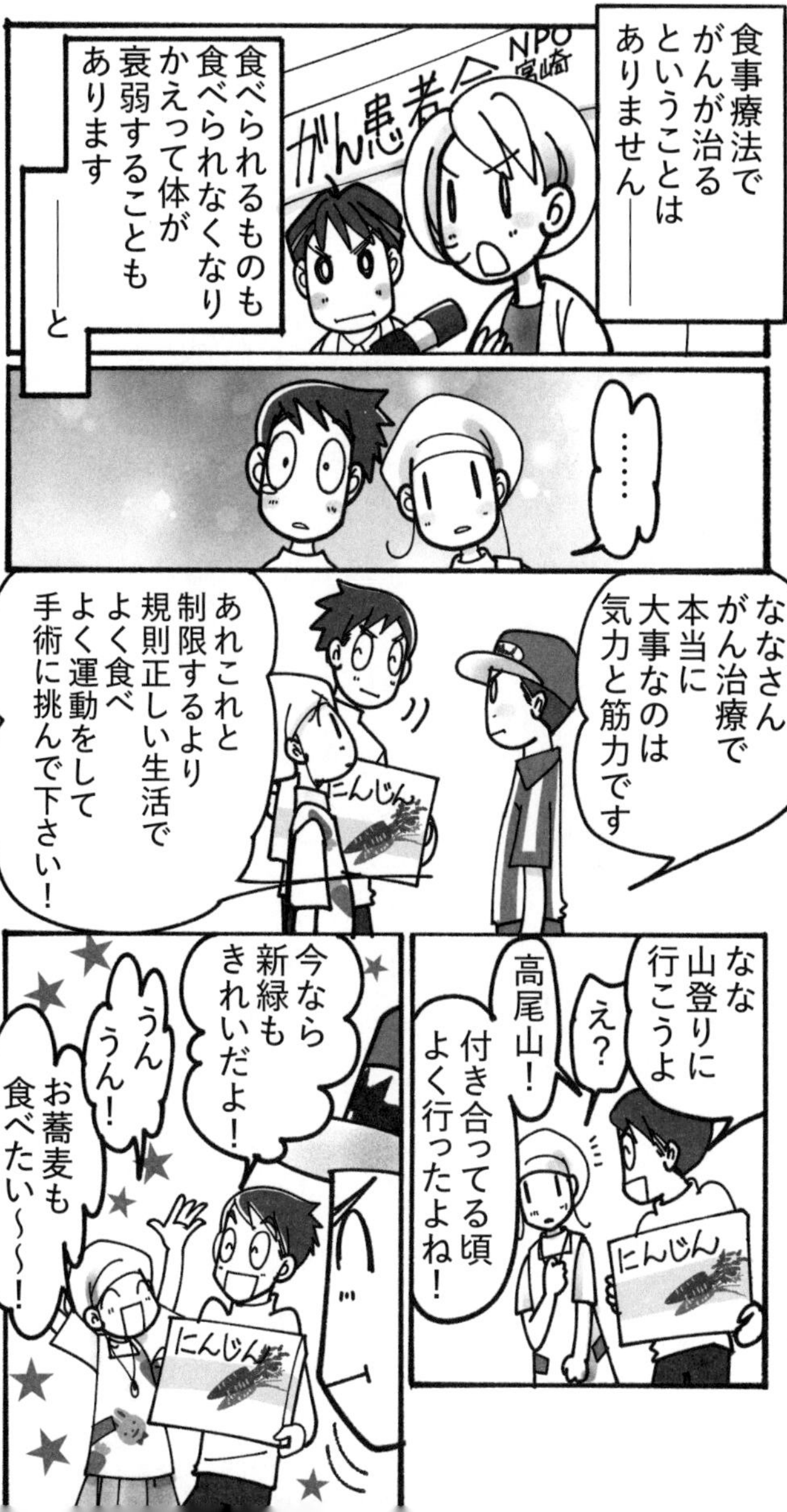
食事療法で
がんが治る
ということは
ありません――
NPO宮崎
がん患者会
食べられるものも
食べられなくなり
かえって体が
衰弱することも
あります
――と
……
ななさん
がん治療で
本当に
大事なのは
気力と筋力です
あれこれと
制限するより
規則正しい生活で
よく食べ
よく運動をして
手術に挑んで下さい！
にんじん
なな
山登りに
行こうよ
え？
高尾山！
付き合ってる頃
よく行ったよね！
にんじん
今なら
新緑も
きれいだよ！
うん
うん！
お蕎麦も
食べたい～～～！
にんじん

がんに効く食事法は個人の思いつき

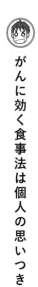

「がんにならない食事」に興味のある人は大勢います。実際に、がん患者さんだけではなく、一般の方からもよく質問を受けるくらいですから、注目度はかなり高いのでしょう。「食事で病気を防ぐ」というのは、テレビや雑誌でもよく取り上げられているテーマです。

ただ、問題が一つあります。それは、「まだがんになっていないこと」を前提とした話がほとんどだということです。

そもそも「がんにならない食事」という時点で、予防的な意味合いが強いのはおわかりいただけるでしょう。とはいえ、そこで紹介されている食材を「がんに効く」と思い込んでしまうがん患者さん、あるいはがん患者さんに勧める人も多いのです。「がんにならない食事」の信ぴょう性はさておき、「がんを防ぐための食事」と「がんと闘うための食事」はまったく異なります。まずは、そのことをしっかり覚えておいてください。

たとえば、抗がん剤治療を受ける患者さんには、体力が必要です。抗がん剤は元気な人には効きやすく、体力のない人には副作用が出やすいからです。しかし、たとえば「がんにならない食事」で「肉は食べない方がいい」と紹介されていたとします。すると、「肉はがんにはよくない」と思い込み、肉を一切食べなくなる患者さんもいらっしゃるのです。そうなると、患者さんの体力はどんどん落ちてしまい、抗がん剤の副作用で苦しみ、治療の効果が減じてしまいかねません。

　体力をつけるためには、栄養バランスのいい食事が大切ですが、もっというと総カロリーが足りているかどうかの方が大事です。塩も「がんにはよくない」という説がありますが、料理を美味しくして食欲を高めることも重要です。患者さんの好物であれば、食べればストレス解消になります。

　がんが縮小する、あるいはなくなると謳う食事療法は全て詐欺だと断言します。がん治療に食事療法が効果的だとされることがありますが、インターネット上で医療・健康情報の見極め方を発信している内科医の名《な》取《とり》宏《ひろし》さんは、根拠がなく不要な食事制限は害を招くと指摘します。私もそれに同意です。

　現時点でがんに効く食事法は臨床試験で証明されておらず、多様な食事法がマスコミで紹介されていても、それらはいずれも個人の思いつきにすぎません。食事法が効いたとされる体験談も、ほとんどが標準治療との併用の結果であり、食事法だけが効果をもたらしたとはいえないのです。

第12話

押川先生！

「がん治療、お金がかかる！」って本当ですか？

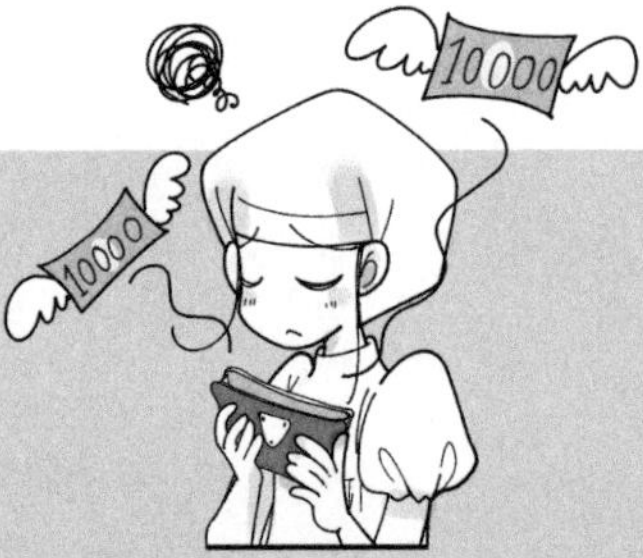

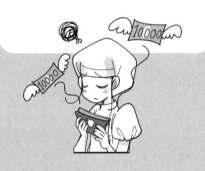

体の心配に加えて、
お金の心配も尽きないがん治療。
とはいえ、今ではいろいろな公的支援制度が
用意されていて、多くの負担金額が戻ってきます。
大切なことは、ここでも、
「自分で動いて、自分で知る」ことのようです。

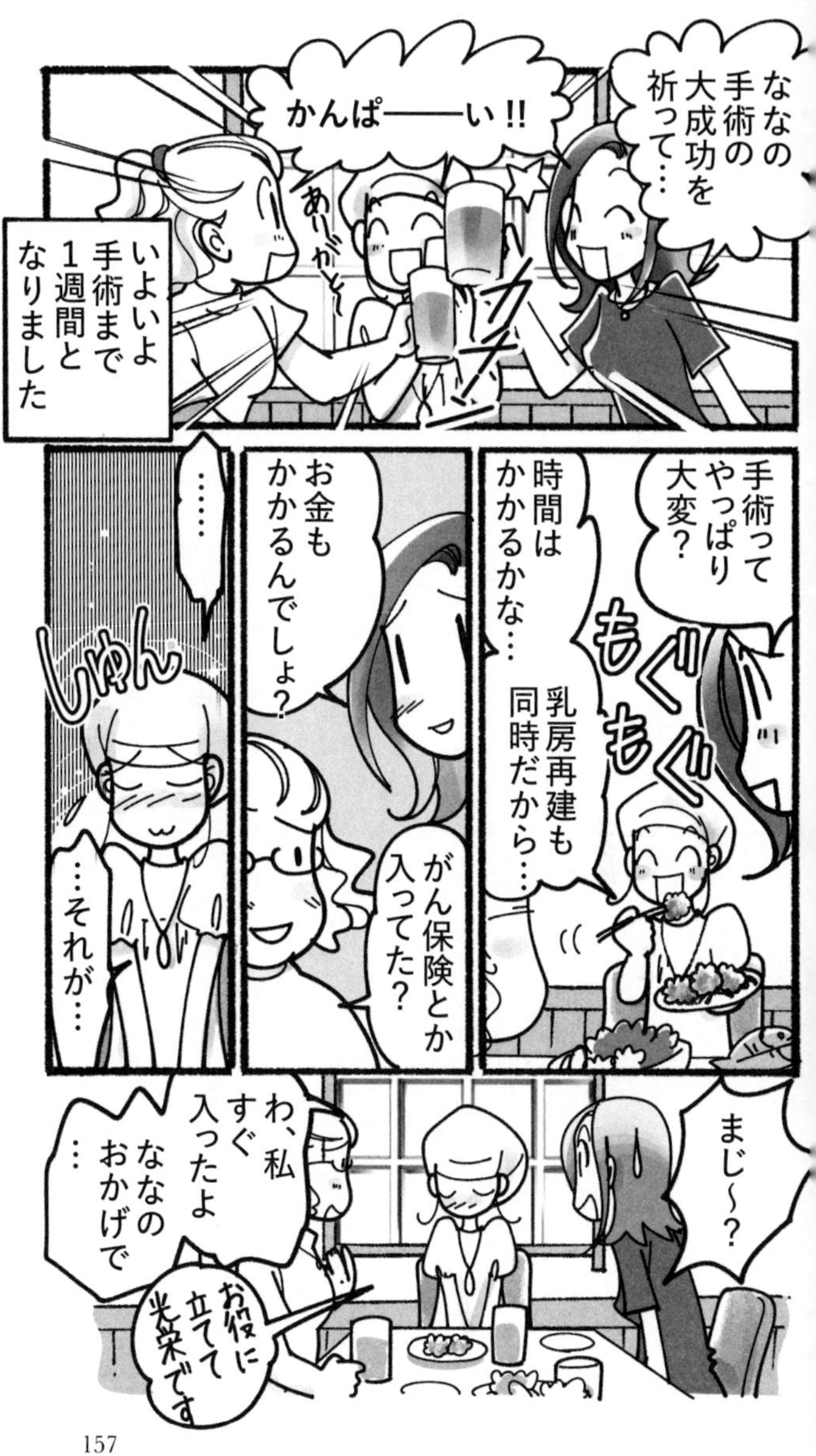
ななの手術の大成功を祈って…
かんぱ——い!!
ありがとー
いよいよ手術まで1週間となりました
手術ってやっぱり大変?
もぐもぐ
時間はかかるかな…
乳房再建も同時だから…
お金もかかるんでしょ?
がん保険とか入ってた?
……
しゅん
…それが…
まじ～?
わ、私すぐ入ったよななのおかげで…
お役に立てて光栄です

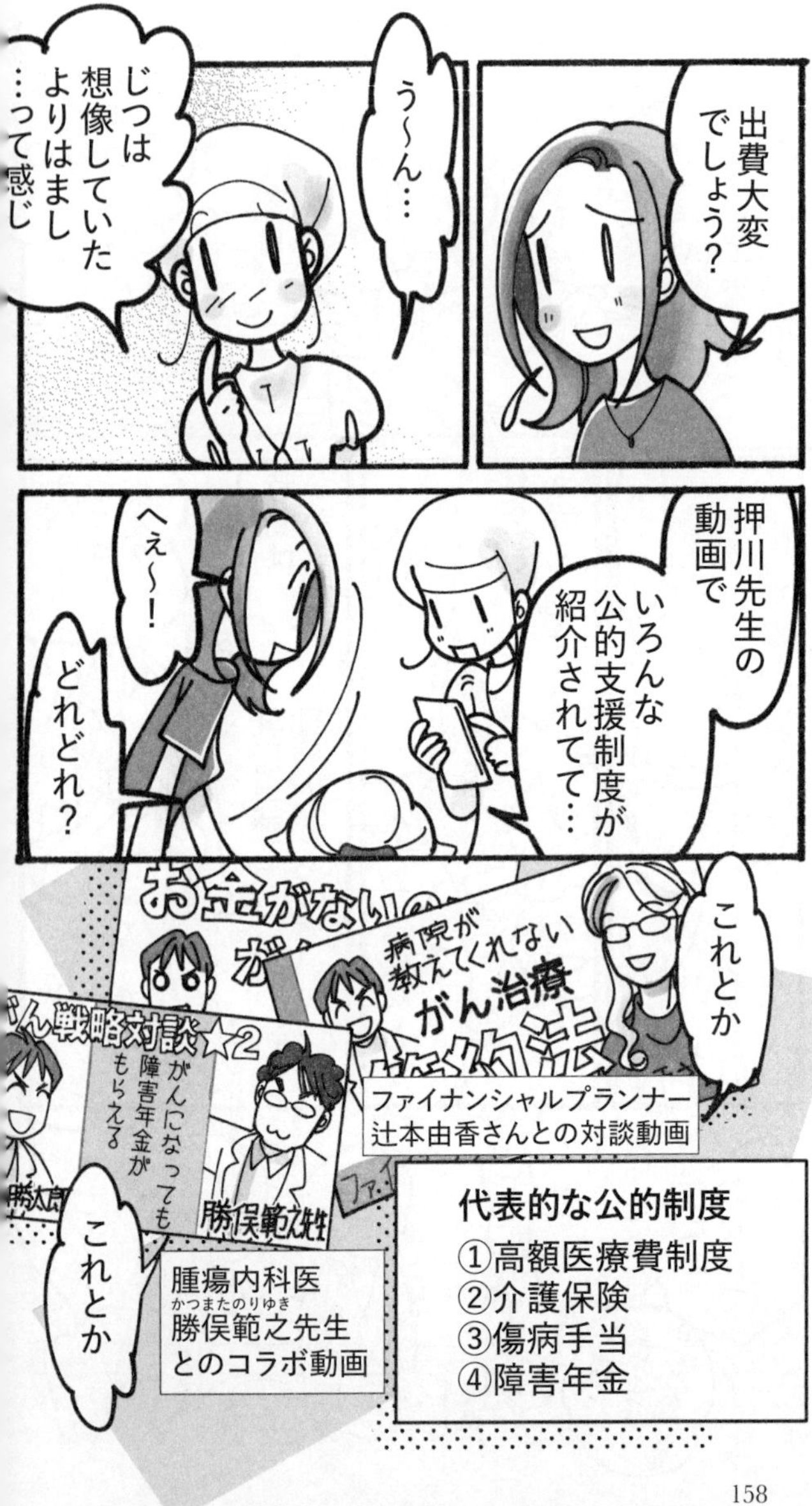

出費大変でしょう？
う〜ん…
じつは想像していたよりはまし…って感じ
押川先生の動画で
いろんな公的支援制度が紹介されてて…
へぇ〜！
どれどれ？
これとか
病院が教えてくれない
がん治療
ファイナンシャルプランナー
辻本由香さんとの対談動画
ん戦略対談★2
がんになっても障害年金がもらえる
勝俣範之先生
これとか
腫瘍内科医
勝俣範之《かつまたのりゆき》先生
とのコラボ動画
代表的な公的制度
①高額医療費制度
②介護保険
③傷病手当
④障害年金

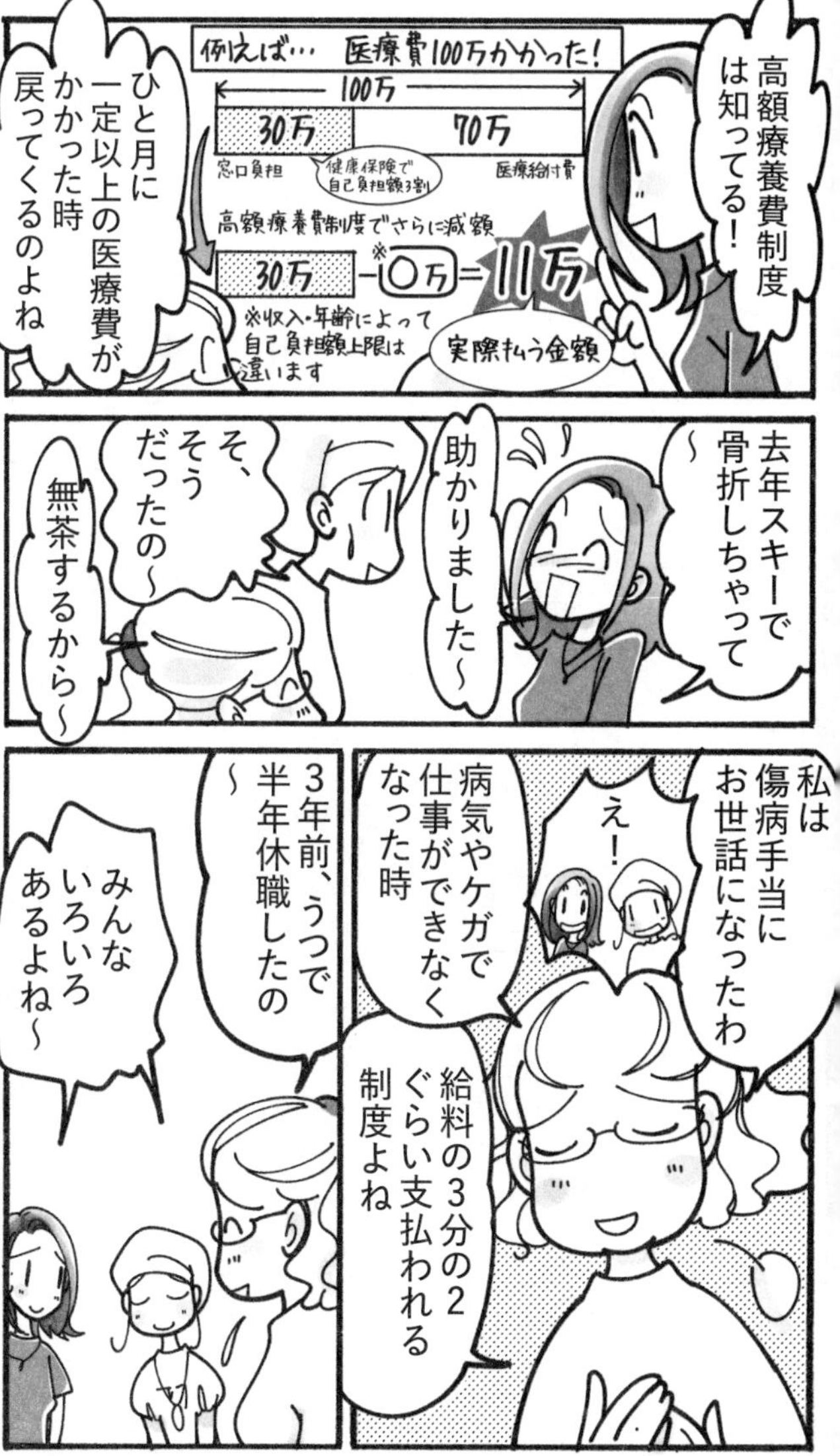

高額療養費制度は知ってる！
ひと月に一定以上の医療費がかかった時戻ってくるのよね
例えば… 医療費100万かかった！
100万
30万
70万
窓口負担
健康保険で自己負担額3割
医療給付費
高額療養費制度でさらに減額
30万 − ※○万 ＝ 11万
※収入・年齢によって自己負担額上限は違います
実際払う金額
去年スキーで骨折しちゃって〜
助かりました〜
そ、そうだったの〜
無茶するから〜
私は傷病手当にお世話になったわ
え！
病気やケガで仕事ができなくなった時
給料の3分の2ぐらい支払われる制度よね
3年前、うつで半年休職したの〜
みんないろいろあるよね〜

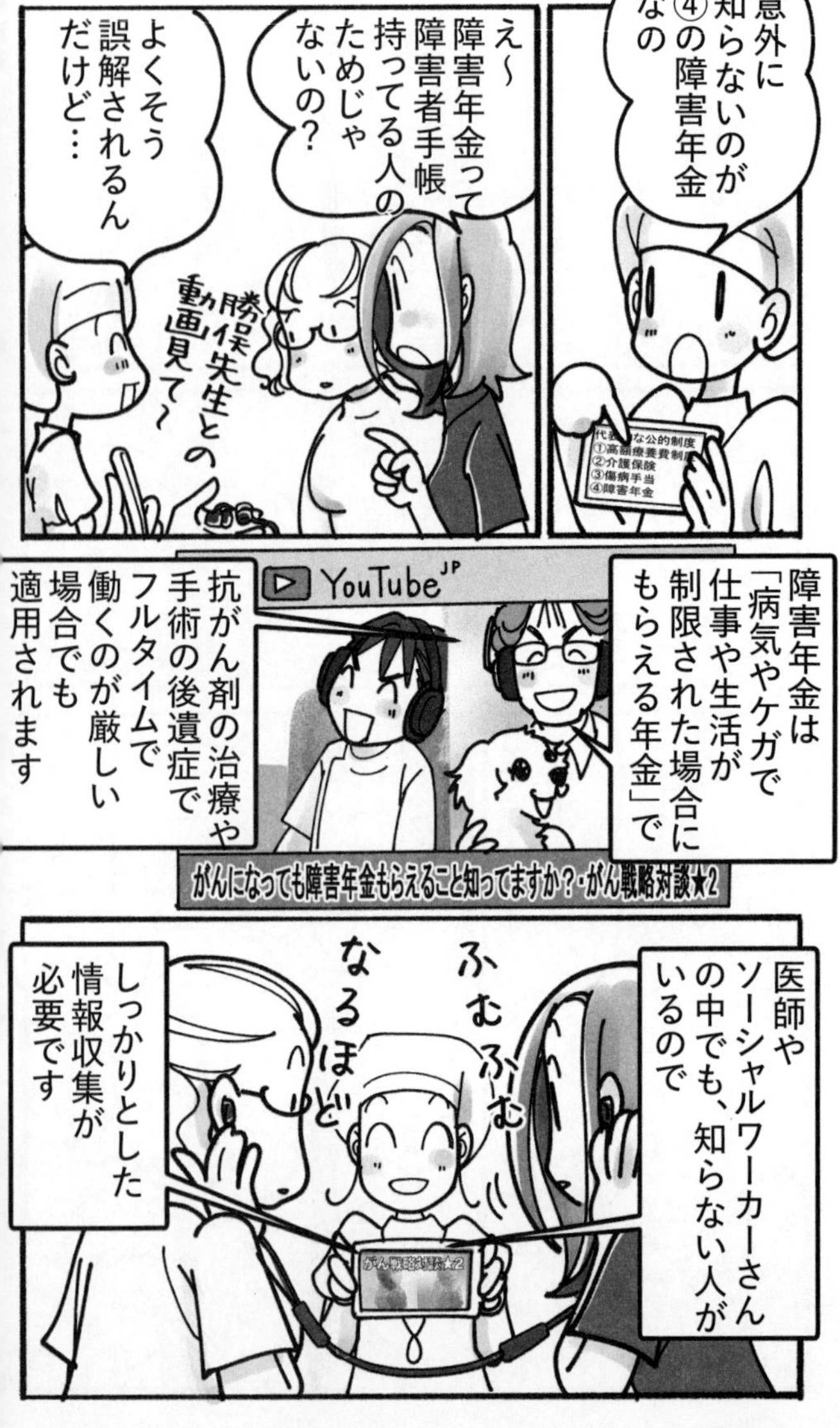

意外に知らないのが④の障害年金なの
②介護保険
③傷病手当
④障害年金
え〜障害年金って障害者手帳持ってる人のためじゃないの？
勝俣先生との動画見て〜
よくそう誤解されるんだけど…
障害年金は「病気やケガで仕事や生活が制限された場合にもらえる年金」で
YouTube JP
抗がん剤の治療や手術の後遺症でフルタイムで働くのが厳しい場合でも適用されます
がんになっても障害年金もらえること知ってますか？・がん戦略対談★2
医師やソーシャルワーカーさんの中でも、知らない人がいるので
ふむふむ
なるほど
しっかりとした情報収集が必要です
がん戦略対談★2

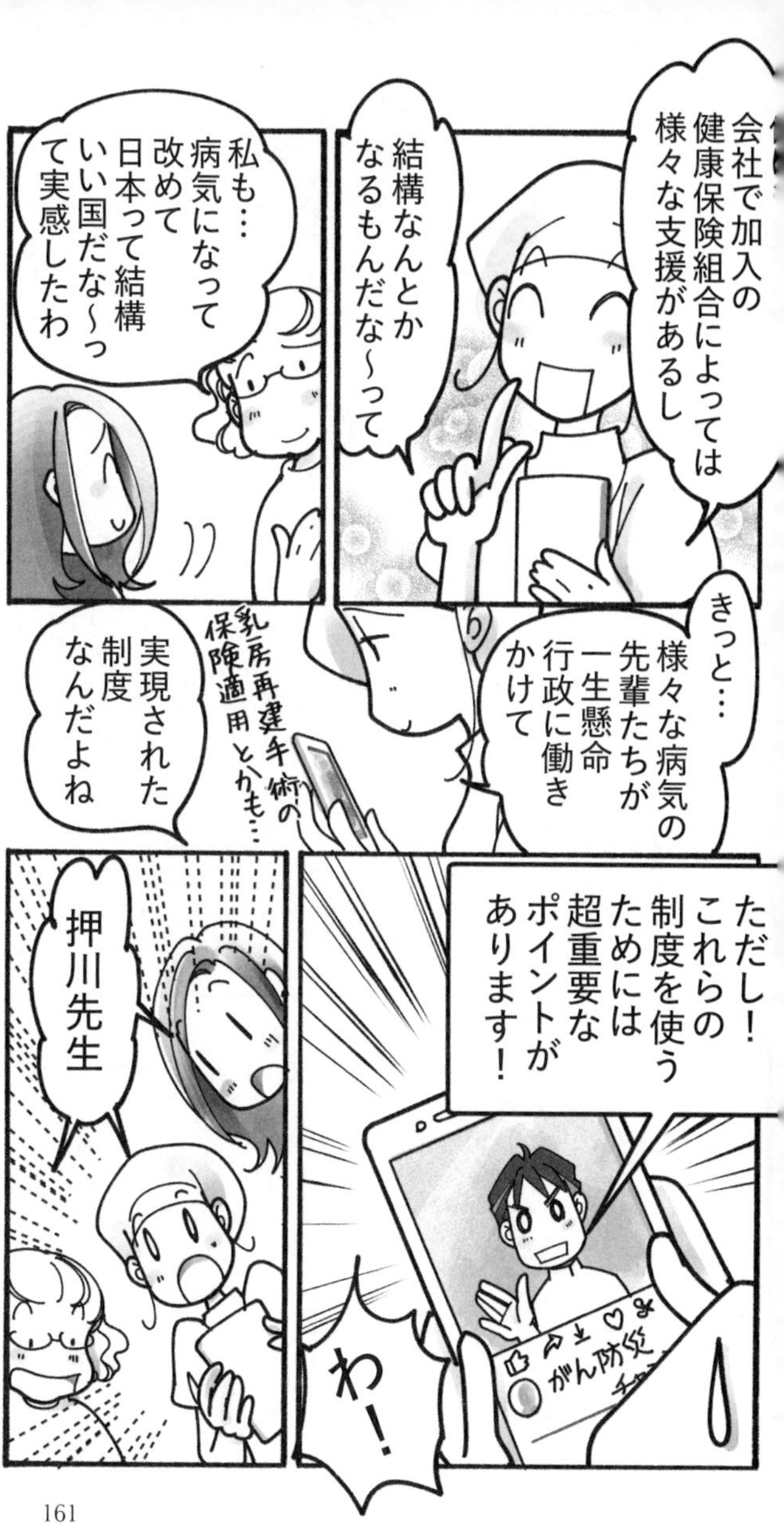
会社で加入の
健康保険組合によっては
様々な支援があるし
結構なんとか
なるもんだな～って
私も…
病気になって
改めて
日本って結構
いい国だな～っ
て実感したわ
きっと…
様々な病気の
先輩たちが
一生懸命
行政に働き
かけて
乳房再建手術の
保険適用とかも…
実現された
制度
なんだよね
ただし！
これらの
制度を使う
ためには
超重要な
ポイントが
あります！
がん防災
わ！
押川先生

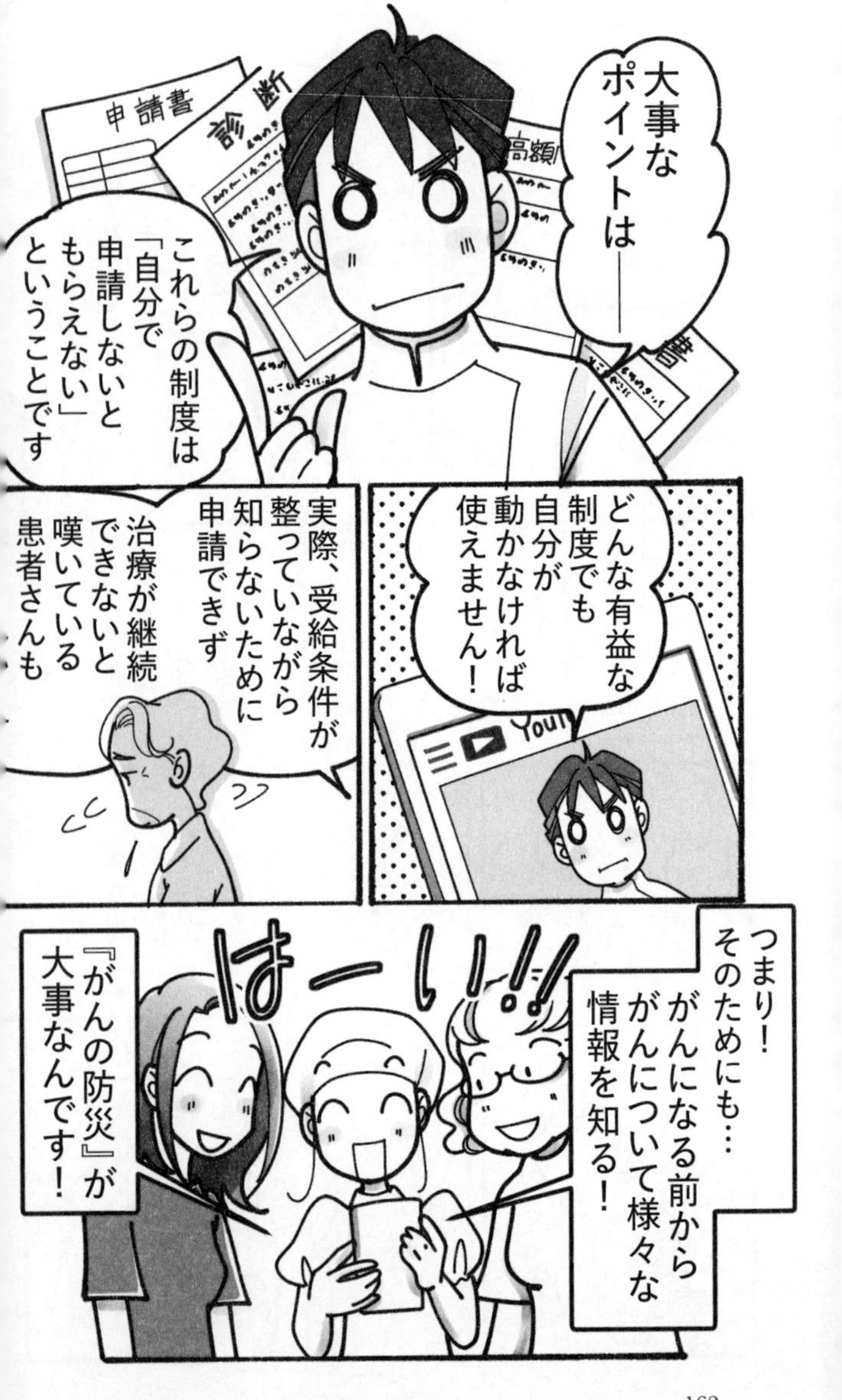
大事なポイントは――
これらの制度は「自分で申請しないともらえない」ということです
どんな有益な制度でも自分が動かなければ使えません！
実際、受給条件が整っていながら知らないために申請できず
治療が継続できないと嘆いている患者さんも
つまり！そのためにも…
がんになる前からがんについて様々な情報を知る！
『がんの防災』が大事なんです！
はーい!!
申請書
診断
高額
書

幸せになるためのお金の使い方

がん患者さんの経済問題。これはご本人のみならず、ご家族にとっても気になる話だと思います。難しいところもあるので、詳しく説明しましょう。

まず、大まかな治療費を算出するのは比較的簡単です。全国のがん診療連携拠点病院や小児がん拠点病院、地域がん診療病院に設置されている、「がん相談支援センター」「医療相談室」「地域医療連携室」などの施設、そこの医療ソーシャルワーカーなどに聞いても教えてくれるでしょう。

日本は保険制度が充実しており、高額医療費制度もありますから、世界的に見て治療費の負担は少ないです。高額になる場合の理由としては、入院期間中の差額ベッド代などがあげられます。大部屋であれば基本的にベッド代はかかりませんが、少人数部屋や個室に入院した場合などは、病院が定めた差額ベッド代が発生します。ホテルのいい部屋の特別料金のようなものだと考えればよいでしょう。

さて、治療費自体は良心的なのですが、がん治療にかかるお金の問題は、近年深刻化しています。皮肉にも、医療の進歩により、がん患者さんの生存期間が長くなったからです。

生存期間が延びたということは、がん治療の長期化を意味します。その分、治療にかかるお金も多くなるのです。

特に、一家の大黒柱ががんになってしまった場合は大変です。退職を余儀なくされたなら、収入源がなくなってしまいます。そして、治療が効けば効くほど治療期間は延び、生活が困窮していくのです。さらに新薬が登場したとなれば、いよいよ出費はかさんでいきます。

こうした状況は、「がん破産」という言葉が生まれるほどの問題になっています。ご家族としては一日でも長生きしてほしいわけで、まさに皮肉な話です。

がんを告知された患者さんやそのご家族は、「治したい」ということで頭がいっぱいになってしまいます。しかし実際問題、治すためにはお金も必要です。かつ「がん破産」のような問題が起きているわけですから、経済的な計画はきちんと立てておいたほうがいいでしょう。

加えて悩ましいのは、日本人はがんそのものへの効果を期待した補完代替療法に毎月相当な金額を払っていることです（リラクゼーションなど症状緩和目的の補完代替療法であれば、有効なものもあります）。保険認可されている抗がん剤などは、一定の治療効果が臨床試験で証明されているからこそ、国家予算を割いて高額医療費制度などが使えるようになっています。

しかし、それで完治する可能性は高くないため、患者さんは財産をはたいて補完代替療法につぎ込みます。

たとえそれでがんが治ったと証言する人がいたとしても、それは宝くじが当たったようなものです。その治療法の成功率は未確定だからこそ、保険認可されていないと考えたほうがよいでしょう。

残念なことに、たくさんのお金をつぎ込んででも「治したい」患者さんをターゲットにした補完代替療法業者が至るところに存在します。保険診療を行なう病院はがん患者さんにあまり優しくないという傾向があるため、優しく声をかける補完代替療法業者になびいてしまっている面もあります。

実際に抗がん剤治療から終末期医療まで、多くのがん患者さんを診てきた私の意見としては、がん治療とご自身の人生は分けて考えるべきです。がんが治ると確約されているのなら、治療に専念するのもよいでしょう。しかし、がんの進行で最終的に人生の終末期がやってくるのが避けられない可能性があるのならば、がん治療だけに残りの人生やお金をつぎ込むのは最善とはいえないと思うのです。

つまり、治療は無理のない範囲でやるのが原則です。一方で、生きがいや毎日の楽しみにも十分なお金をつぎ込んでこそ、人生を満喫しやすいと思います。治療以外での楽しみや目標があることは、治療そのものへの意欲にもつながります。そして、治療の効果も上がりやすくなります。

異様なほど高額ながん治療費に財産をつぎ込まざるを得ない諸外国の患者さんと違って、一定の治療効果が確実に見込めるがん治療の費用負担に上限のある日本の患者さんは、大変恵まれています。せっかくの蓄《たくわ》えをさらに不確実な治療につぎ込み、治療だけに明け暮れる修行のような人生となってしまっては、あまりにももったいなくはないでしょうか。

患者さんが幸せになれるお金の使い方を、どうか今一度考えていただきたいものです。

第13話

押川先生！
「手術をするとがんは飛び散る」って本当ですか？

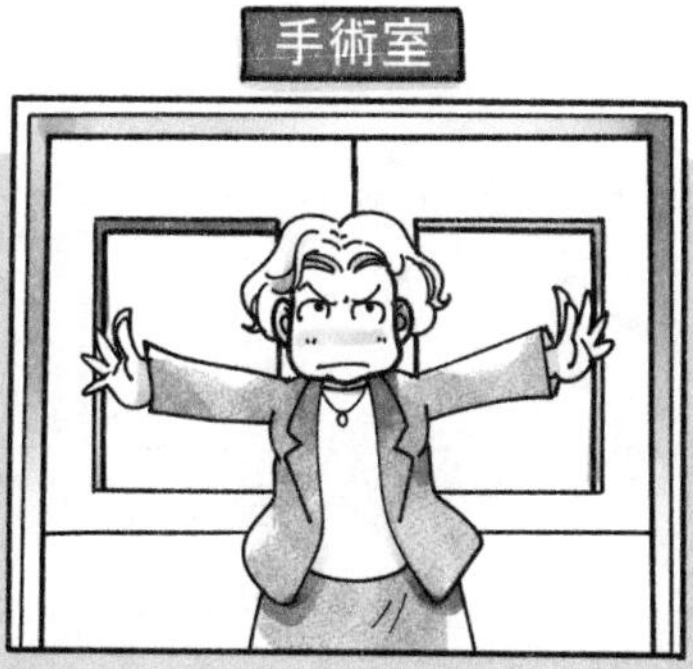

「がんは手術をすると暴れ出す」
一度は聞いたことがありますよね。
手術を前に、そのことで心配になったお義母さんが
ななさんのところにはるばる駆けつけてきました。
遠くにいるからこそ、心配が募《つの》るというのも
よくわかるのですが……。

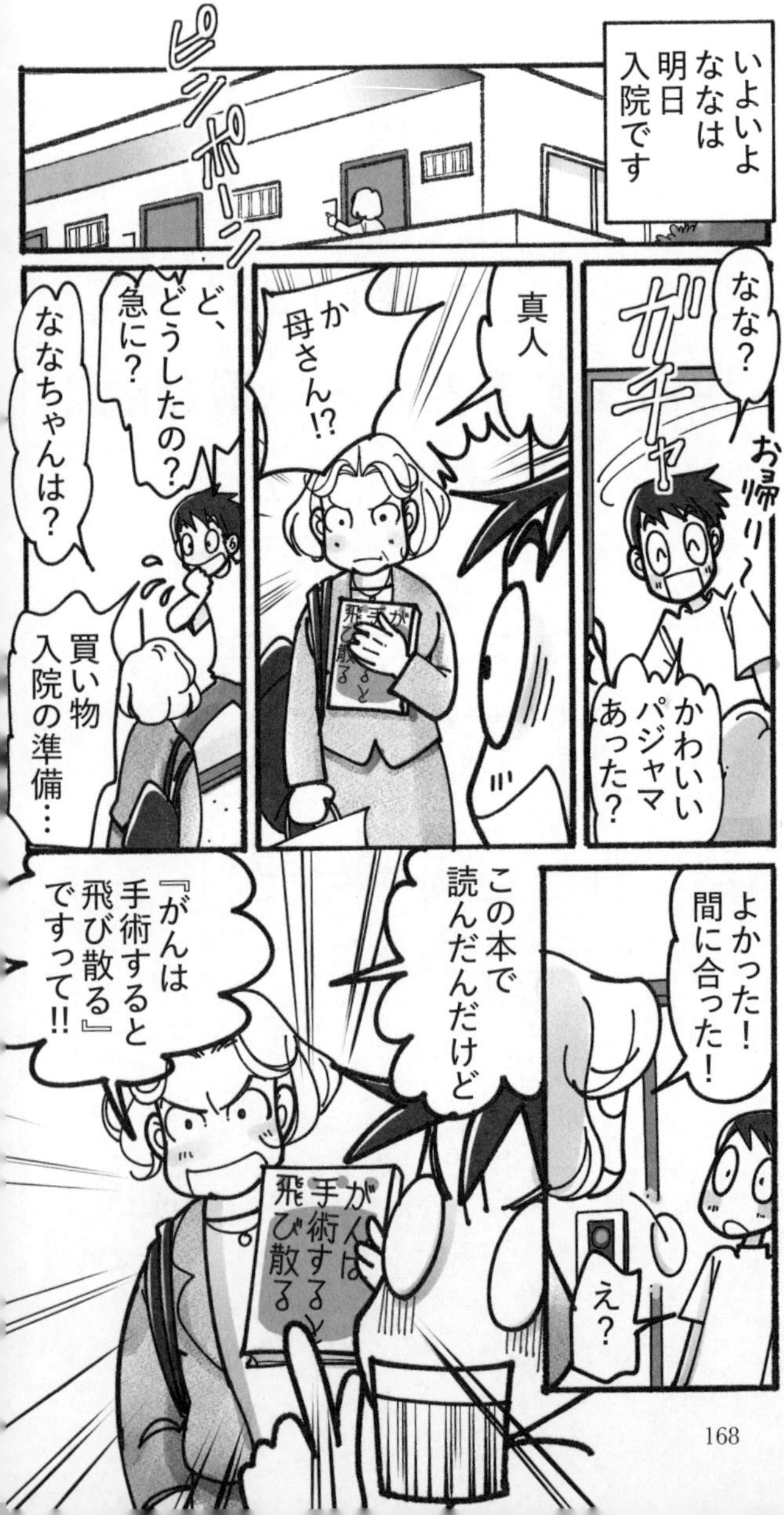
いよいよ
ななは
明日
入院です
ピンポーン
なな?
ガチャ
お帰り～
かわいい
パジャマ
あった?
真人
か
母さん!?
がんは手術すると飛び散る
ど、
どうしたの?
急に?
ななちゃんは?
買い物
入院の準備…
よかった!
間に合った!
え?
この本で
読んだんだけど
『がんは
手術すると
飛び散る』
ですって!!
がんは手術すると飛び散る

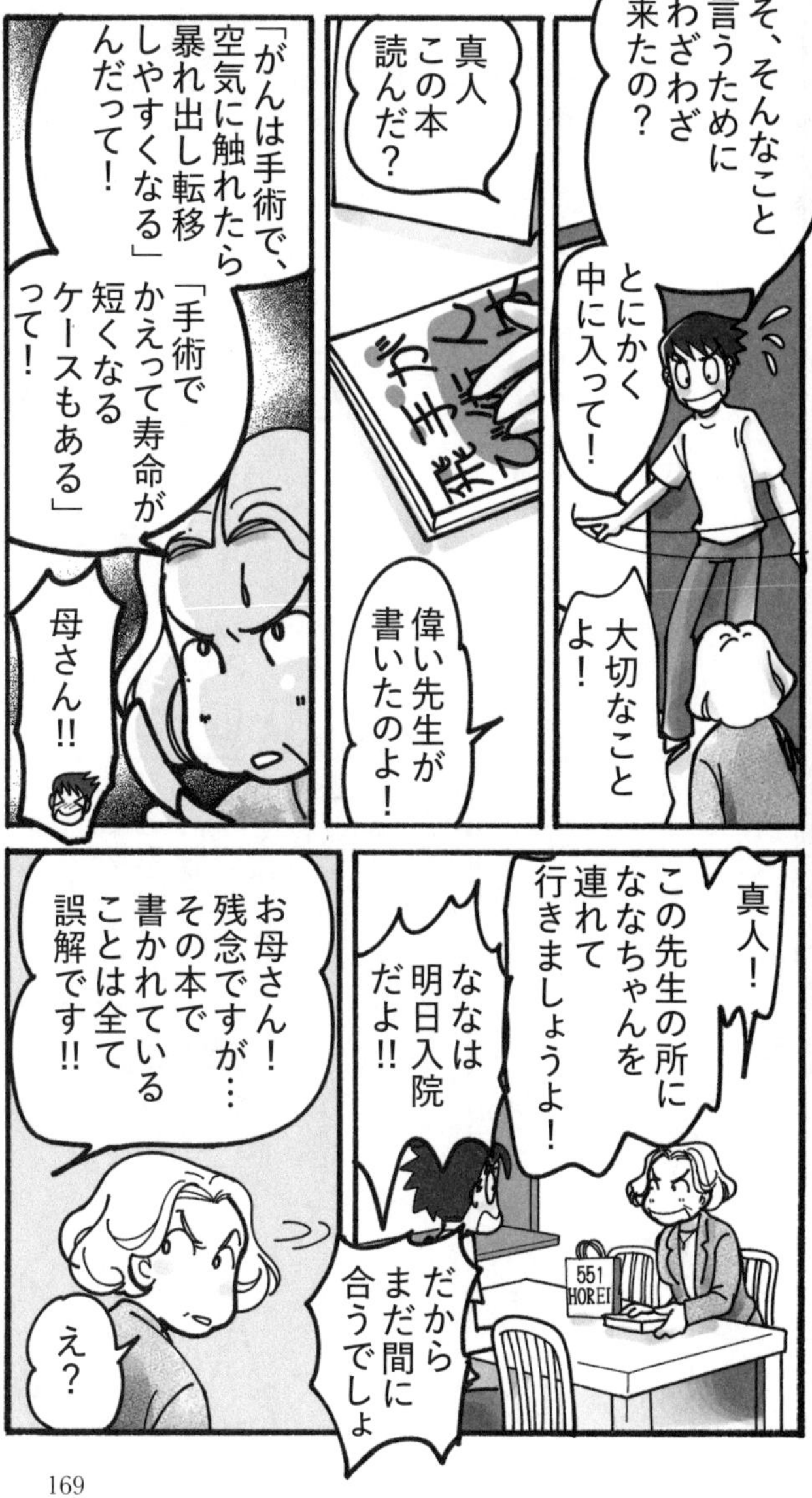
そ、そんなこと
言うために
わざわざ
来たの？
とにかく
中に入って！
大切なこと
よ！
真人
この本
読んだ？
偉い先生が
書いたのよ！
「がんは手術で、
空気に触れたら
暴れ出し転移
しやすくなる」
んだって！
「手術で
かえって寿命が
短くなる
ケースもある」
って！
母さん!!
真人！
この先生の所に
ななちゃんを
連れて
行きましょうよ！
ななは
明日入院
だよ!!
だから
まだ間に
合うでしょ
551 HOREI
お母さん！
残念ですが…
その本で
書かれている
ことは全て
誤解です!!
え？

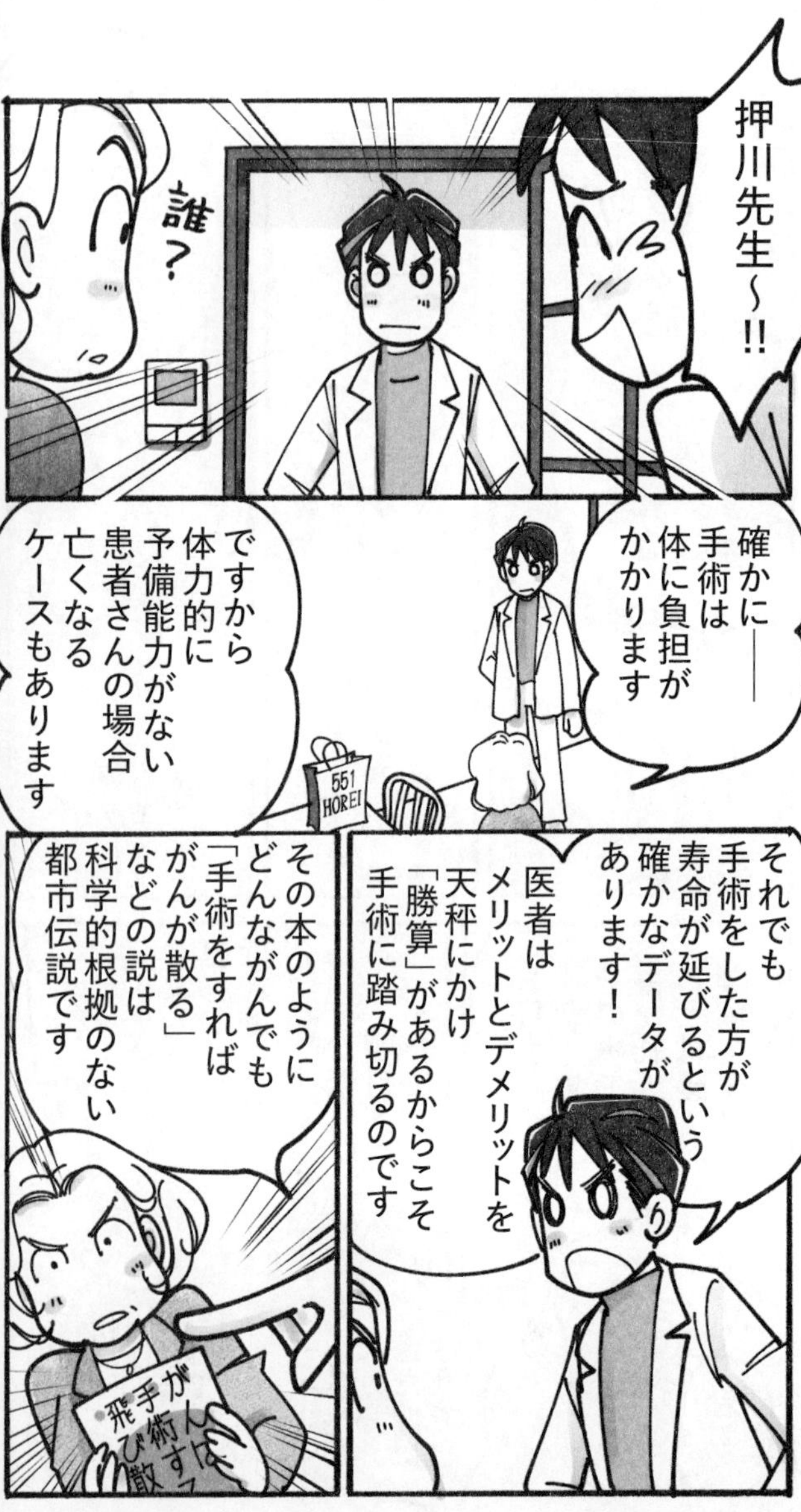
押川先生〜!!
誰?
確かに——手術は体に負担がかかります
ですから体力的に予備能力がない患者さんの場合亡くなるケースもあります
551 HOREI
それでも手術をした方が寿命が延びるという確かなデータがあります！
医者はメリットとデメリットを天秤にかけ「勝算」があるからこそ手術に踏み切るのです
その本のようにどんながんでも「手術をすればがんが散る」などの説は科学的根拠のない都市伝説です
がんは手術す
飛び散

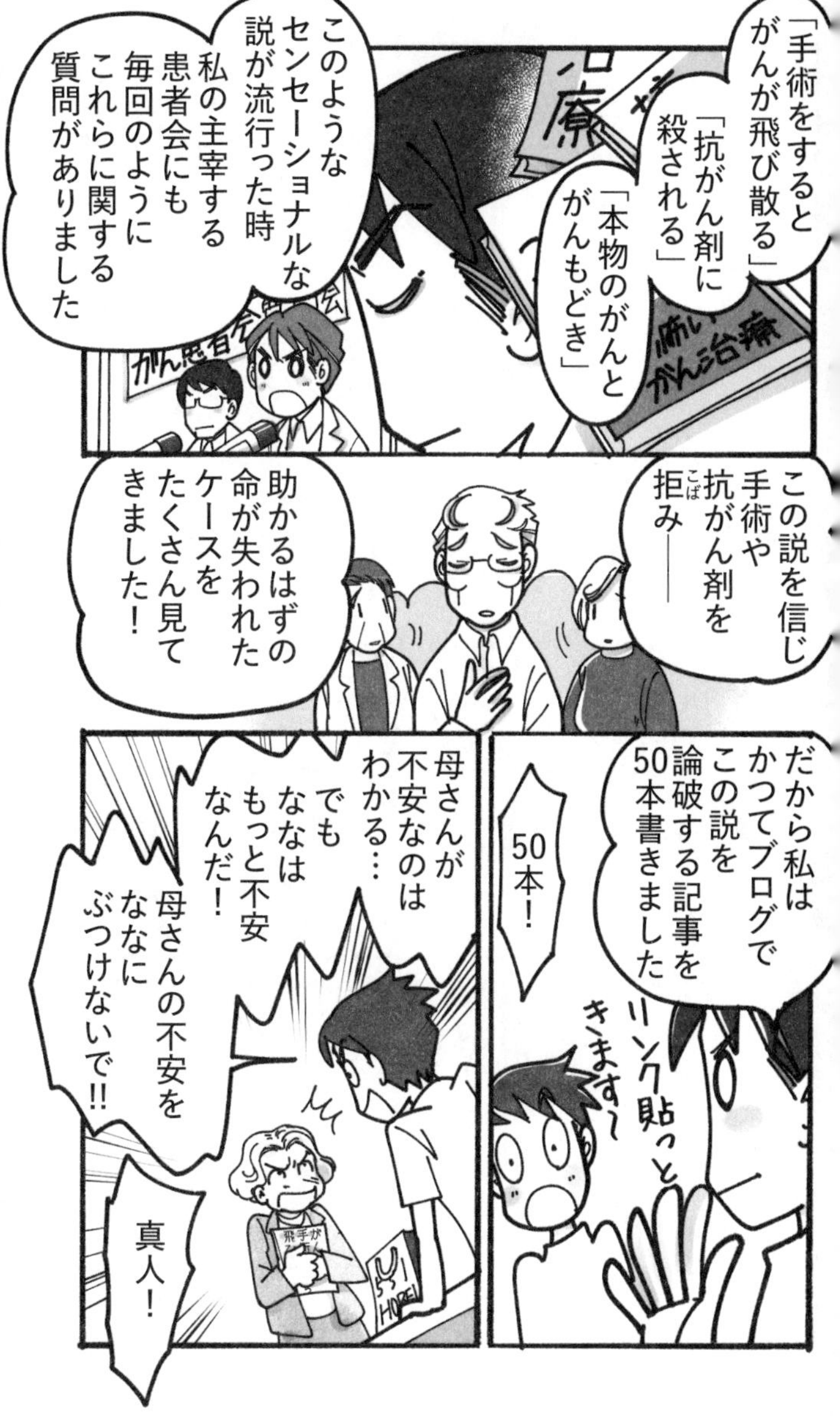
「手術をすると がんが飛び散る」
「抗がん剤に 殺される」
「本物のがんと がんもどき」
このような センセーショナルな 説が流行った時 私の主宰する 患者会にも 毎回のように これらに関する 質問がありました
この説を信じ 手術や 抗がん剤を 拒《こば》み——
助かるはずの 命が失われた ケースを たくさん見て きました！
だから私は かつてブログで この説を 論破する記事を 50本書きました
50本！
リンク貼っと きます〜
母さんが 不安なのは わかる…
でも ななは もっと不安 なんだ！
母さんの不安を ななに ぶつけないで!!
真人！

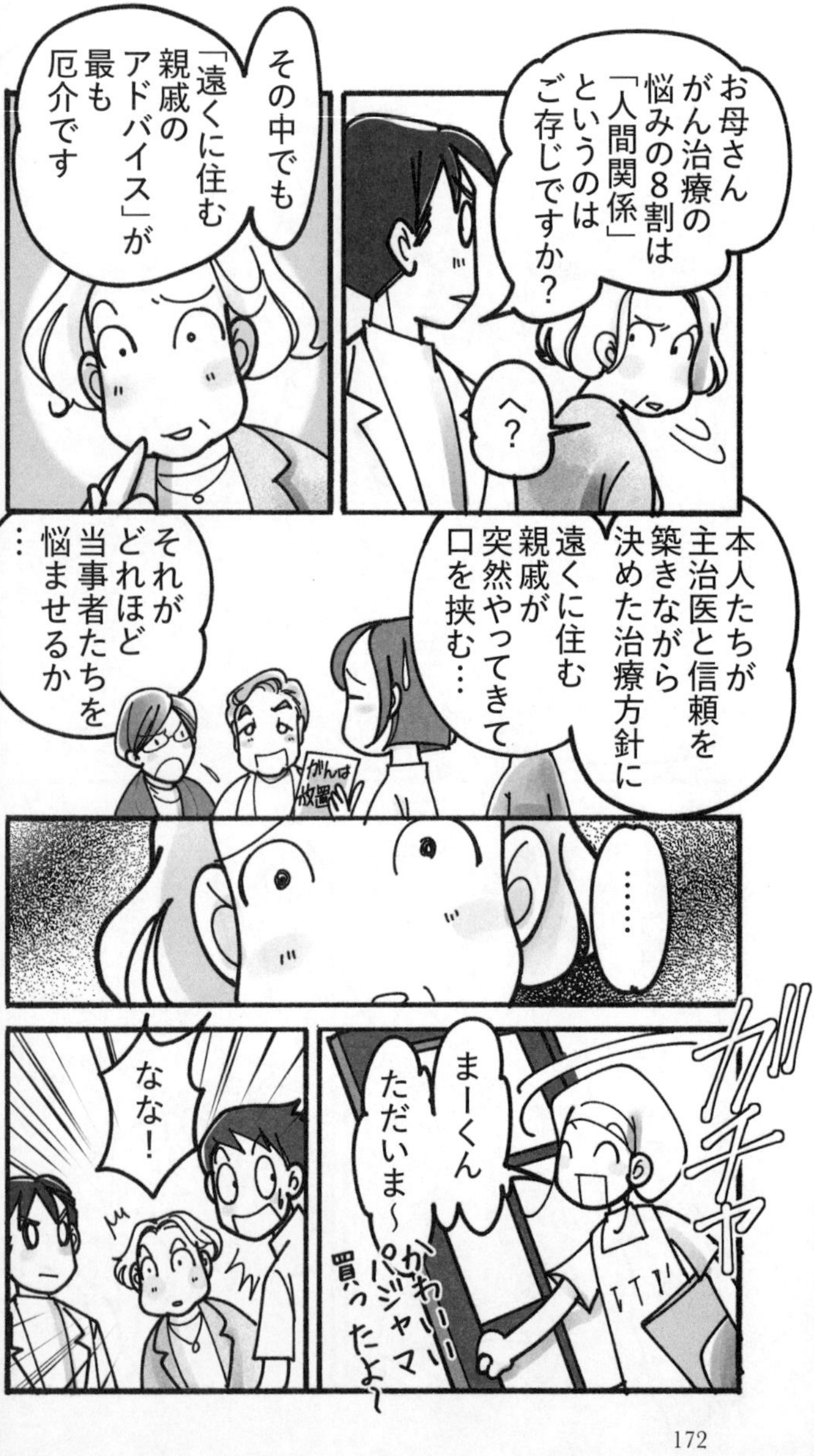

お母さん
がん治療の
悩みの8割は
「人間関係」
というのは
ご存じですか？
へ？
その中でも
「遠くに住む
親戚の
アドバイス」が
最も
厄介です
本人たちが
主治医と信頼を
築きながら
決めた治療方針に
遠くに住む
親戚が
突然やってきて
口を挟む…
それが
どれほど
当事者たちを
悩ませるか
…
がんは放置
……
ガチャ
まーくん
ただいま～
かわいーー
パジャマ
買ったよ～
なな！

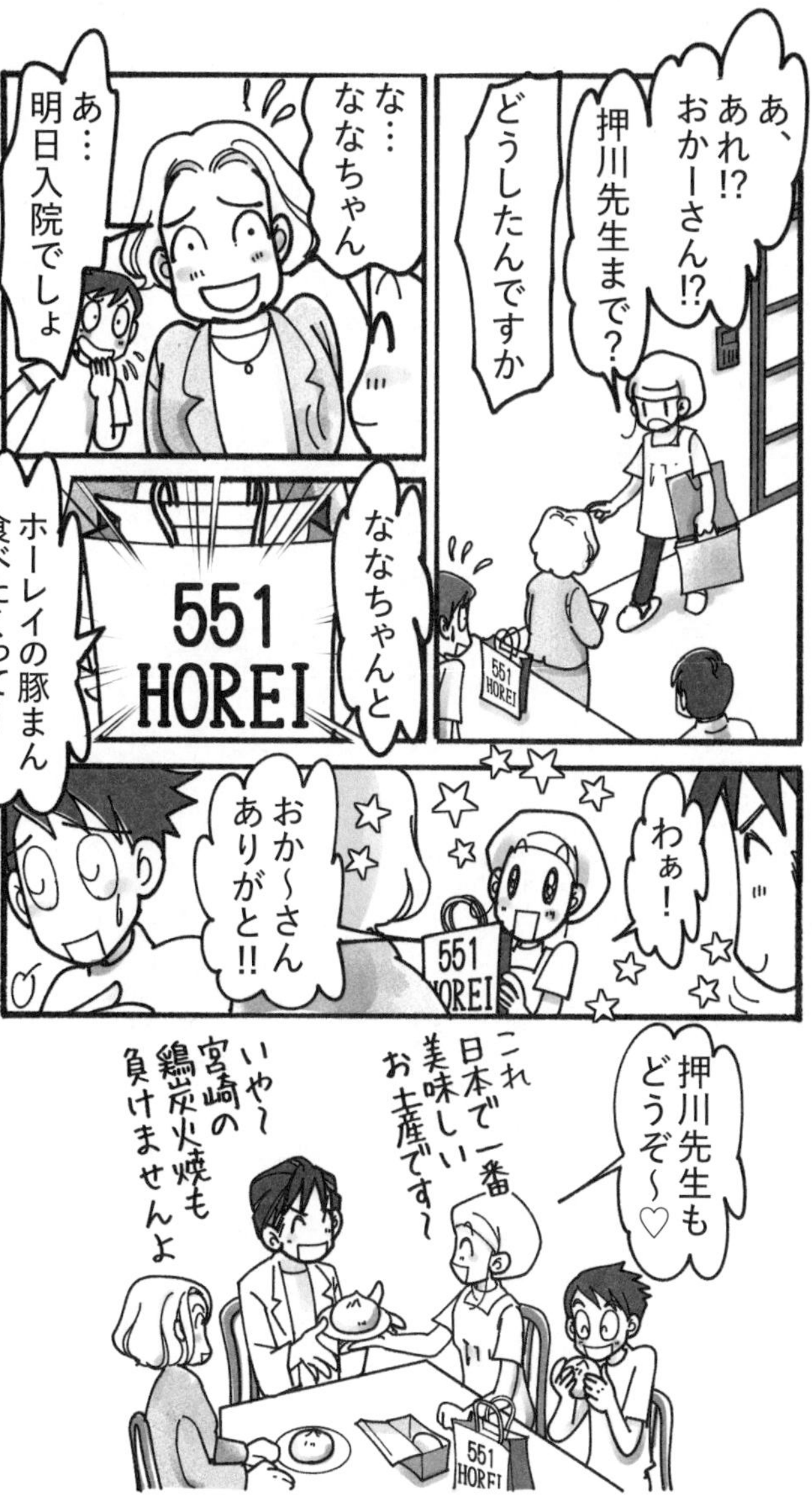

あ、あれ!? おかーさん!?
押川先生まで？
どうしたんですか
な…なちゃん
あ…明日入院でしょ
ななちゃんと
ホーレイの豚まん食べたくって！
551 HORE I
わぁ！
おか～さんありがと!!
551 HOREI
押川先生もどうぞ～♡
これ日本で一番美味しいお土産です～
いや～宮崎の鶏炭火焼も負けませんよ
551 HOREI

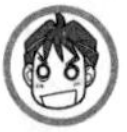

都市伝説が広がってしまう事情

手術をするとがんが暴れるとか、がんが飛び散るとか、手術をすることでかえって寿命が短くなるとか、そういった話がよくありますが、本当でしょうか。

結論からいうと、都市伝説です。

なぜそんな都市伝説が広まったのかというと、一つには、手術をしてすぐに亡くなる患者さんがたまにいるという事実があります。それと、がん放置療法で有名な故・近藤誠先生が、手術することによってがんが暴れ出すというようなことを言われていて、それを信じている方がいるからでしょう。

現実的には、そういった話は都市伝説もいいところで、実際には手術した方が長生きができるというデータがたくさんあります。全部が全部、手術をしてがんが治るわけではないですし、手術が仇《あだ》となるケースがあるのも事実ですが、話はそんなに単純ではないのです。

もともと手術というものは、ある程度身体に負担を与えますので、手術そのもので体力が奪われたり、本人がきつい状況になったりということはありえます。そういったことも考えて、本当に手術をしたほうがいいのか、しないほうがいいのかということを、がん治療医側は考えているわけです。

固形がんでいえば、例外はありますが、負担が大きくても手術をしたほうがいいのは、それによってがんが治るという勝算がある場合です。そうではない場合、がんを取り切れずに総量を減らす減量手術を行なうのは、ある種の悪性リンパ腫や精巣腫瘍、卵巣がんなどの特殊なケースくらいです。

大腸がんの肝臓転移の手術なども例外的であって、他の固形がんの場合は、取り切れる見込みがあるのであれば手術をしますが、そうでなければ手術をしないことが多い。そういった状況でも手術をした場合、やはり早く亡くなるケースがあります。けれども、それは手術に耐えられる予備力（ストレスが加わった時に対応できる潜在能力）がなかったとか、あるいは基礎疾患合併症があって、それによって手術後に血栓症を起こしたとか、いろいろなイベントが起こって早く亡くなるケースです。

そういったケースは非常に目立ちますので、「手術しなければよかったのに」というように、周りに悪い噂として広がることがあります。

ただ、通常は、手術をすればよくなるという勝算を考えてから外科医は手術をするのであり、単にがんがあるから手術をするというわけではないのです。体力がない時に手術をするのは確かに大きな問題で、がんを取った後にはたして本人が元の生活に戻るための体力を残せるかどうかを、ある程度計算できるかどうかが重要になってくるわけです。

がんが手術で飛び散るかどうかは、そういった不幸なケースに理由をつけて話をつなげているだけです。

実際は、各種がん、各ステージについて、手術後の成績はきちんと統計が取られていて、こういった場合はこうした手術はしないほうがいいということについても、データの蓄積があり、しっかり検討されています。

たとえば、胃がんであれば、大動脈周囲リンパ節といって、胃からかなり離れたリンパ節まで取る負担の大きな手術もあるのですが、実際にリンパ節の郭清《かくせい》（手術で取り払うこと）をたくさん行なう拡大手術と、そこまでしない縮小手術のどちらが本人のためにいいかということも、臨床試験でしっかり検討されています。拡大手術そのもののメリットがあまりないということが結果として出ていますので、最近は臓器を切除しすぎない縮小手術がトレンドです。昔は、取れるだけ取るということがあったのですが、データの蓄積によって、それはかえって患者さんのためにならないとわかってきたのですね。

手術は患者さんにとって一大イベントですが、手術でがんが飛び散るという俗説について、医療者側がしっかり誤解を解くための説明をしてくれるとは限りません。正式なガイドラインにもそういった文言がなく、医療者側としてもそんな突飛《とっぴ》な発想自体がないですから、正式な説明がないことが多いのです。

でも、一般の方はそういった事情をご存じなく、俗説に振り回されてしまいかねません。ですから、ここではあえて細かく説明させてもらいました。

手術をするとがんが飛び散る、暴れるなどの俗説について、その点を解明した２０２２年に発表されたばかりの日本人大規模試験を、巻末の動画（296頁・第13話③）で紹介していますので、ご覧下さい。

第14話

押川先生！

「がん患者の家族は、がんばりすぎてはいけない」って本当ですか？

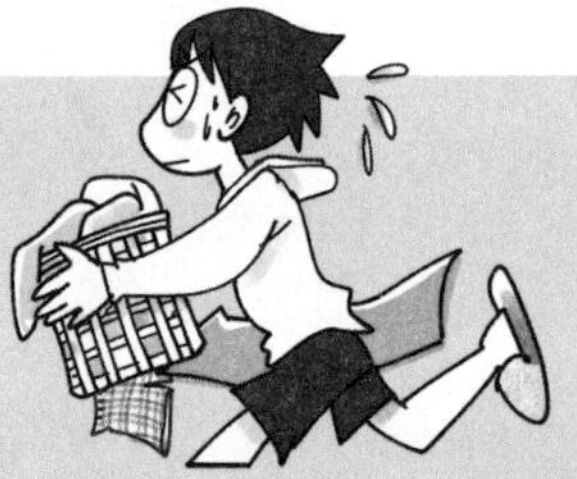

本当の意味で患者を支えるために、
家族に必要なものは——？
ななさんのために、毎日懸命に伴走する真人さん。
少しバテ気味のようです。
長い治療生活になるからこその、家族の心得を
押川先生とななさんが教えてくれます。

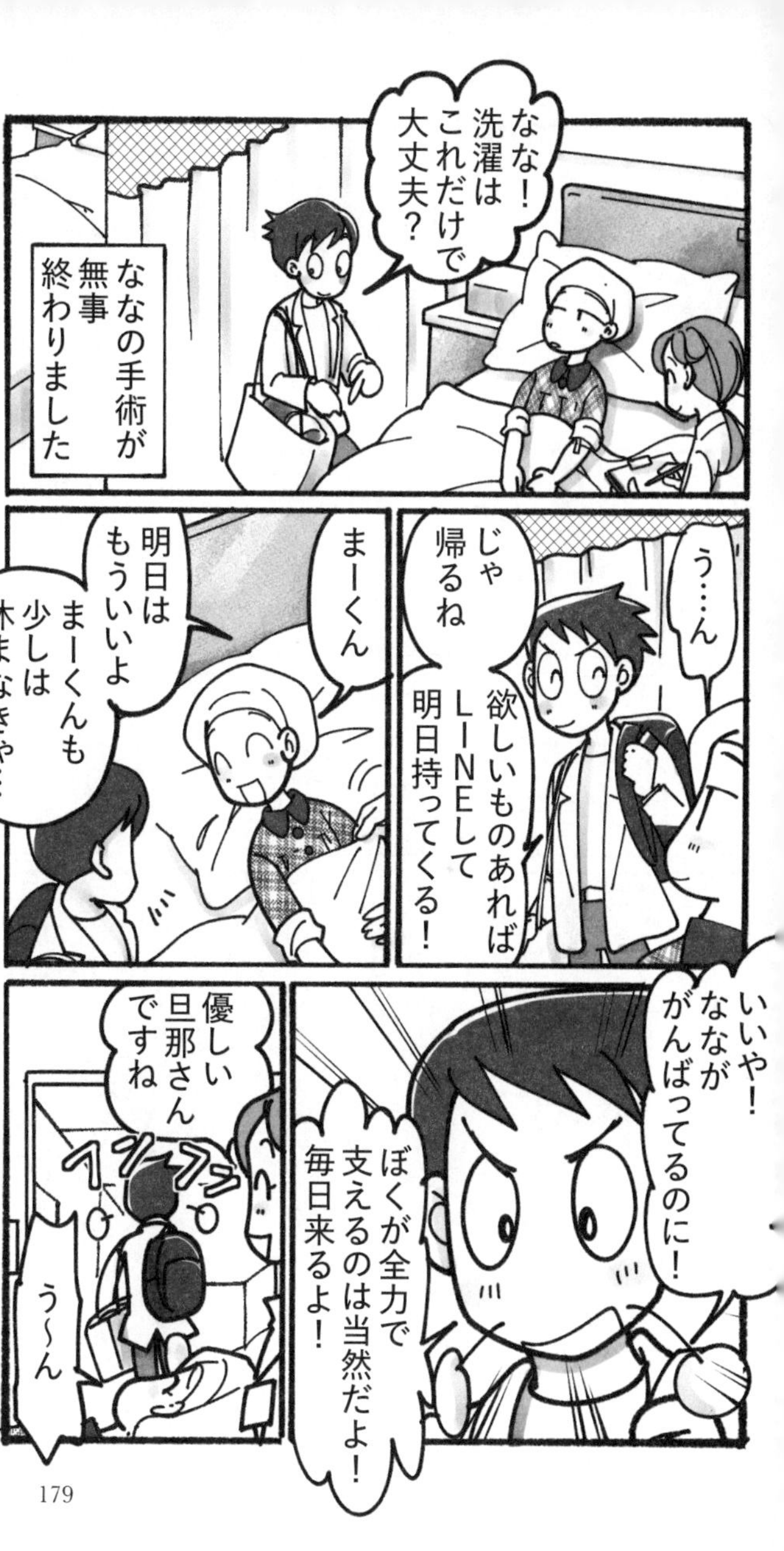
なな！洗濯はこれだけで大丈夫？
ななの手術が無事終わりました
う…ん
じゃ帰るね
欲しいものあればLINEして明日持ってくる！
まーくん
明日はもういいよ
まーくんも少しは休まなきゃ…
いいや！ななががんばってるのに！
ぼくが全力で支えるのは当然だよ！毎日来るよ！
優しい旦那さんですね
う～ん

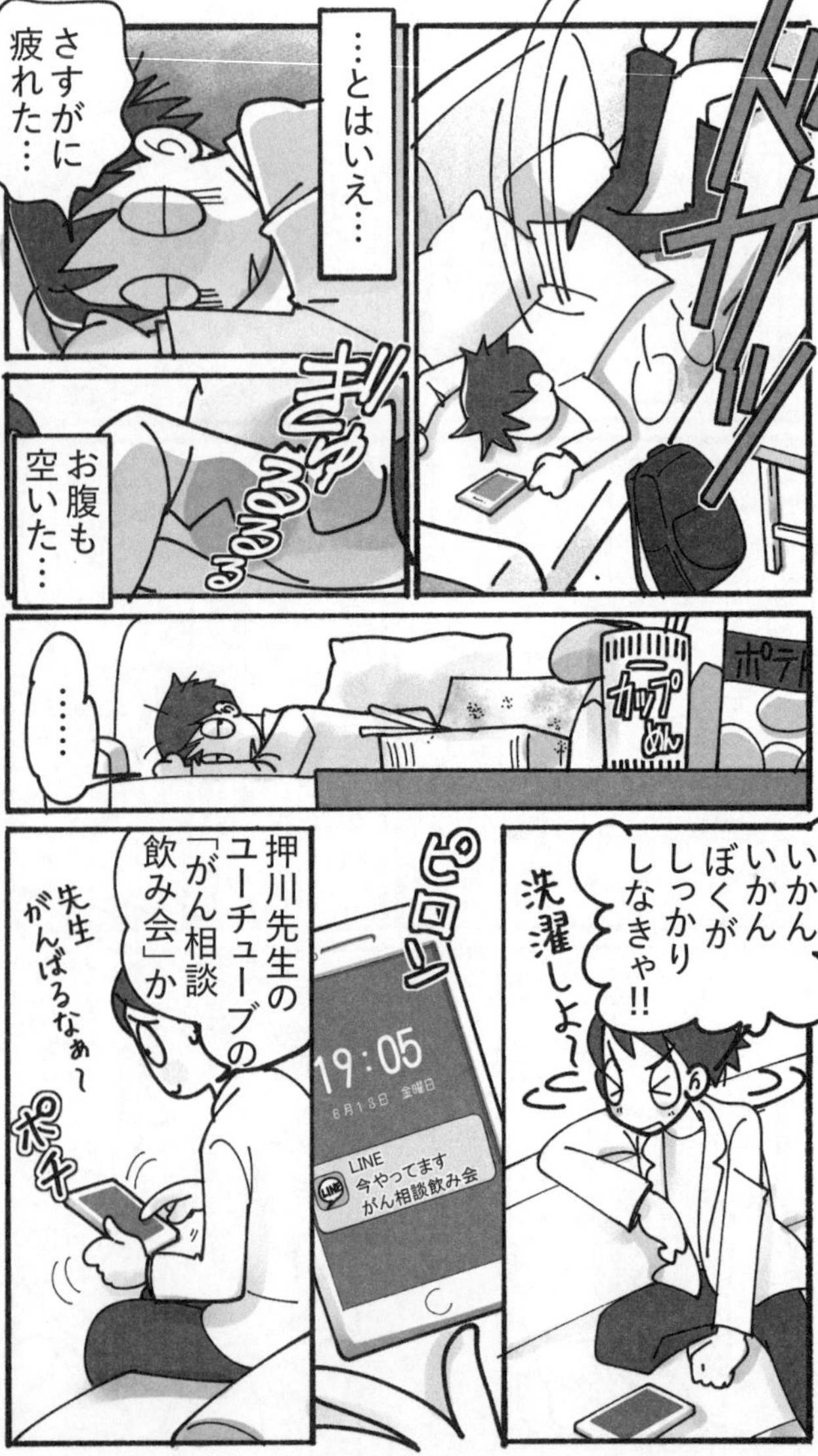
ドサッ
…とはいえ…
さすがに疲れた…
ぎゅるるるる
お腹も空いた…
……
カップめん
いかんいかんぼくがしっかりしなきゃ!!
洗濯しよ〜
ピロン
19:05
6月18日 金曜日
LINE
今やってます
がん相談飲み会
押川先生のユーチューブの「がん相談飲み会」か
先生がんばるなぁ〜
ポチ

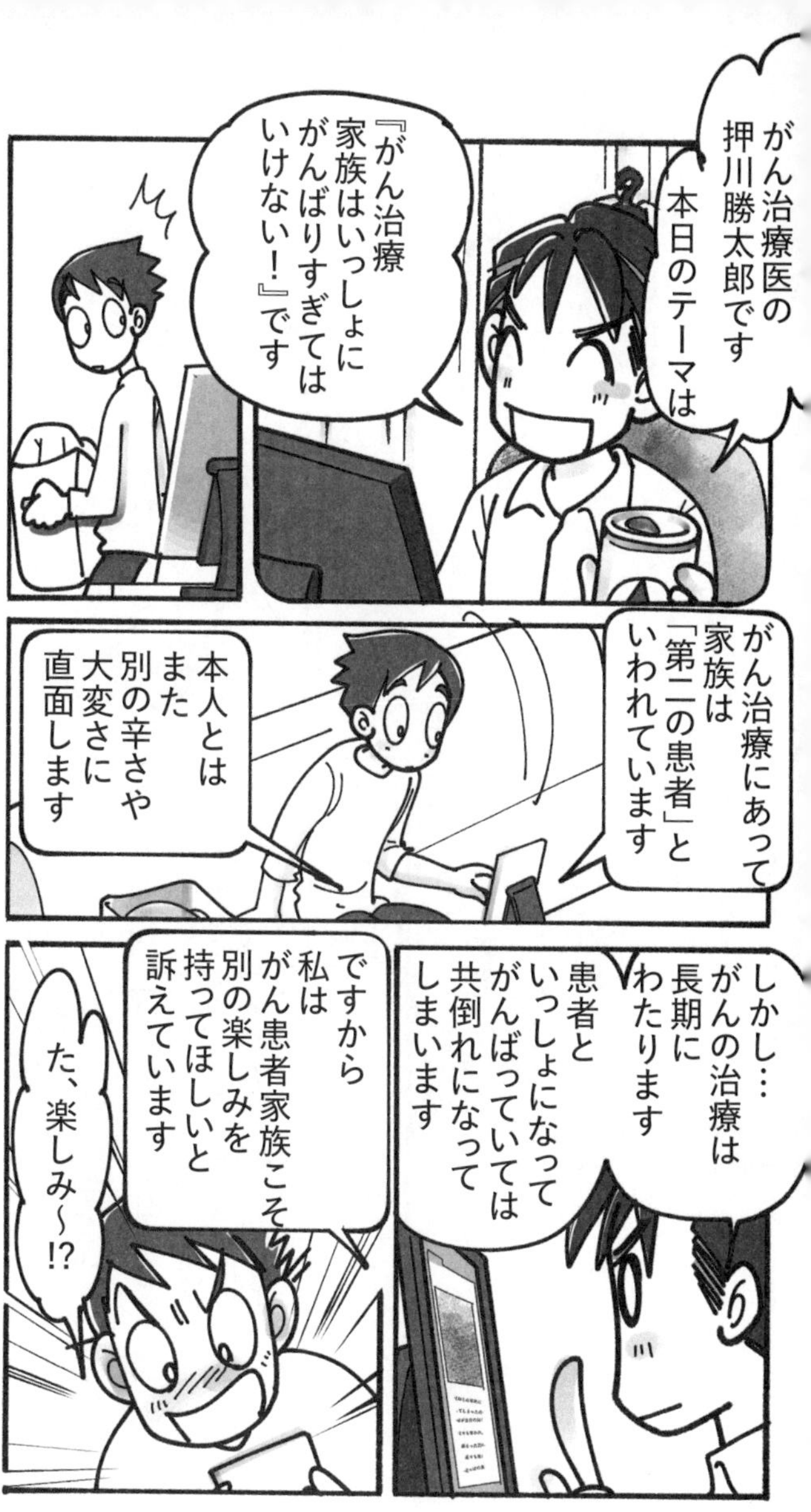
がん治療医の押川勝太郎です
本日のテーマは
『がん治療家族はいっしょにがんばりすぎてはいけない!』です
がん治療にあって家族は「第二の患者」といわれています
本人とはまた別の辛さや大変さに直面します
しかし…がんの治療は長期にわたります
患者といっしょになってがんばっていては共倒れになってしまいます
ですから私はがん患者家族こそ別の楽しみを持ってほしいと訴えています
た、楽しみ〜!?

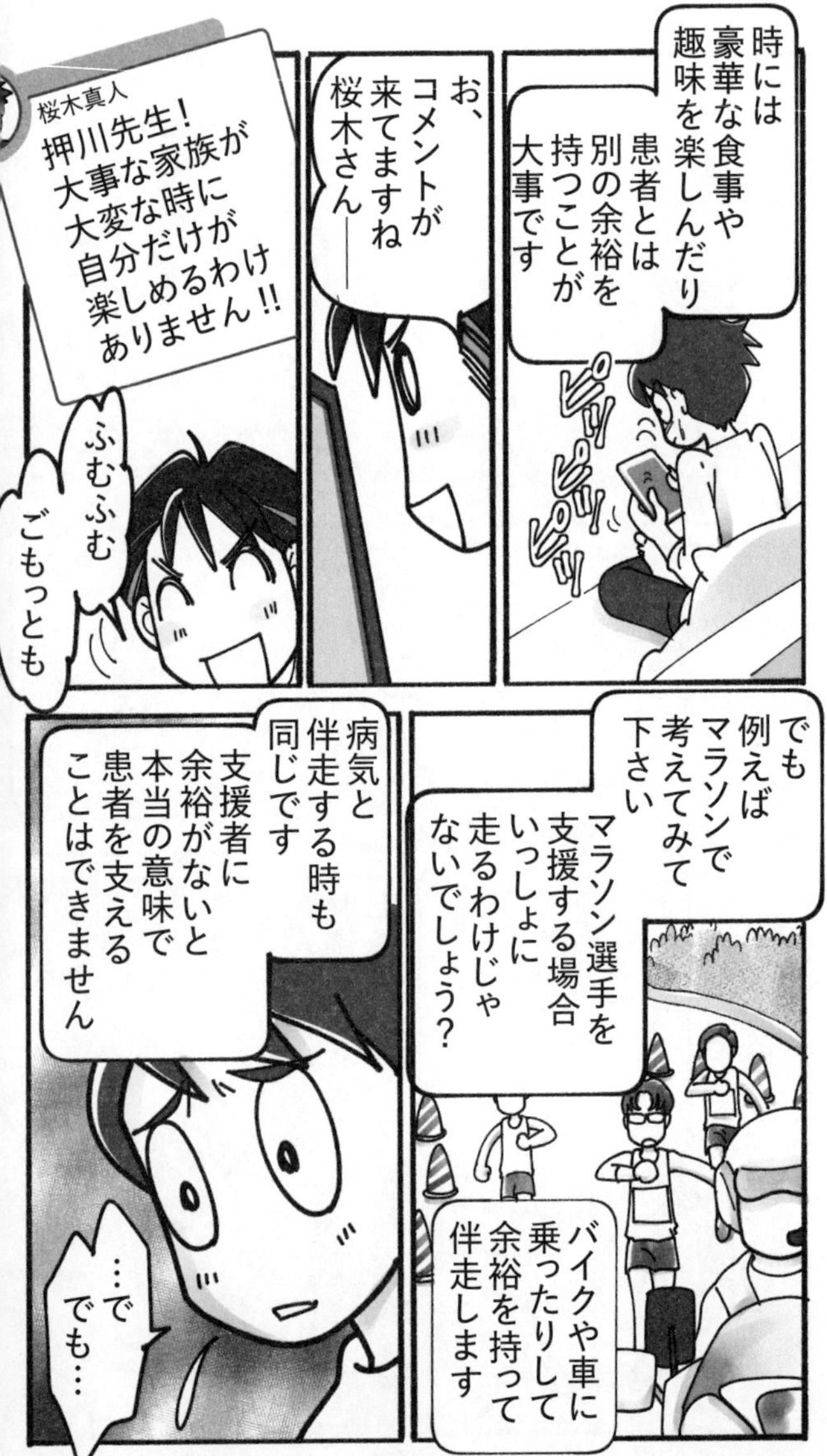
時には豪華な食事や趣味を楽しんだり
患者とは別の余裕を持つことが大事です
ピリッ
ピリッ
ピリッ
お、コメントが来てますね桜木さん――
桜木真人
押川先生！大事な家族が大変な時に自分だけが楽しめるわけありません!!
ふむふむ
ごもっとも
でも例えばマラソンで考えてみて下さい
マラソン選手を支援する場合いっしょに走るわけじゃないでしょう？
バイクや車に乗ったりして余裕を持って伴走します
病気と伴走する時も同じです
支援者に余裕がないと本当の意味で患者を支えることはできません
…ででも…

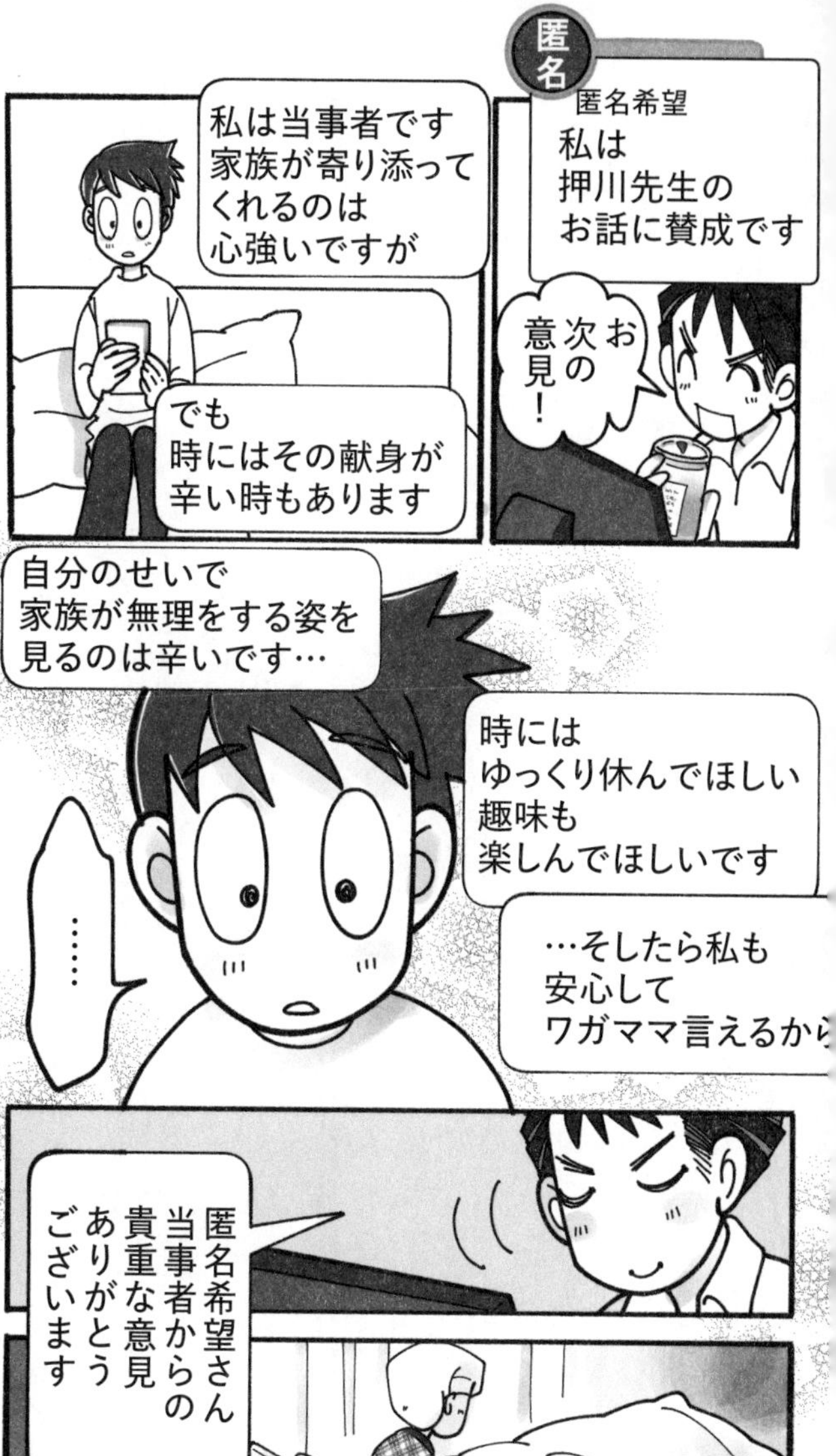

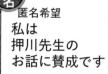

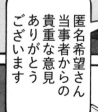

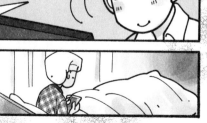

匿名
匿名希望
私は
押川先生の
お話に賛成です
お次の意見！
私は当事者です
家族が寄り添って
くれるのは
心強いですが
でも
時にはその献身が
辛い時もあります
自分のせいで
家族が無理をする姿を
見るのは辛いです…
時には
ゆっくり休んでほしい
趣味も
楽しんでほしいです
…そしたら私も
安心して
ワガママ言えるから
……
匿名希望さん
当事者からの
貴重な意見
ありがとう
ございます

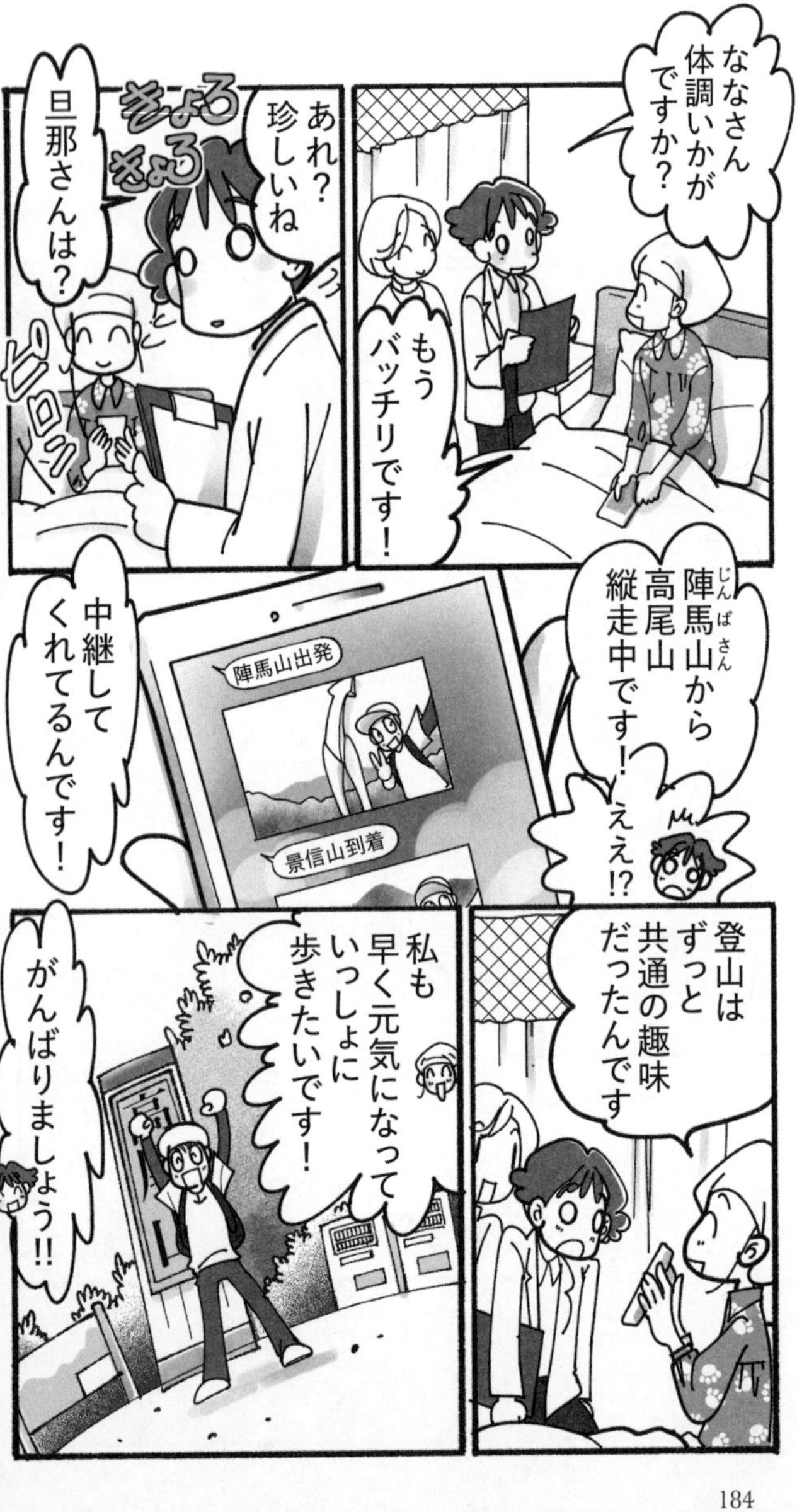
ななさん 体調いかが ですか？
もう バッチリです！
あれ？ 珍しいね
きょろ きょろ
旦那さんは？
ピロン
陣《じん》馬《ば》山《さん》から 高尾山 縦走中です！
ええ!?
陣馬山出発
景信山到着
中継して くれてるんです！
登山は ずっと 共通の趣味 だったんです
私も 早く元気になって いっしょに 歩きたいです！
がんばりましょう!!

家族が共倒れしないための考え方

がん患者さんの家族は、第二の患者といえるくらい大変な立場にある方々です。がんのサバイバーは、がんに罹《かか》った人だけでなく、その人に関わる家族や支援者も含まれており、がんになった後に直面する課題を全員で乗り越えていくことを含め、がんになった後の人生の全てを「がんサバイバーシップ」といいます。その家族のみなさんに提言をさせてください。

家族には家族の人生がありますが、身内ががんに罹って大変な状況になってくると、いっしょに苦しみ、悩み、いろいろな支援に励もうとします。でも、この家族がそれらを背負いすぎたら危険です。本人がいかに苦しんでいようとも、共倒れになっては元も子もないからです。

では、共倒れにならないためにどうすればいいか。

がん患者さんの精神的な落ち込みが激しく、家族としてもなかなか支援できないことがあります。逆に家族の方が落ち込んでしまい、患者さんの治療が上手くいかないケースもあります。そうならないために、患者さんの家族自身が、患者さん本人とは別個に楽しみを持ってもよいでしょう。患者さんの治療生活とは切り離した家族の別次元の楽しみを作るのです。

これは、本人だけが苦しんで家族が楽をしていいということではありません。がん患者さん自身は精神的に強いショックを受けますし、がんによる身体的な苦痛、不快感などいろいろな悩みがあります。それを心配する家族もとても辛いのですけれども、家族で共倒れにならないためには、患者さんは患者さん本人、家族は家族で、別の時間をしっかり持って、別の楽しみをきちんと確保することが重要になるのです。

患者さんを支援するためには、家族が独自の休み時間、自分の人生を楽しむ時間、自分の家族の支援を忘れて自分のやりたいことをやる時間を持つことがとても重要です。苦しむ患者さんを放っておいて家族が遊んでいていいのか、と批判されるかもしれません。遊ぶなんて、とてもじゃないがそんな気分になれない、という家族もいるでしょう。しかし、治療生活を持続させるための工夫が必要なのです。

なぜ必要なのか。それは患者さんに強いストレスがかかっている状況だと、患者さんから様々なわがままが出てくるからです。その結果、家族間のコミュニケーションが上手くいかなくなることもあるでしょう。家族のほうに余裕がないと、わがままに付き合えません。心の余裕、生活のゆとりが保ててこそ、患者さんの支援ができると思うのです。

患者さんと同じように苦しむことが家族の役目ではありません。患者さん自身が食欲減退でろくに食事がとれなくても、家族は別のところで美味しいものを食べて、気力、体力を充実させた上で、患者さんをしっかり支援していくという考え方に切り替えましょう。

たとえば、マラソン選手の支援者は選手といっしょに走りませんよね。バイクや自転車に乗って伴走をします。がんの場合もこれと同じです。患者さんと同じ境遇、症状、精神状態を共有しないと申し訳ないと思わなくていいのです。むしろ、そう思ってはいけません。

これは、とても戦略的な考え方です。

医者とて同じであって、がん治療医も患者さんの状況が悪くなって死にそうになると、こちらまで本当に死にそうなくらい大変になります。その状況からどうやってレスキューしようかと、いろいろ調べていろいろ処置をしてからいろいろなオーダーを出して、治療医自身もすごく参ります。けれども、がん治療医に自身の人生の楽しみがあり、余裕があるからこそ、患者さんのわがままにも付き合えますし、普通だったらできないような特別な処置などもできたりするわけです。家族も同じです。

これは決して患者さんを見捨てるということではありません。戦略的に家族が患者さんを支援するために必要な生活形態だと考えてもらったらいいと思います。家族は第二の患者です。だからこそ、ご自身の人生を楽しみ、ストレスを解消して、その余力を持って患者さんを支援することで、大切な家族を支えてほしいのです。

第15話

押川先生！

「がん患者は、治療に専念してはいけない」って本当ですか？

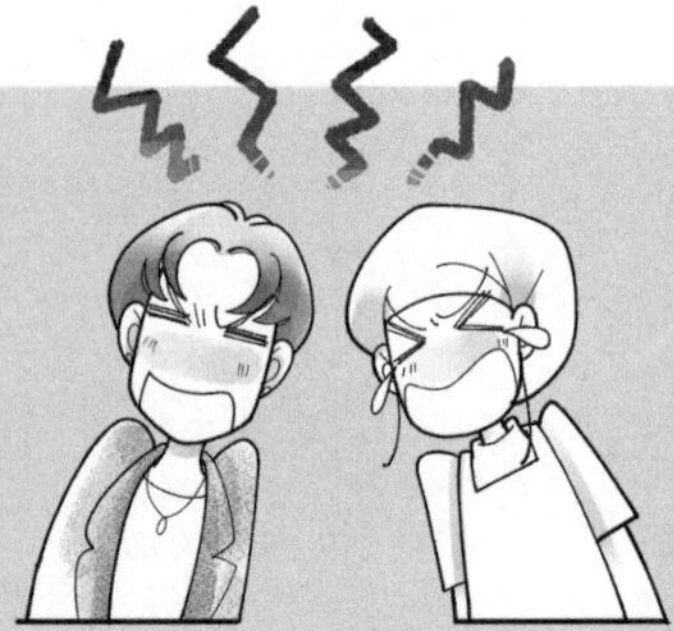

山あり谷ありのがん治療。
先の見えない日々に、
ついつい落ち込みがちになってしまいます。
そんな、ななさんへの押川先生の言葉は、
「治療は手段にすぎず、目的にしてはいけない」。
さて、その真意とは……？

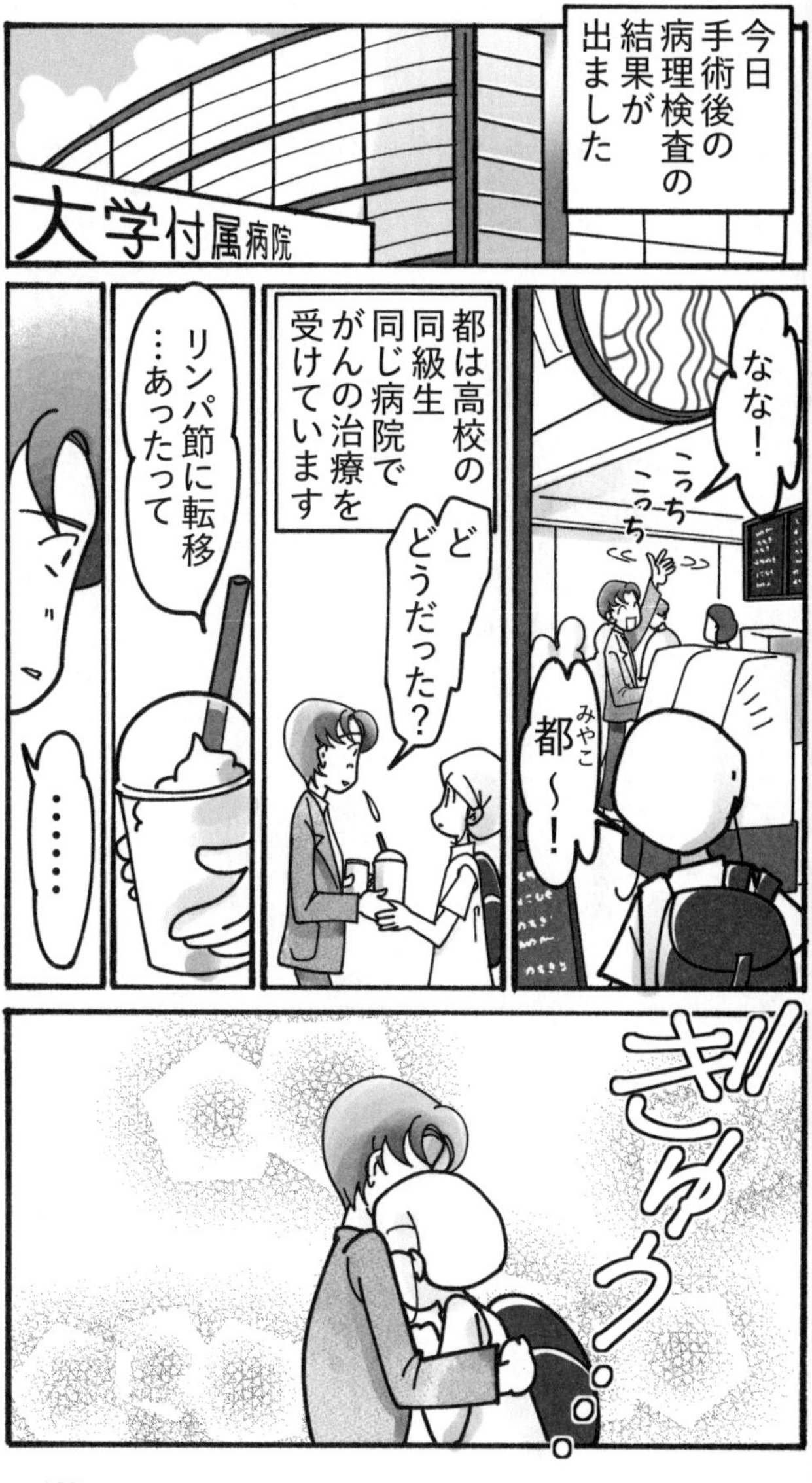

今日
手術後の
病理検査の
結果が
出ました
大学付属病院
なな！
こっち
こっち
都《みやこ》～～！
都は高校の
同級生
同じ病院で
がんの治療を
受けています
ど
どうだった？
リンパ節に転移
…あったって
……
ぎゅう

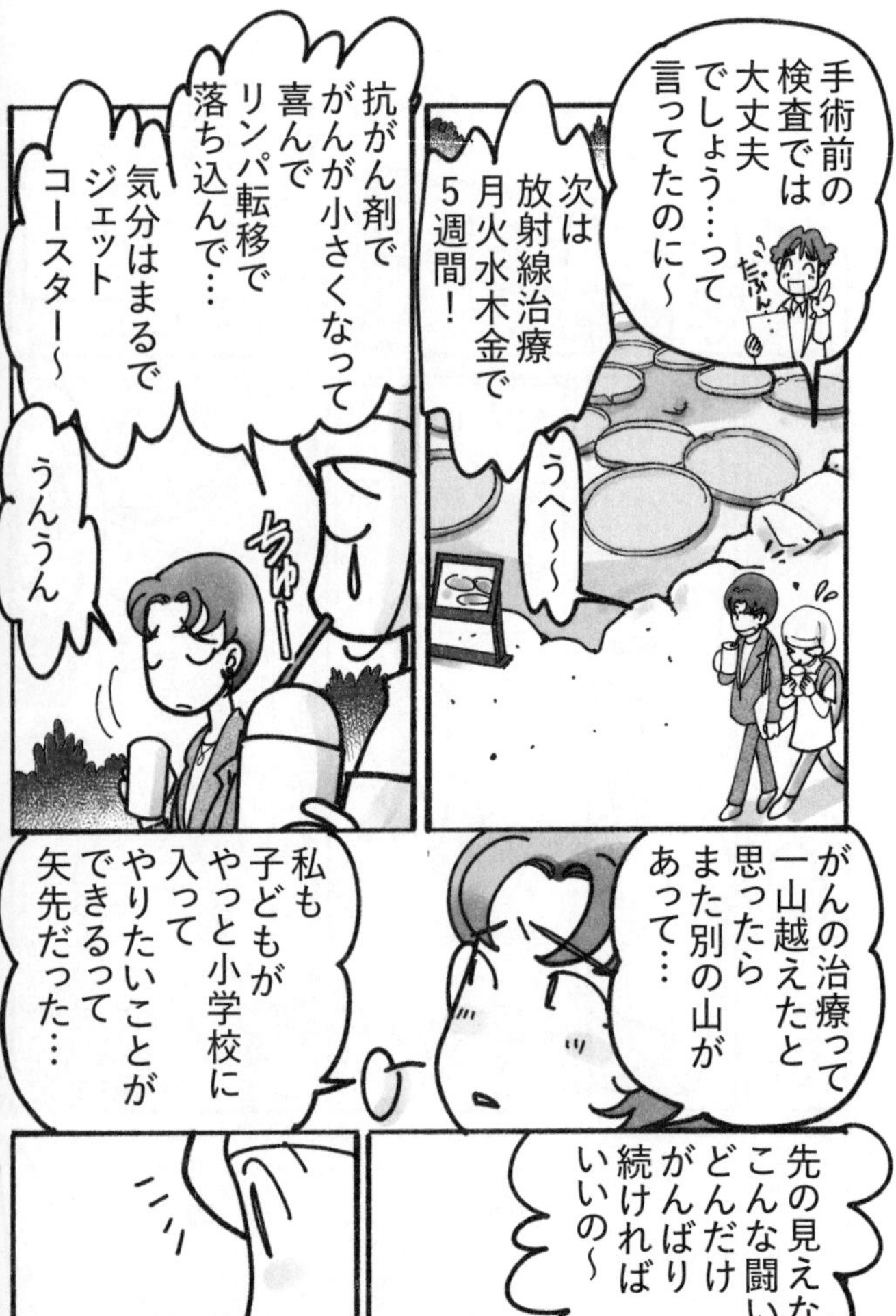
手術前の検査では大丈夫でしょう…って言ってたのに～
たぶん
次は放射線治療月火水木金で5週間！
うへ～～
抗がん剤でがんが小さくなって喜んでリンパ転移で落ち込んで…
気分はまるでジェットコースター～
ちゅー
うんうん
がんの治療って一山越えたと思ったらまた別の山があって…
私も子どもがやっと小学校に入ってやりたいことができるって矢先だった…
先の見えないこんな闘いどんだけがんばり続ければいいの～
ぴえーん

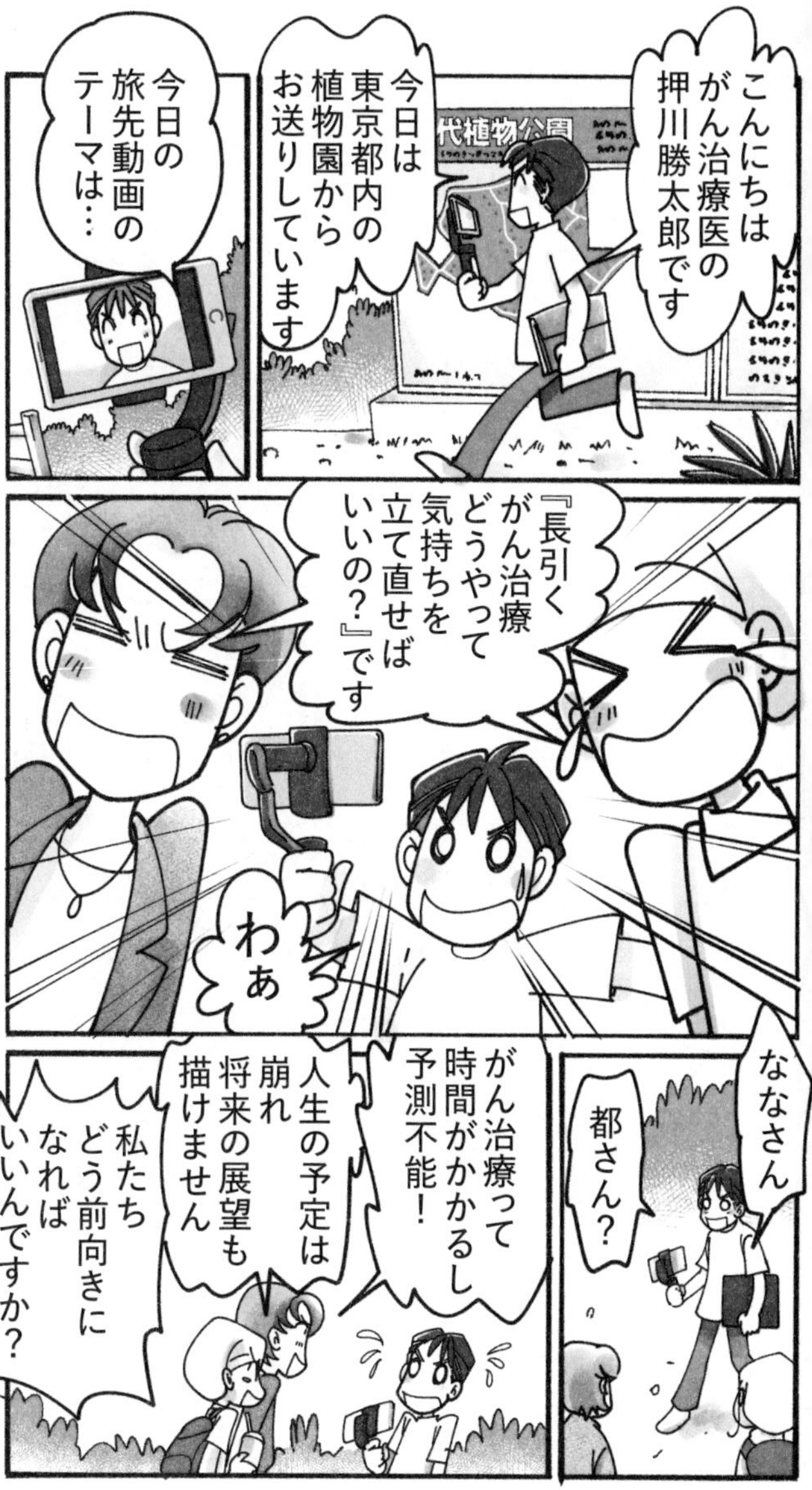
こんにちは
がん治療医の
押川勝太郎です
代植物公園
今日は
東京都内の
植物園から
お送りしています
今日の
旅先動画の
テーマは…
『長引く
がん治療
どうやって
気持ちを
立て直せば
いいの？』です
わぁ
ななさん
都さん？
がん治療って
時間がかかるし
予測不能！
人生の予定は
崩れ
将来の展望も
描けません
私たち
どう前向きに
なれば
いいんですか？

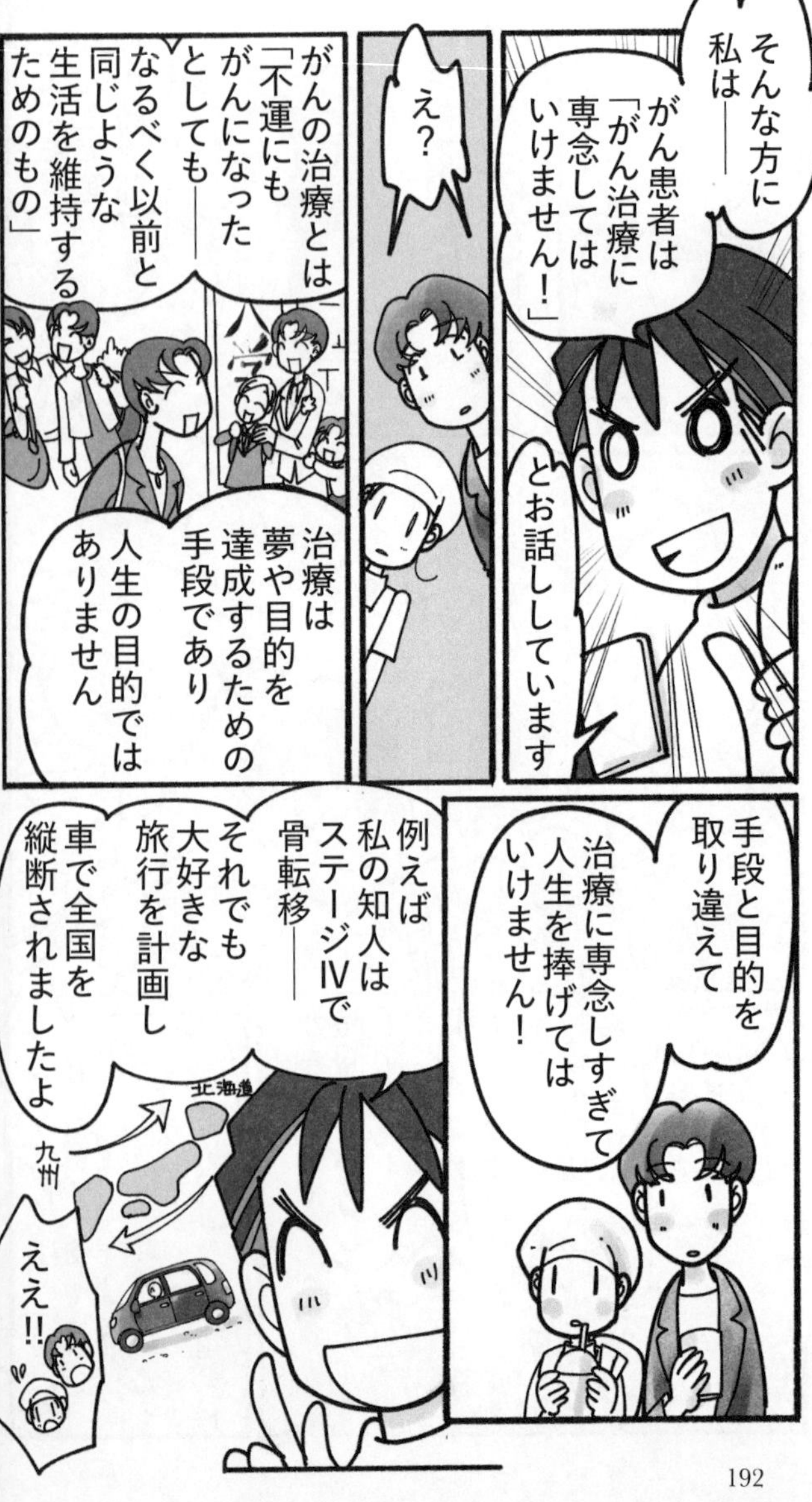

そんな方に
私は——
がん患者は
「がん治療に
専念しては
いけません！」
とお話しししています
え？
がんの治療とは
「不運にも
がんになった
としても——
なるべく以前と
同じような
生活を維持する
ためのもの」
治療は
夢や目的を
達成するための
手段であり
人生の目的では
ありません
手段と目的を
取り違えて
治療に専念しすぎて
人生を捧げては
いけません！
例えば
私の知人は
ステージⅣで
骨転移——
それでも
大好きな
旅行を計画し
車で全国を
縦断されましたよ
北海道
九州
ええ!!

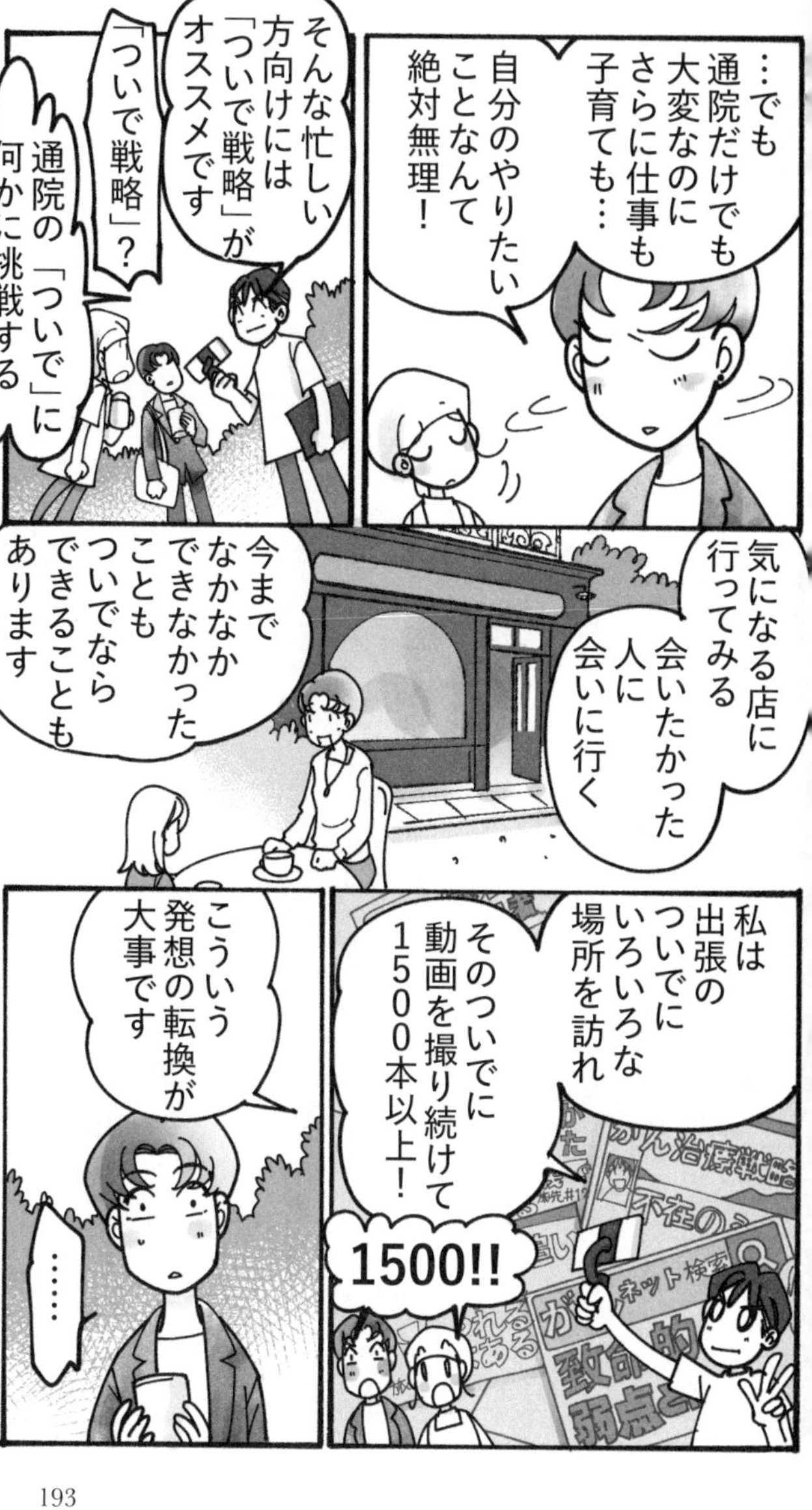
…でも通院だけでも大変なのにさらに仕事も子育ても…
自分のやりたいことなんて絶対無理！
そんな忙しい方向けには「ついで戦略」がオススメです
「ついで戦略」？
通院の「ついで」に何かに挑戦するのです！
気になる店に行ってみる
会いたかった人に会いに行く
今までなかなかできなかったこともついでならできることもあります
私は出張のついでにいろいろな場所を訪れ
そのついでに動画を撮り続けて1500本以上！
ネット検索
1500!!
こういう発想の転換が大事です
……

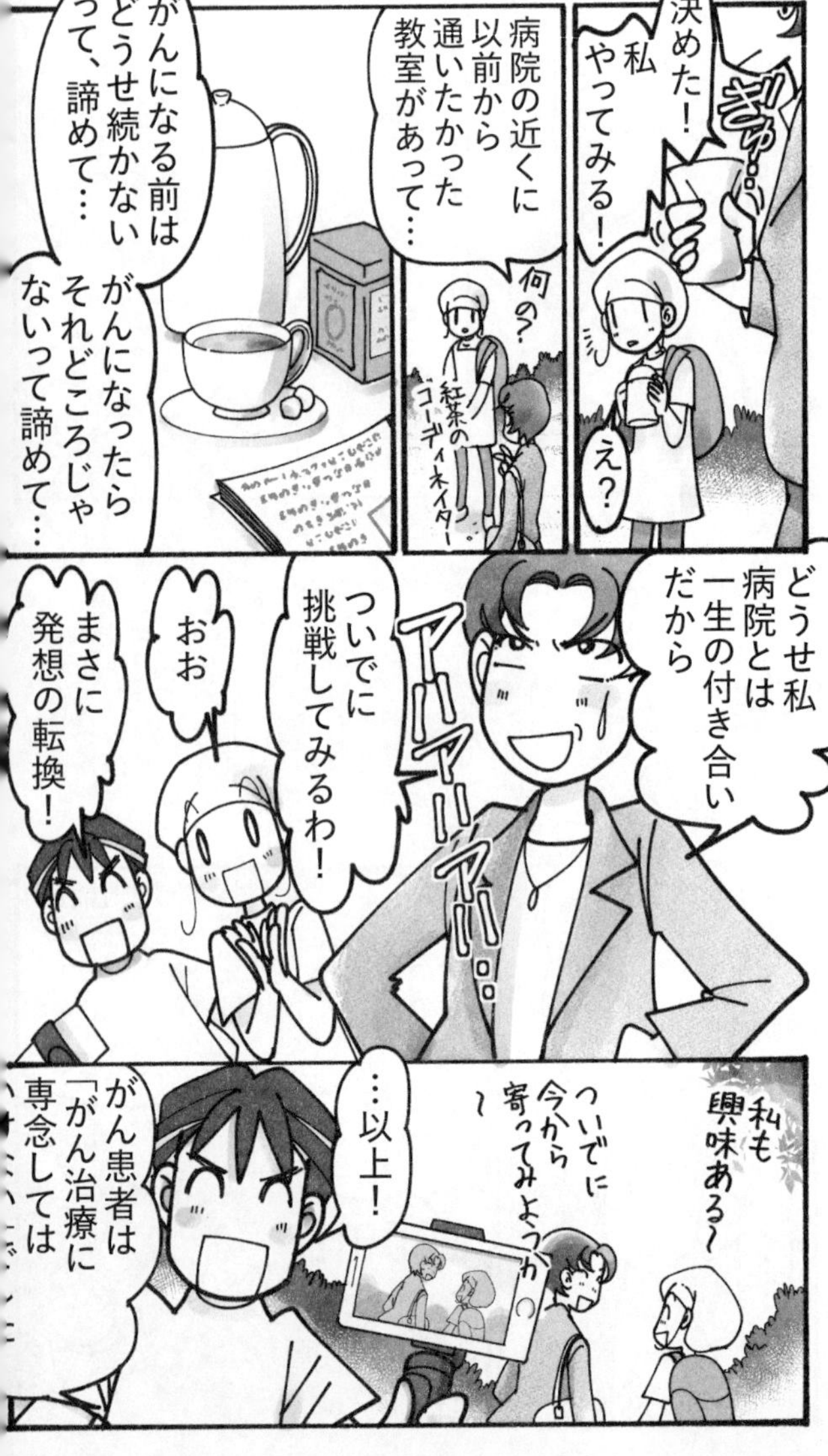
決めた！
私
やってみる！
え？
何の？
病院の近くに以前から通いたかった教室があって…
紅茶のコーディネイター。
がんになる前はどうせ続かないって、諦めて…
がんになったらそれどころじゃないって諦めて…
どうせ私病院とは一生の付き合いだから
ついでに挑戦してみるわ！
おお
まさに発想の転換！
私も興味ある～
ついでに今から寄ってみようか～
…以上！
がん患者は「がん治療に専念しては

第二の人生を歩むための考え方

じつをいうと、がんの患者さんはがん治療に専念してはいけません。なぜか。

多くの患者さんは、治療がうまくいくまで病院に入院していたい、今は仕事よりも治療に専念したい、と考えます。はたしてそれは本当にいいことなのか、疑問だからです。

厳しい話に聞こえてしまうかもしれませんが、がん治療の難しいところは、がん治療そのものに「絶対にうまくいく」という保証があるわけではないことです。がん治療がうまくいかず、不安を抱えながら、なんとかやっていくしかないという事情の人は数多くいます。

うまくいかない場合、そこからさらに「人生の延長時間を獲得する」、つまり今の生活を守るという視点でがん治療を続けます。痛みのない、痛みの少ない症状で、苦しみのない時間をどれだけ確保できるか、といった視点も大事になってきます。

そうであれば、がん治療に専念することはよくないのです。がん治療が主ではなく、自分の人生が主であるわけですから。自分のしたいことをする充実した人生を送るには、がん治療ばかりに縛《しば》られず、もっと自由になる必要があります。

もちろん、絶望感が強く、一縷《いちる》の望みに託したくて、それどころの話じゃないという人も多いでしょう。しかし、治療に専念して本当にうまくいくという保証はどこにあるでしょうか。保証はないとなれば、うまくいかなかった時のことを考えて行動すべきなのです。人間、いつ何時、何があるかわからない。その意味では、がん患者さんも普通の人もまったく同じです。厳しい状況に置かれているのは事実ですが、現在のがん治療には今の生活を守るためのいろいろな手段があります。だからこそ、治療をすることによって自分の楽しみを諦める必要はないし、諦めるべきではないのですね。

たとえば、私はがんの患者さんによく旅行を勧めます。無茶なことを言うと批判する人もいますけれども、いつもとぜんぜん違うところにいると、心のありようが違ってきます。

自分の想像力の範囲内で動いているだけでは道が切り開けません。ところが、まったく違うところに行って、いろいろな人にいろいろなヒントをもらい、実際に行動して試してみる。そうしたことによって、今まで認識していなかった世界が広がります。それが生きる楽しみのヒントに直結するのではないかと思うのです。

がんになった場合は、次の人生が始まったと考えてもらったほうがいいと思います。つまり、人生の仕切り直しです。無理矢理予定変更になった人生。それを逆手《さかて》にとって、初めて出会ったことや今までしてこなかったことを、ついでに試してみるという姿勢で行動してみてはどうでしょうか。私の受け持ちの患者さんでも、自分の想像を超えた第二の人生を切り開いていった方はたくさんいます。

第16話

押川先生！

「先進医療は実験医療」って本当ですか？

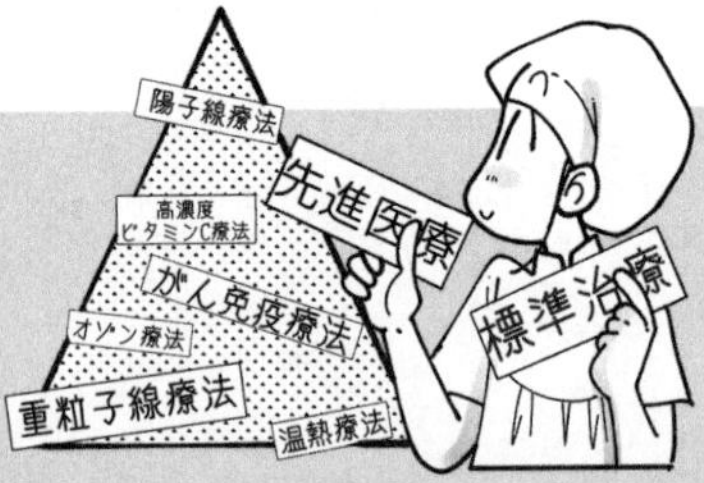

最先端の治療法があると聞けば、
自分も受けたいと思うのは当然の心理です。
でも、ガイドラインから外れた治療には
リスクや損失が伴うのも事実のようです。
保険適用外の治療に対しての考え方を
教えていただきました。

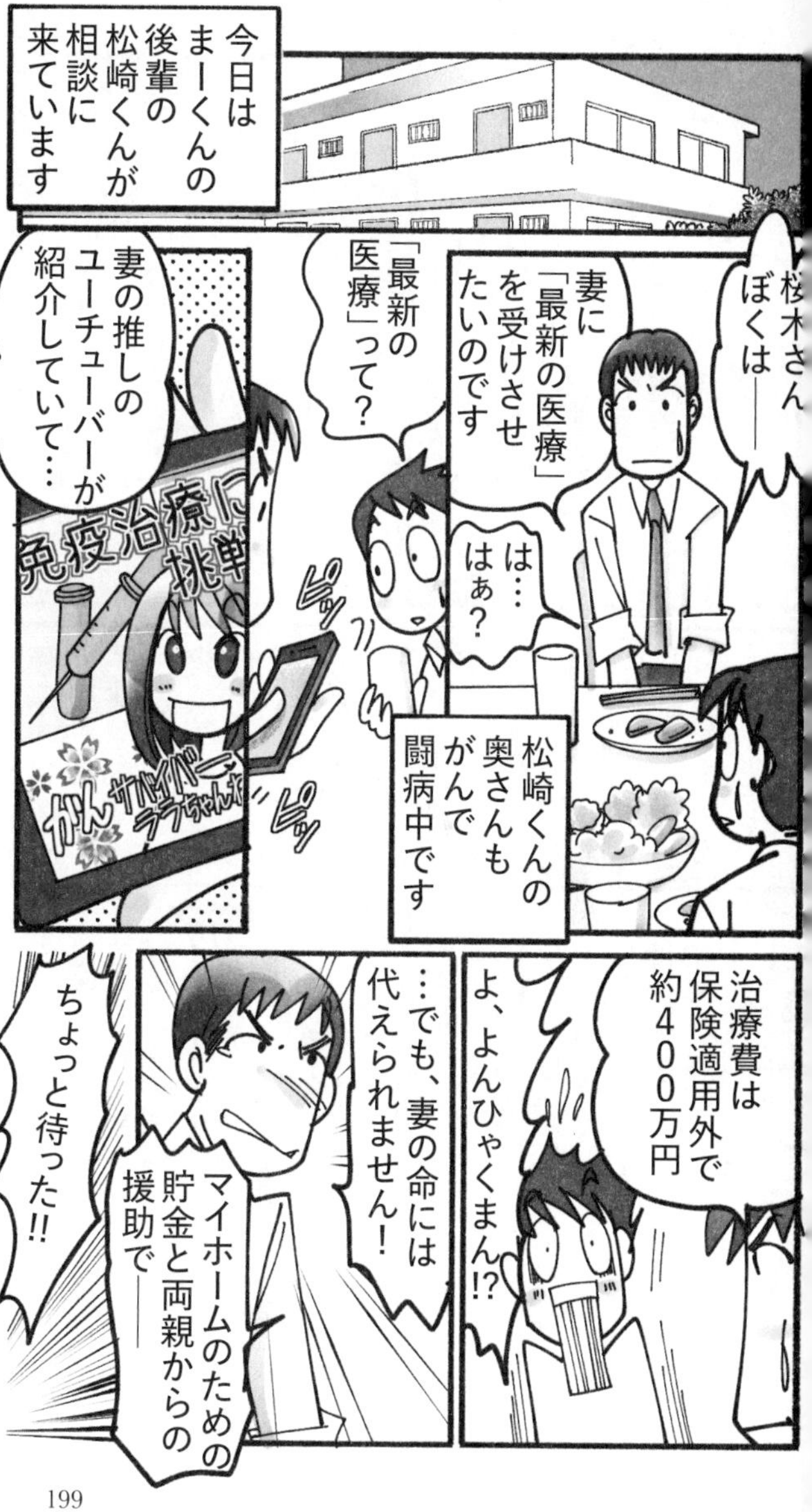
今日はまーくんの後輩の松崎くんが相談に来ています
桜木さんぼくは――
妻に「最新の医療」を受けさせたいのです
は…はぁ?
「最新の医療」って?
松崎くんの奥さんもがんで闘病中です
妻の推しのユーチューバーが紹介していて…
ピッ
免疫治療に
がん
ピッ
治療費は保険適用外で約400万円
よ、よんひゃくまん!?
…でも、妻の命には代えられません!
マイホームのための貯金と両親からの援助で――
ちょっと待った!!

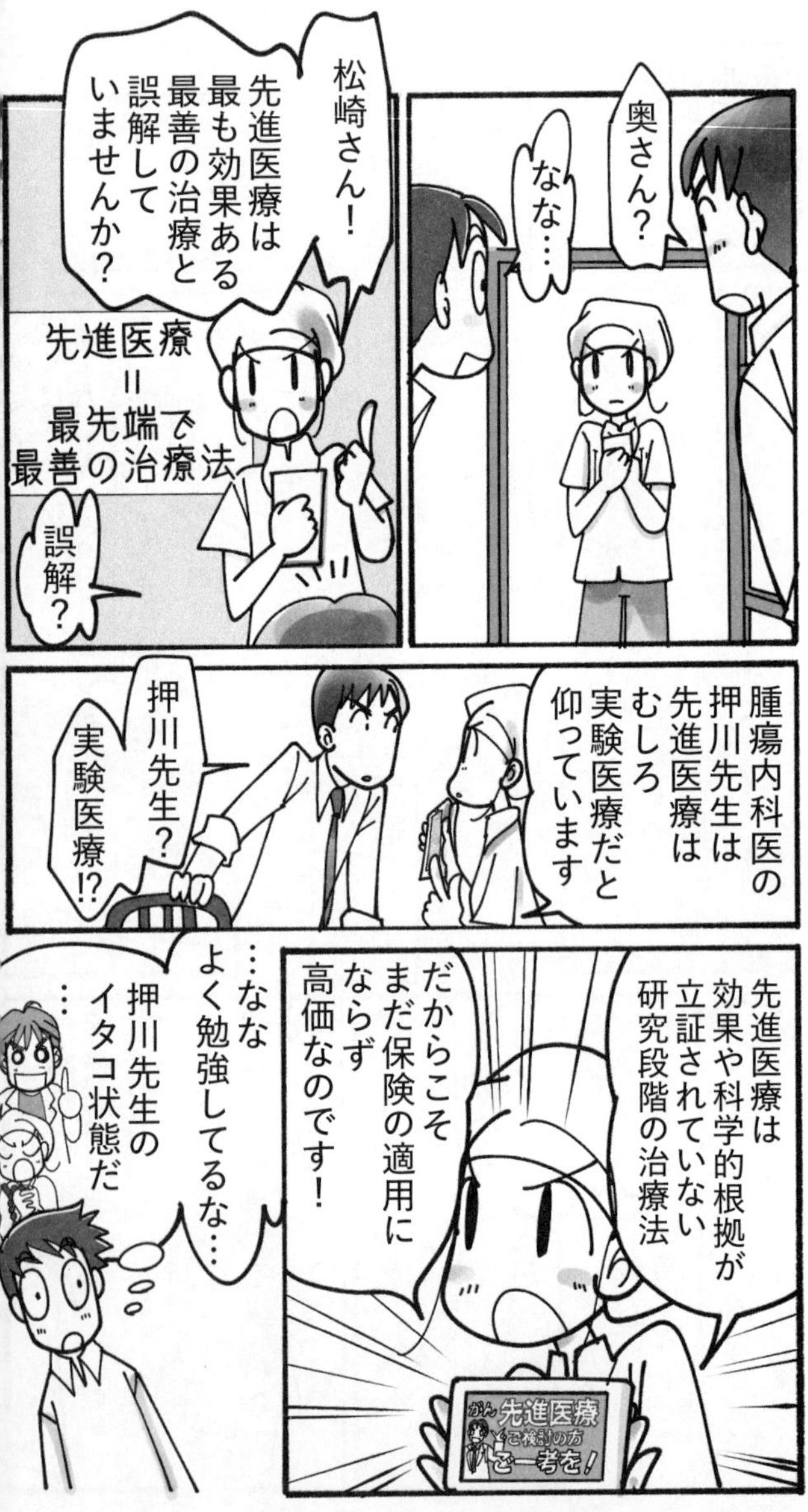

奥さん?
なな…
松崎さん!
先進医療は最も効果ある最善の治療と誤解していませんか?
先進医療＝最先端で最善の治療法
誤解?
腫瘍内科医の押川先生は先進医療はむしろ実験医療だと仰っています
押川先生?
実験医療!?
先進医療は効果や科学的根拠が立証されていない研究段階の治療法
だからこそまだ保険の適用にならず高価なのです!
がん 先進医療
ご検討の方
ご一考を!
…なな よく勉強してるな…
押川先生のイタコ状態だ…

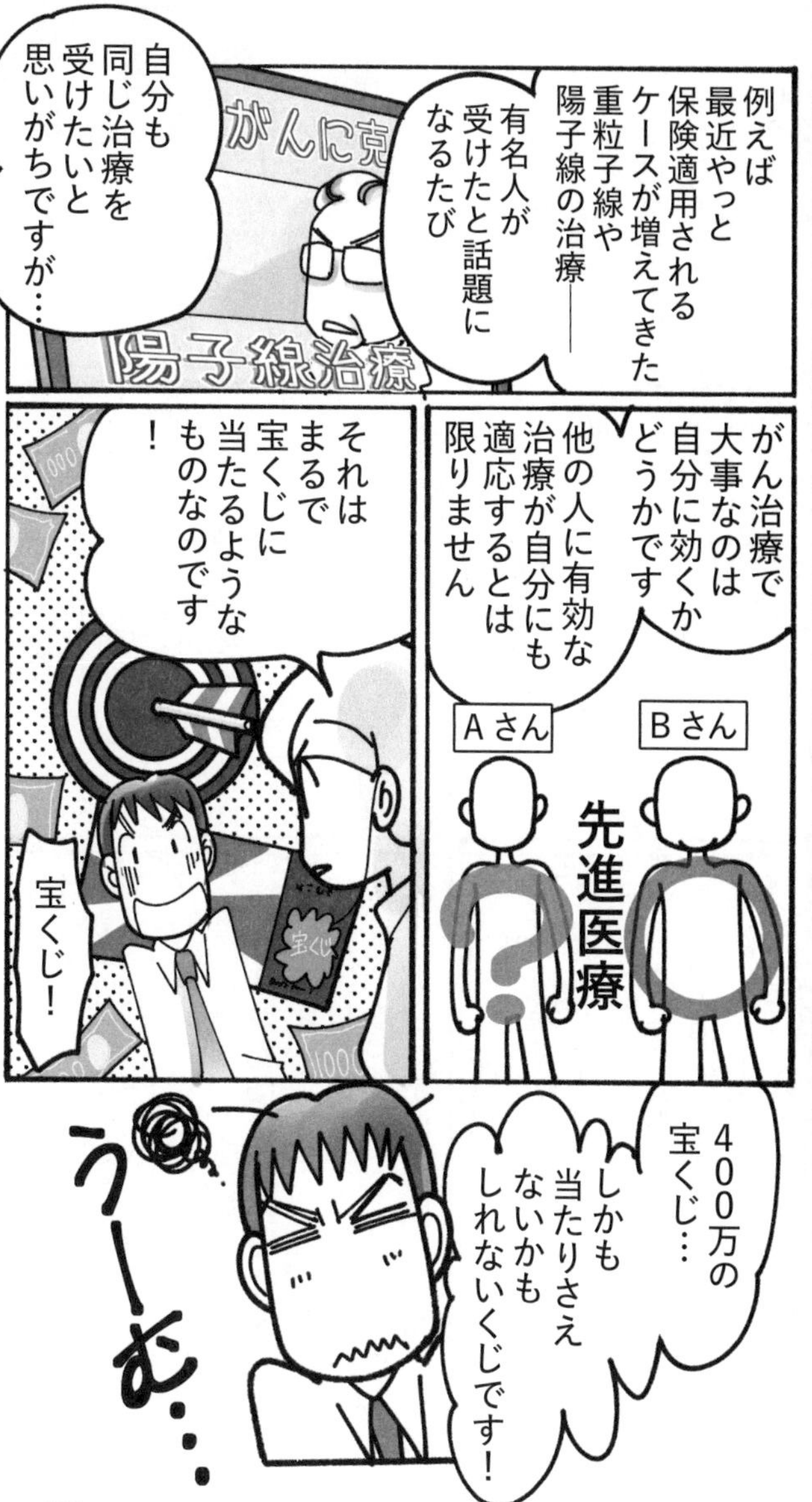
例えば最近やっと保険適用されるケースが増えてきた重粒子線や陽子線の治療――
有名人が受けたと話題になるたび
自分も同じ治療を受けたいと思いがちですが…
がんに克
陽子線治療
がん治療で大事なのは自分に効くかどうかです
他の人に有効な治療が自分にも適応するとは限りません
Bさん
Aさん
先進医療
それはまるで宝くじに当たるようなものなのです！
宝くじ！
宝くじ
400万の宝くじ…
しかも当たりさえないかもしれないくじです！
うーむ…

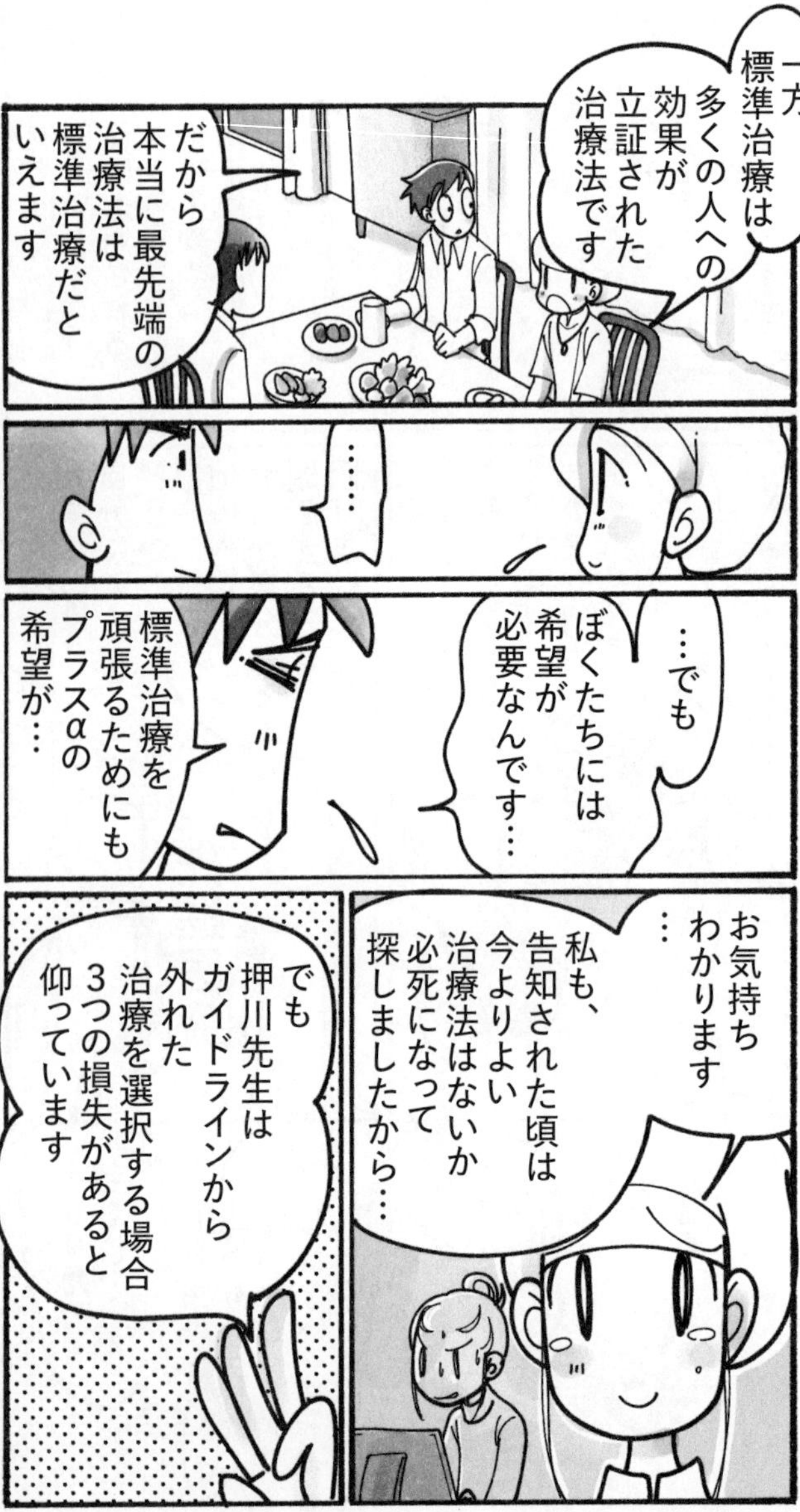
一方
標準治療は
多くの人への
効果が
立証された
治療法です
だから
本当に最先端の
治療法は
標準治療だと
いえます
……
…でも
ぼくたちには
希望が
必要なんです…
標準治療を
頑張るためにも
プラスαの
希望が…
お気持ち
わかります
…
私も、
告知された頃は
今よりよい
治療法はないか
必死になって
探しましたから…
でも
押川先生は
ガイドラインから
外れた
治療を選択する場合
3つの損失があると
仰っています

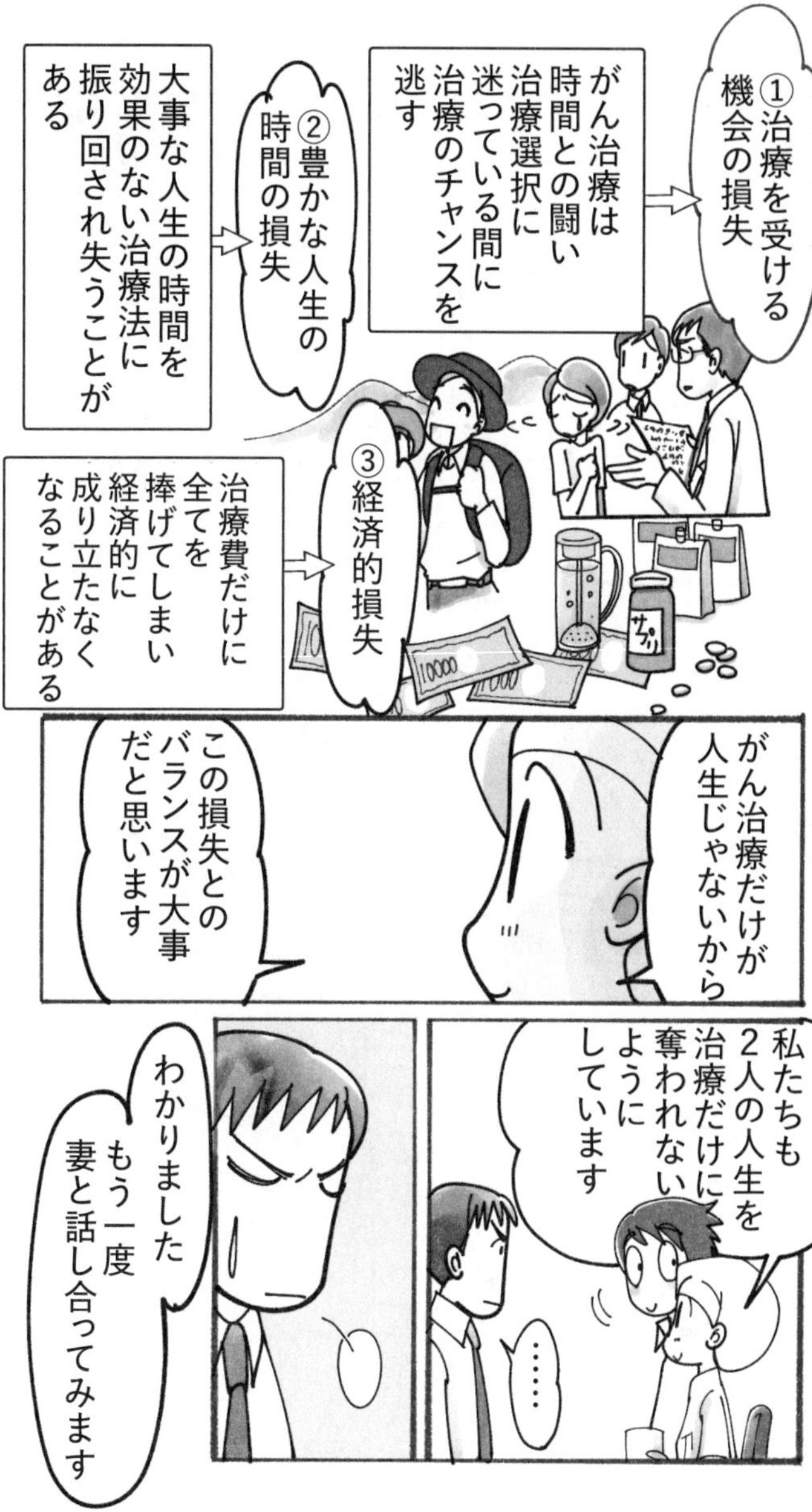
①治療を受ける機会の損失
がん治療は時間との闘い 治療選択に迷っている間に治療のチャンスを逃す
②豊かな人生の時間の損失
大事な人生の時間を効果のない治療法に振り回され失うことがある
③経済的損失
治療費だけに全てを捧げてしまい経済的に成り立たなくなることがある
サプリ
10000
がん治療だけが人生じゃないから
この損失とのバランスが大事だと思います
私たちも2人の人生を治療だけに奪われないようにしています
……
わかりました もう一度妻と話し合ってみます

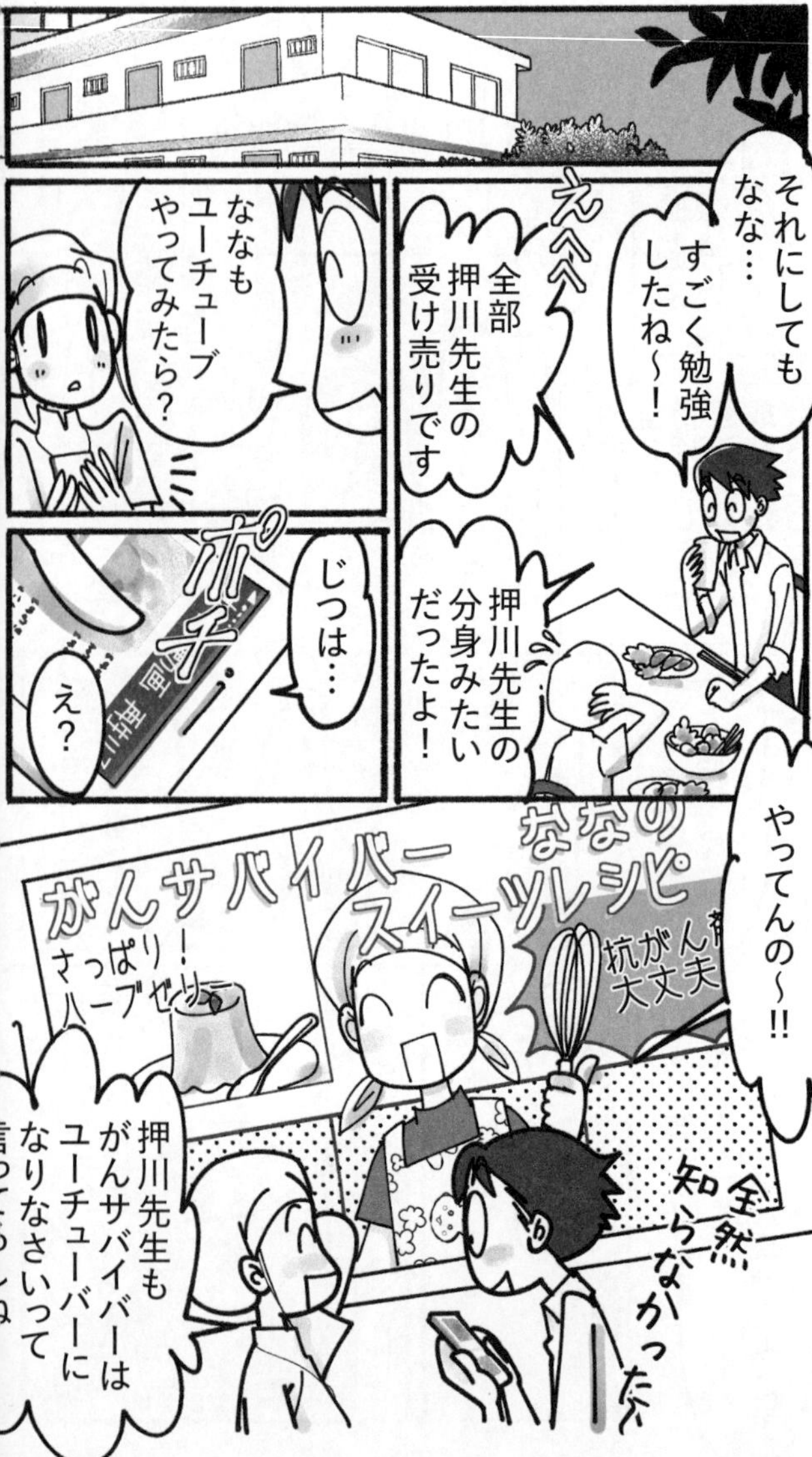
それにしても
なな…
すごく勉強
したね〜！
えへへ
全部
押川先生の
受け売りです
ななも
ユーチューブ
やってみたら？
押川先生の
分身みたい
だったよ！
じつは…
ポチ
え？
やってんの〜!!
がんサバイバー　ななの
スイーツレシピ
さっぱり！
ハーブゼリー
抗がん
大丈夫
全然
知らなかった〜
押川先生も
がんサバイバーは
ユーチューバーに
なりなさいって

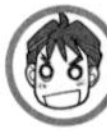

標準治療こそが最先端の治療

先進医療は実験医療である、という話をします。

「先進医療」という言葉は聞こえがよいのですけれども、私は「実験医療」と言っています。その理由は、治療そのものが有効かどうかきちんと証明された状態ではないからです。まだ、今から証明しようという段階なんですね。そして、証明するために、対象となる患者さんをリクルートしたいというのが本当の思惑なわけです。

みなさんは最先端の治療だと思っているのでしょうが、真の最先端は標準治療なのです。標準治療はある程度の人数に実施して、ある程度の確率で効くということが証明されているので、保険診療になっているのです。それに対して、先進医療は、新しい治療を見つけたけれども、それが誰に有効かわからないから、有効になる患者さんを今から見つけたいので協力してもらえませんか、というのが本当の意味なんです。

したがって先進医療は、受ける患者さんの条件をかなり選びます。皆が皆、よい結果が出るとも限りません。よい結果が出れば、保険診療として認められる可能性が高くなるのですが、先進医療のまま10年ぐらい経ったら、そのまま消えてしまうものもたくさんあります。

そうはいっても、標準治療が効かなくなったから、なんとか他の治療法も探したいという気持ちはよくわかります。その場合は、いわゆる治験《ちけん》といって、第1相試験、つまり初めて人間に投与する新薬があります。それはきっちりとした保険診療を目指している治療でして、だいたい全体の5~10%ぐらいにメリットがある場合がありますので、自分のがん種に合った第1相試験、治験を見つけるというのも方法の一つです。臨床試験を探すウェブサイトがありますので、そこで見つけるのもいいかもしれません。

ただし、「先進医療」の名を借りた商売をしているところも結構あります。もう何年も同じことを繰り返していて、しかも患者さんからお金をがっぽり取る。そんな実態もあることを知っておいてください。

私は、先進医療は実験医療だと思っていますし、そういったものをやる前に、確実に結果が出ている標準治療を優先すべきだというスタンスでやっています。標準治療が効かなくなっても、がん縮小以外の、たとえば症状緩和や生活を楽にする治療もあるはずです。それは決して先進医療だけではない、個々別々の問題への対応でしょう。そのためには主治医としっかりコミュニケーションをとって、自分にとって今最も切実で、解決してほしい問題を上手に伝えることを忘れないでください。

第17話

押川先生！
「抗がん剤の副作用〝ケモブレイン〟」ってなんですか？

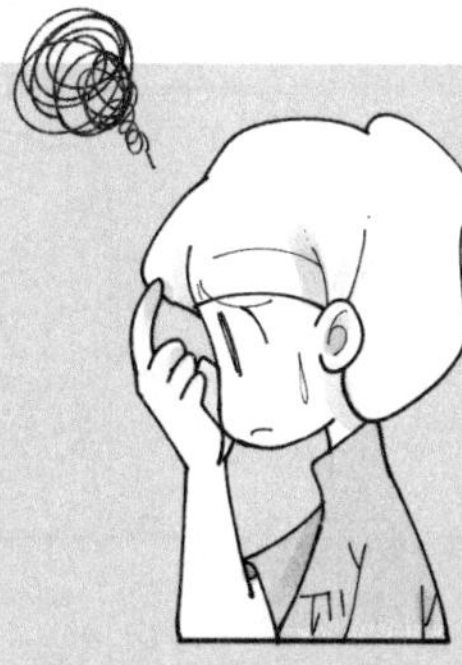

集中力がない、ぼんやりする、
記憶力が低下する、マルチタスクが
できなくなる……化学療法を受けた後で
こうした認知障害が起こることがわかってきました。
人知れず悩む人が減るように、
社会的認知を高めていく必要がありそうです。

放射線治療が終わり念願の職場復帰をしました！
長く勤めた会社で仕事の内容も負担なく人間関係も良好――
ななちゃん昨日頼んだ書類できた？
え？
は、はい！もう少しで～す！
よろしくね～
でも…
や、やばい完全に忘れてた!!
あせ
あせ
なんか調子が変です
ツルルルル

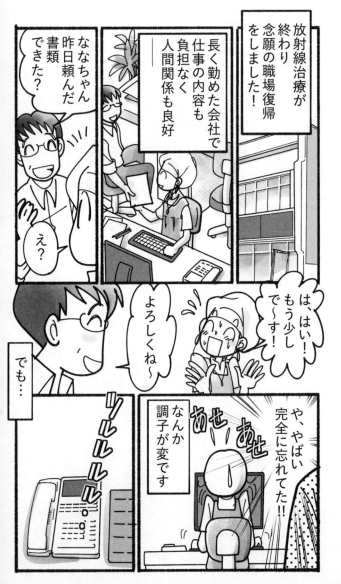

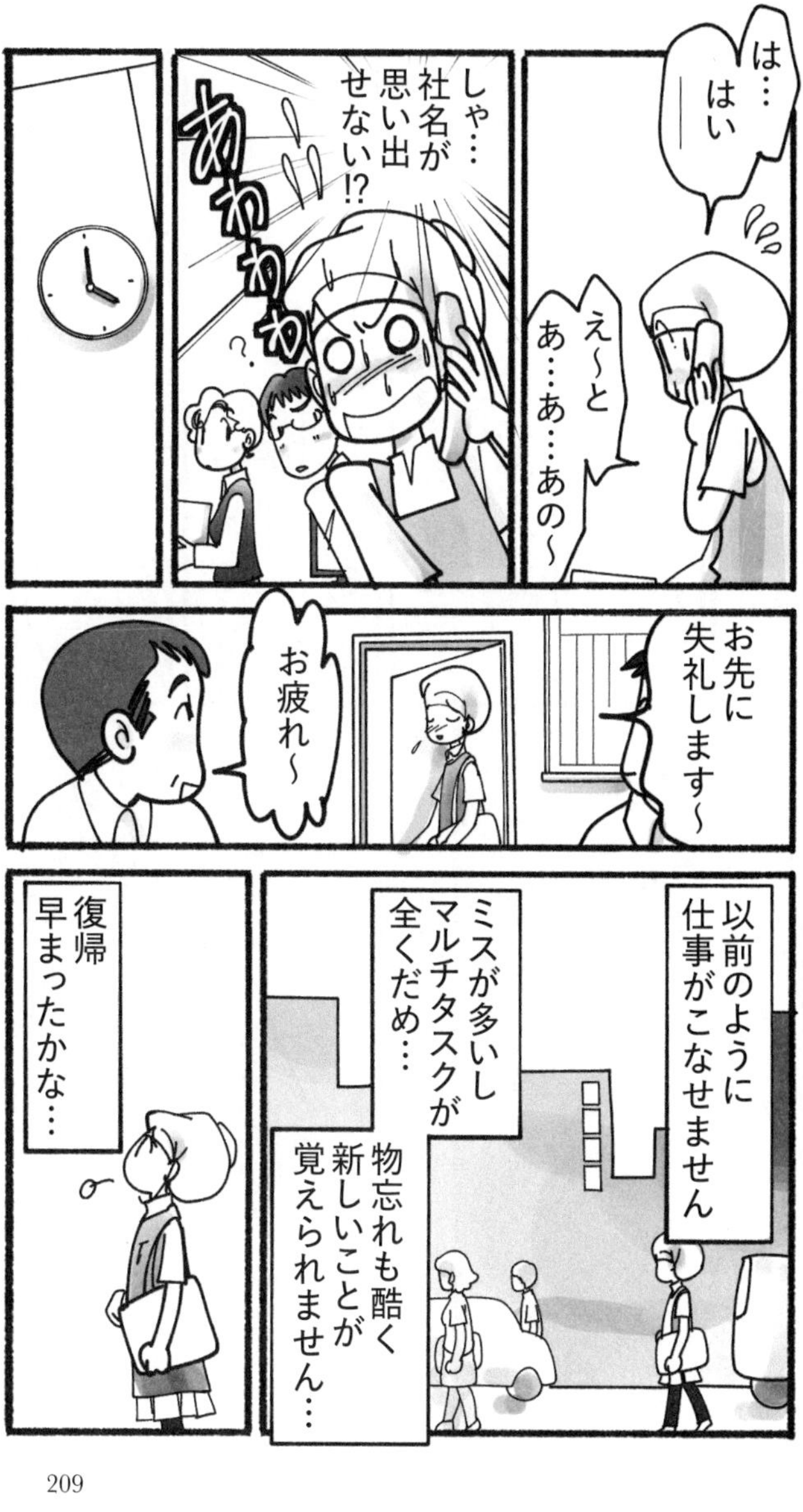
は…はい
え〜と あ…あ…あの〜
しゃ…社名が思い出せない!?
あわわわわ
お先に失礼します〜
お疲れ〜
以前のように仕事がこなせません
ミスが多いしマルチタスクが全くだめ…
物忘れも酷く新しいことが覚えられません…
復帰早まったかな…

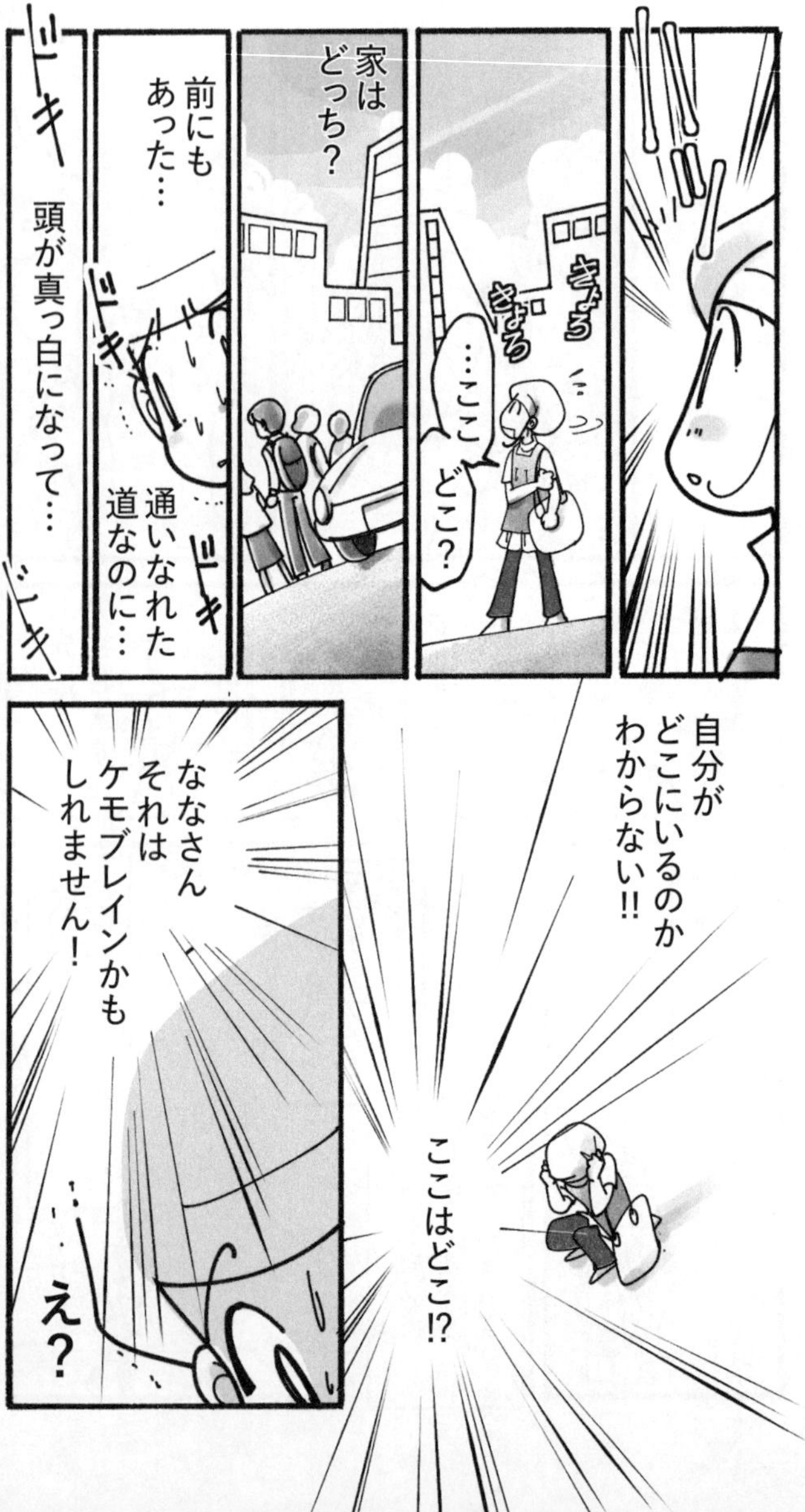
きょろ
きょろ
…ここどこ?
家はどっち?
前にもあった…
ドキ
ドキ
通いなれた道なのに…
ドキ
頭が真っ白になって…
ドキ
自分がどこにいるのかわからない!!
ここはどこ!?
ななさん それはケモブレインかもしれません!
…え?

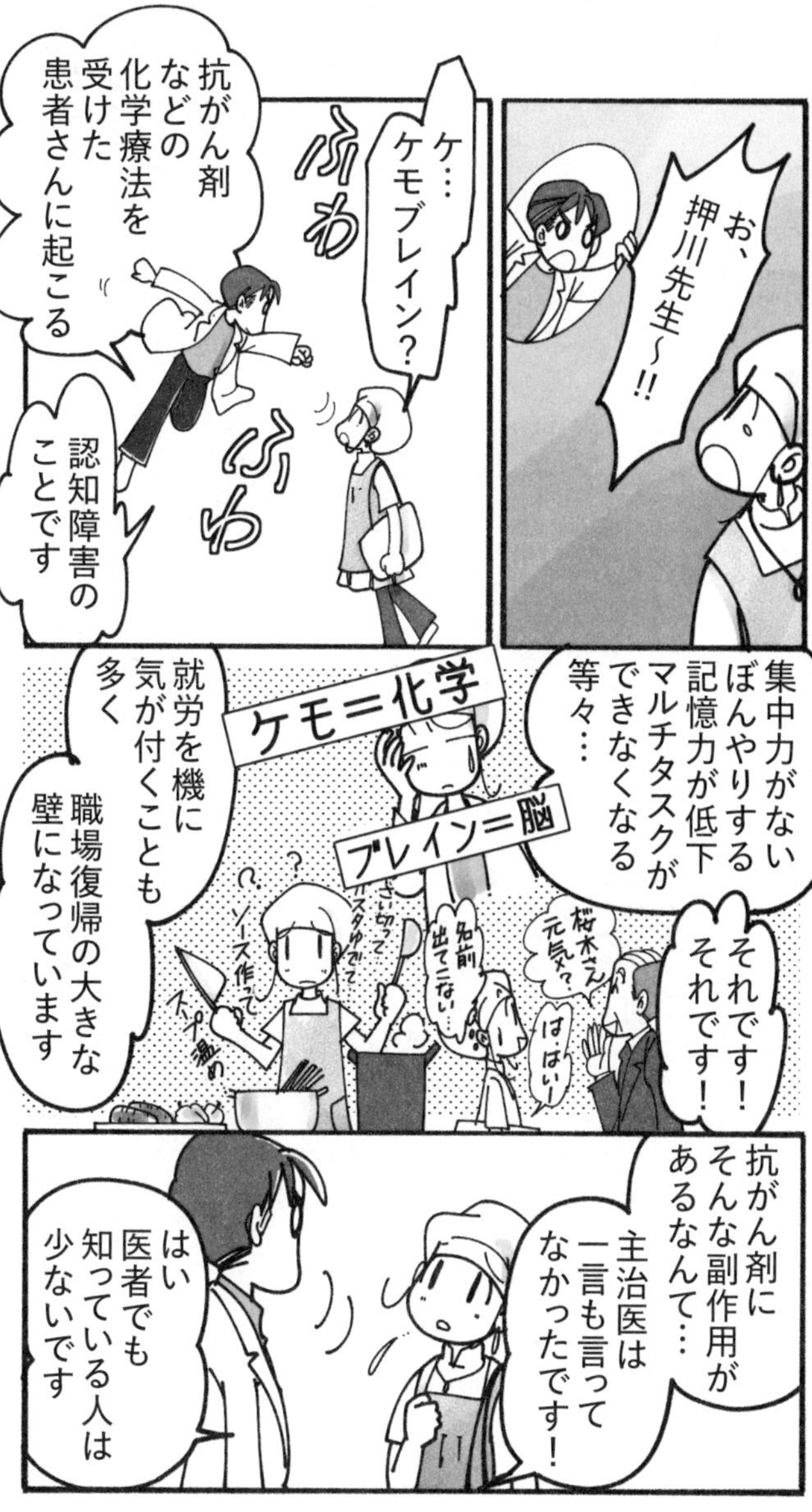
お、押川先生～!!
ケ…ケモブレイン？
ふわ
ふわ
抗がん剤などの化学療法を受けた患者さんに起こる
認知障害のことです
集中力がない ぼんやりする 記憶力が低下 マルチタスクができなくなる 等々…
それです！それです！
桜木さん元気？
は、はいー
名前出てこない…
さい切って パスタゆでて ソース作って
ケモ＝化学
ブレイン＝脳
就労を機に気が付くことも多く
職場復帰の大きな壁になっています
抗がん剤にそんな副作用があるなんて…
主治医は一言も言ってなかったです！
はい 医者でも知っている人は少ないです

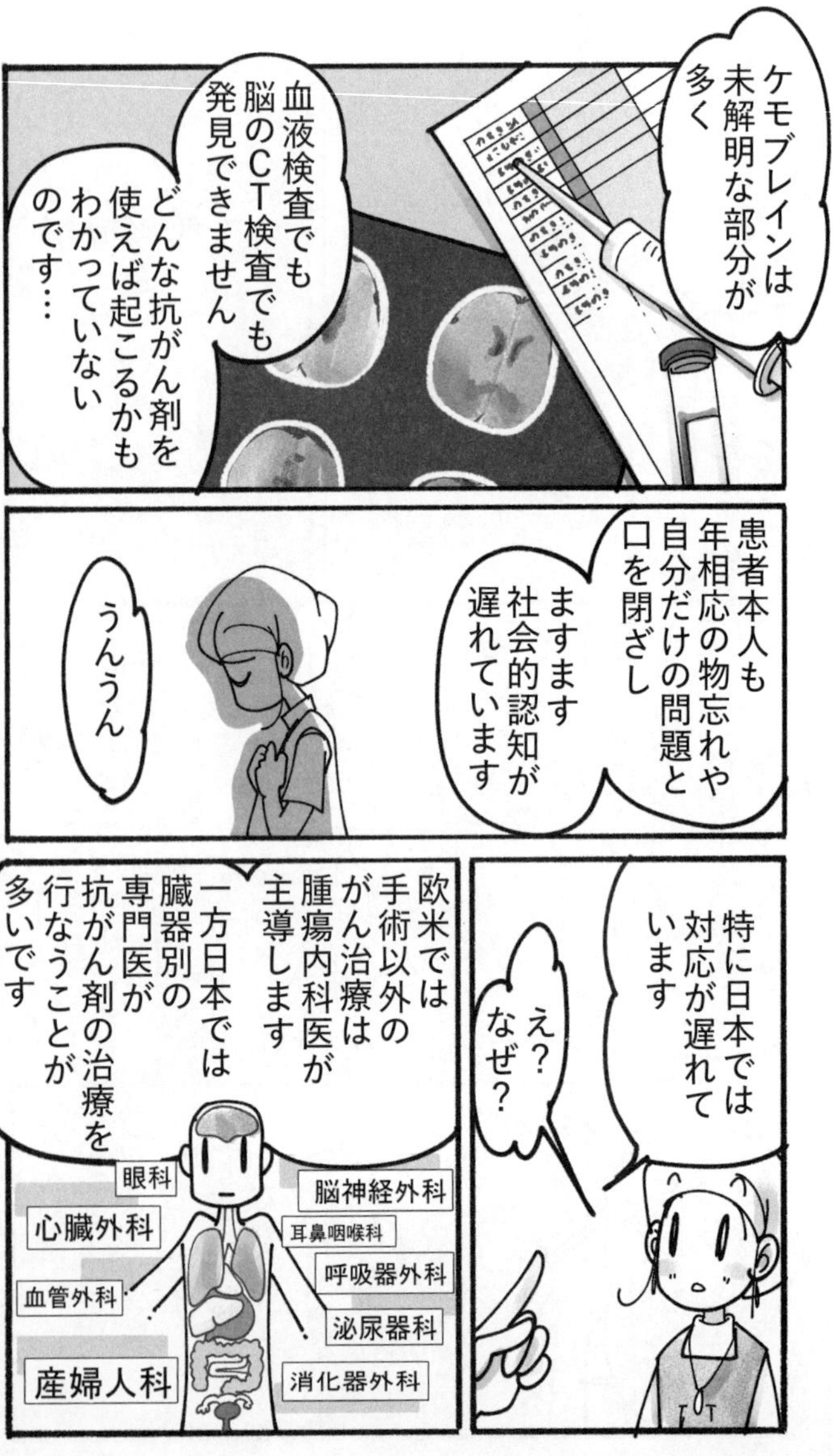
ケモブレインは未解明な部分が多く
血液検査でも脳のCT検査でも発見できません
どんな抗がん剤を使えば起こるかもわかっていないのです…
患者本人も年相応の物忘れや自分だけの問題と口を閉ざし
ますます社会的認知が遅れています
うんうん
特に日本では対応が遅れています
え？なぜ？
欧米では手術以外のがん治療は腫瘍内科医が主導します
一方日本では臓器別の専門医が抗がん剤の治療を行なうことが多いです
眼科
脳神経外科
心臓外科
耳鼻咽喉科
呼吸器外科
血管外科
泌尿器科
産婦人科
消化器外科

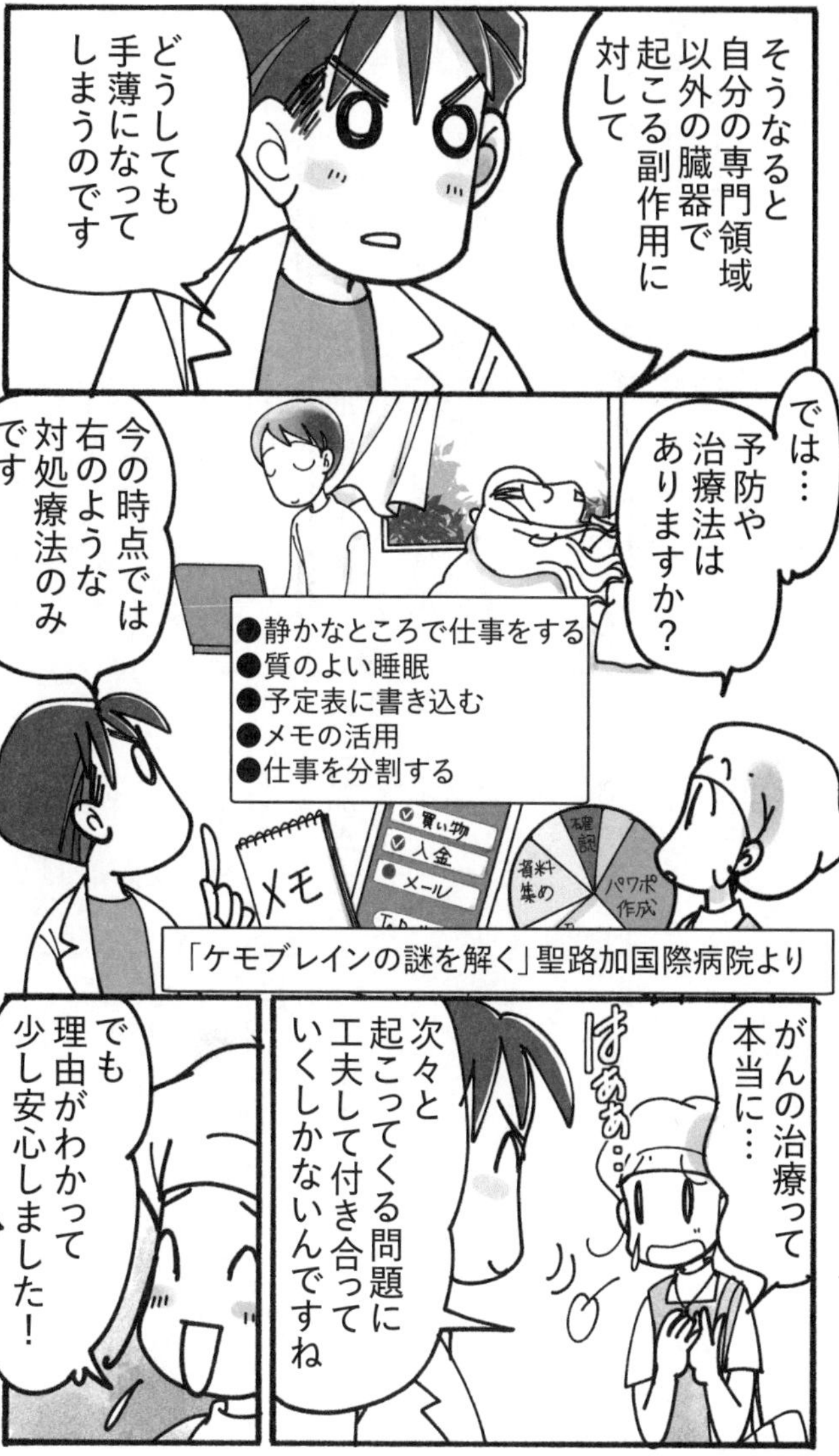
そうなると自分の専門領域以外の臓器で起こる副作用に対して
どうしても手薄になってしまうのです
では…予防や治療法はありますか？
今の時点では右のような対処療法のみです
●静かなところで仕事をする
●質のよい睡眠
●予定表に書き込む
●メモの活用
●仕事を分割する
買い物
入金
メール
メモ
確認
パワポ作成
資料集め
「ケモブレインの謎を解く」聖路加国際病院より
がんの治療って本当に…
はあぁ…
次々と起こってくる問題に工夫して付き合っていくしかないんですね
でも理由がわかって少し安心しました！

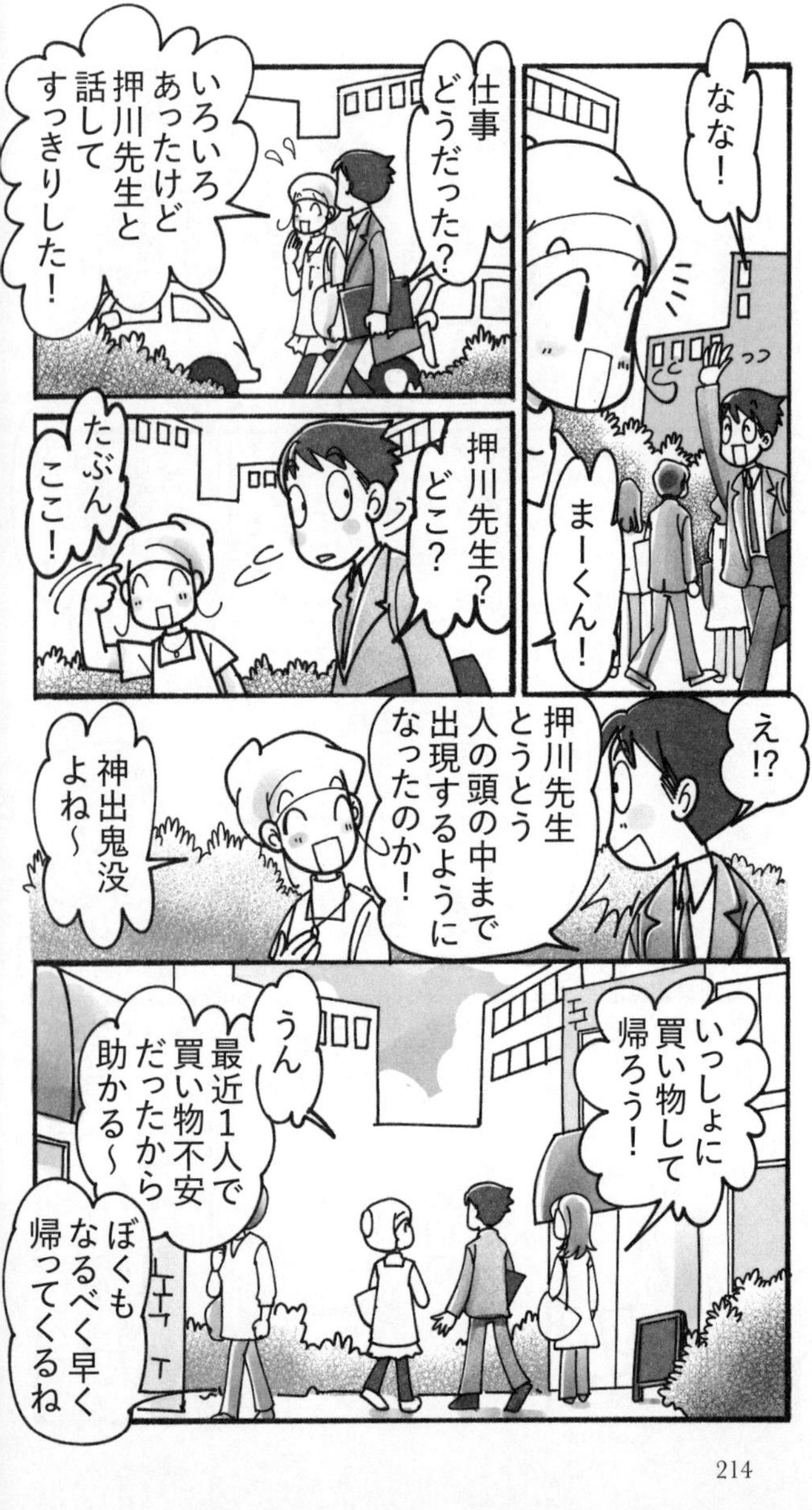
なな!
まーくん!
仕事どうだった?
いろいろあったけど押川先生と話してすっきりした!
押川先生?どこ?
たぶんここ!
え!?
押川先生とうとう人の頭の中まで出現するようになったのか!
神出鬼没よね～
いっしょに買い物して帰ろう!
うん
最近1人で買い物不安だったから助かる～
ぼくもなるべく早く帰ってくるね

認知機能がおかしくなる副作用

抗がん剤治療を英語でケモセラピー（chemotherapy）といって、ケモ（chemo）は化学を意味する接頭語、それにブレイン（brain）をつけたケモブレイン（chemobrain）は、直訳すると化学脳となります。

つまり、ケモブレインは、抗がん剤を用いるがん治療に伴って起こる認知機能障害のことです。抗がん剤治療の最中か、治療後に、患者さんの記憶力が低下する、集中力がなくなる、ぼんやりする、マルチタスクができなくなるといった症状が出ることがあります。一般的には知られておらず、医者も知らないことが少なくありません。

働く世代のがんの患者さんで、ケモブレインに悩まされている人はたくさんいます。治療で休んでいる時には表面化しないけれども、社会に出て働こうとした時に、これまでのようには仕事をうまくこなせず、発覚することが多くあります。

ケモブレインは、ＣＴやＭＲＩなどの画像検査では全くわからないため、がん治療医側からも認識されにくく、血液検査でもわからない。しかも、どの抗がん剤で、どのホルモン剤で起こるかといった情報もばらばらで、原因がはっきりわかりません。ケモブレインは個人個人の客観的なデータがないため、非常に研究しづらく、解決方法を見つけるのもなかなか難しそうです。

外見は変わらないですし、仕事や家事をする時だけ問題になり、本人も自分だけがおかしいと思いこんでしまうので、問題が表面化しにくかった。ただ、若くて働く世代の患者さんが多い乳がん関連の学会では、たびたび話題になっていました。

抗がん剤の影響だと思われますが、じつはキャンサーフォグ（がんによる頭の中の霧）、という言葉もあって、がんの治療前からなる人もいます。がんの影響で起こるということはわかっているのですが、いろいろなパターンが多くて実態が把握しにくい。高齢者の場合も、認知症に見えてじつはホルモン異常などの別の隠れた病気でそうした症状が出ることもあり、きちんと調べなければなりません。

アメリカでは抗がん剤治療を腫瘍内科医が行ないます。対して日本では、各診療科でがんの検査をし、手術をし、抗がん剤治療もやる。となると、たとえば、婦人科の先生がケモブレインという副作用について詳しいかというと、結構厳しいところがあるわけです。腫瘍内科医のように薬物療法が専門の先生であれば知っている場合も多いのですが、他の科では基本的に外科の先生たちが抗がん剤治療もやるのですから、患者さん本人が気のせいかと思うようなことまでは、なかなか気が回りません。本人がおかしいと訴えても、主治医に否定されて困っている人も結構多いでしょう。

ケモブレインの対処法は一応あります。たとえば、米ミネソタ州に本部を置くメイヨー・クリニックという総合病院のオフィシャルサイトではこう書かれています。

仕事環境をできるだけ居心地よくし、静かなところで仕事をする。他の騒音が気にならない程度の静かな音楽を流すと効果があるかもしれない。集中力を要する仕事の場合は事前に計画を立てておく。何事も予定表に書き留める習慣をつける。考えがまとまらない時はその状況をメモしておく。そうすれば、後で思い出した時にそれを考え続けることができる。仕事を小さく分割し、休憩をしっかりとる。うまくいかなくて嫌になってしまい、やる気が起こらない、長続きしないといったことも、あえて仕事を短くして、ひとつひとつ細かくやっていく。脳を鍛えるためにクロスワードパズルや新しい趣味を習得する。質のよい睡眠も大事、といったことが書いてあります。

日本語でも「ケモブレインの謎を解く」と検索すれば、聖路加国際病院のＰＤＦが無料ダウンロードできます。易しい説明書ですから、一読をお勧めします。

https://hospital.luke.ac.jp/about/approach/pdf/ra22/4/research_activities_4_2_1.pdf

第18話

押川先生！

「超高齢者のがん治療は延命を目指してはいけない」って本当ですか？

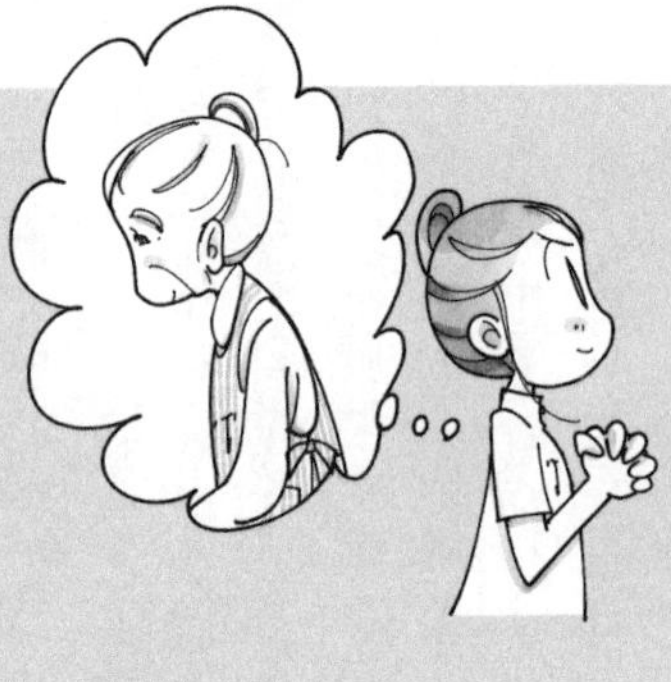

田舎の実家でがん治療中だった、
ななさんのおばあちゃん。
抗がん剤治療を始めてから、
すっかり出歩かなくなってしまいました。
高齢者のがん治療は、若い人のがん治療とは
目標を変える必要があるようです。

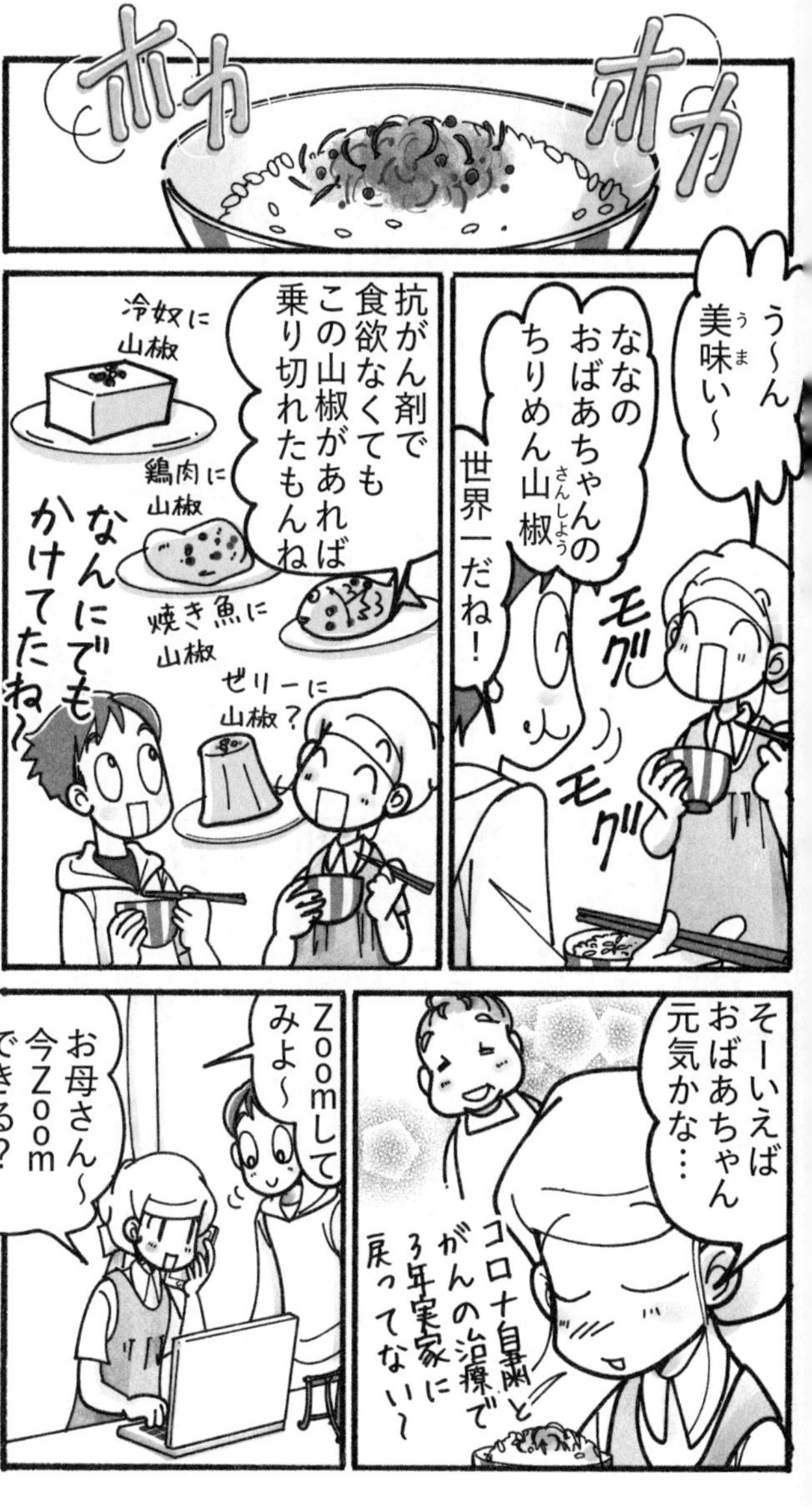
ホカ
ホカ
うーん 美味《うま》いー
ななのおばあちゃんのちりめん山椒《さんしょう》
世界一だね！
モグ
モグ
抗がん剤で食欲なくてもこの山椒があれば乗り切れたもんね
冷奴に山椒
鶏肉に山椒
焼き魚に山椒
ゼリーに山椒？
なんにでもかけてたね〜
そーいえばおばあちゃん元気かな…
コロナ自粛とがんの治療で3年実家に戻ってないい〜
Zoomしてみよ〜
お母さん〜今Zoomできる？

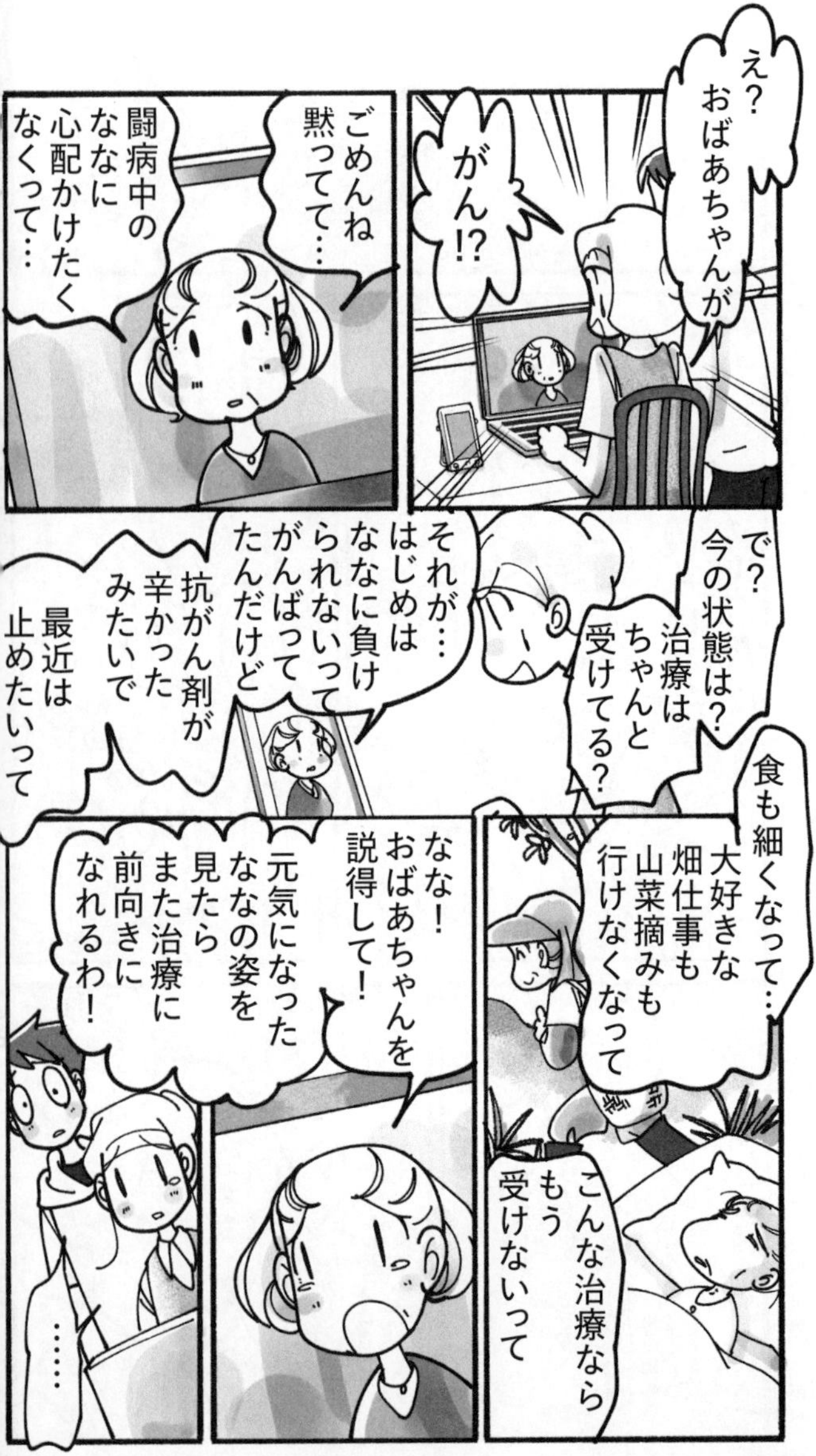
え？おばあちゃんが
がん!?
ごめんね黙ってて…
闘病中のななに心配かけたくなくって…
で？今の状態は？
治療はちゃんと受けてる？
それが…はじめはななに負けられないってがんばってたんだけど
抗がん剤が辛かったみたいで
最近は止めたいって
食も細くなって…
大好きな畑仕事も山菜摘みも行けなくなって
こんな治療ならもう受けないって
なな！おばあちゃんを説得して！
元気になったななの姿を見たらまた治療に前向きになれるわ！
……

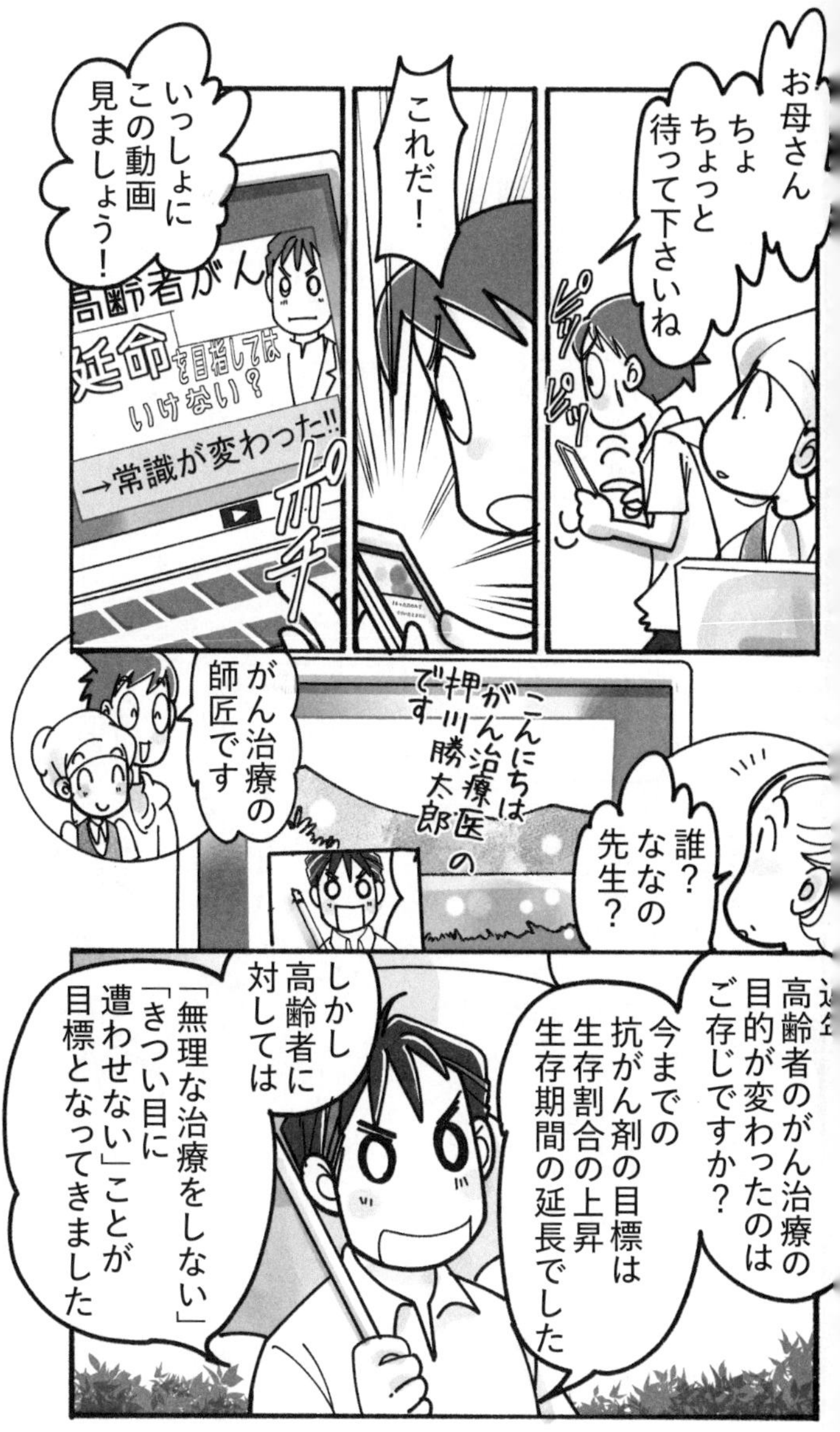
お母さん
ちょ
ちょっと
待って下さいね
ピッ
ピッ
これだ！
いっしょに
この動画
見ましょう！
高齢者がん
延命を目指してはいけない？
→常識が変わった!!
カチ
誰？
ななの
先生？
こんにちは
がん治療医の
押川勝太郎
です
がん治療の
師匠です
高齢者のがん治療の
目的が変わったのは
ご存じですか？
今までの
抗がん剤の目標は
生存割合の上昇
生存期間の延長でした
しかし
高齢者に
対しては
「無理な治療をしない」
「きつい目に
遭わせない」ことが
目標となってきました

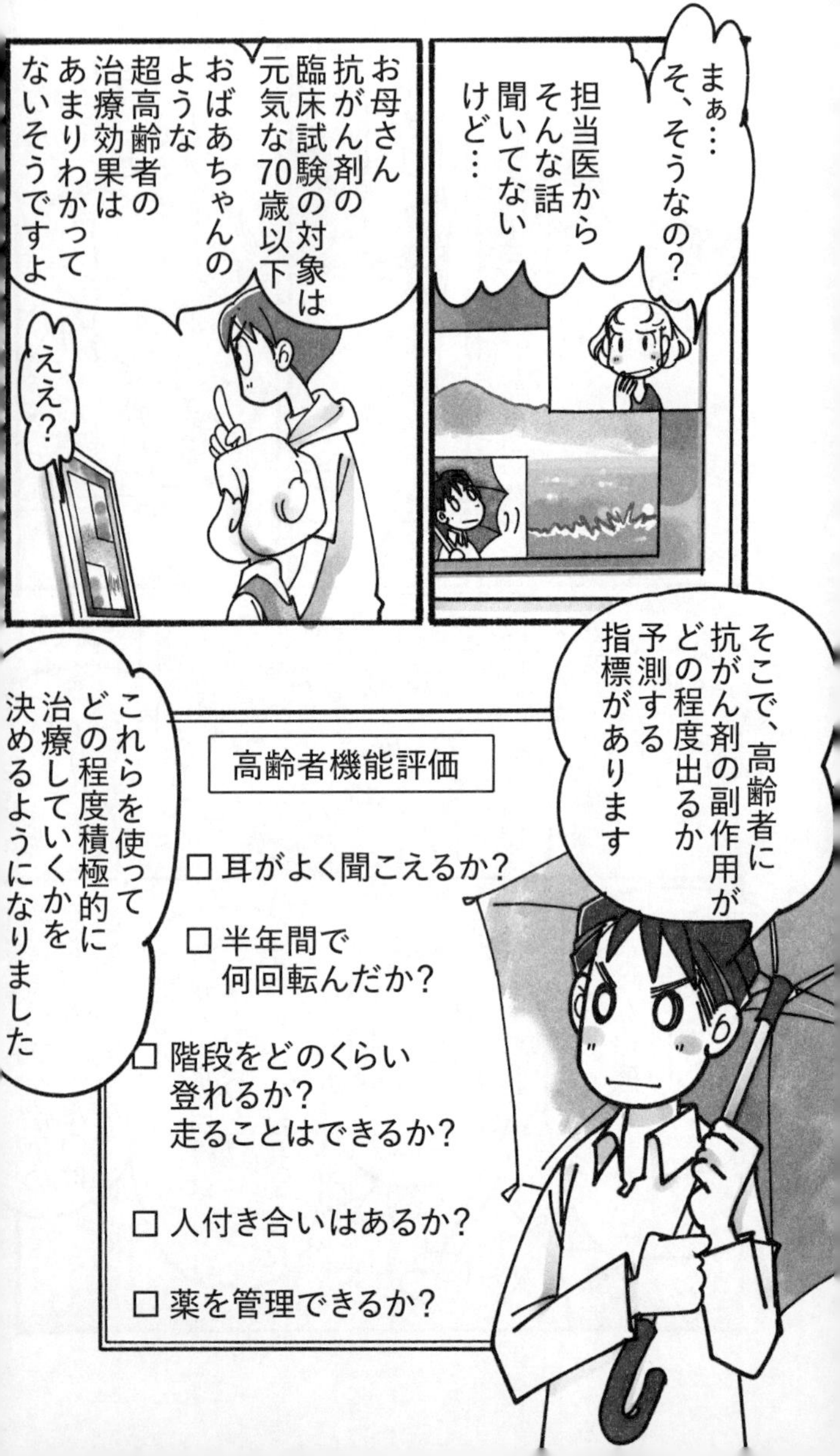

まぁ…
そ、そうなの？
担当医からそんな話聞いてないけど…
お母さん抗がん剤の臨床試験の対象は元気な70歳以下おばあちゃんのような超高齢者の治療効果はあまりわかってないそうですよ
ええ？
そこで、高齢者に抗がん剤の副作用がどの程度出るか予測する指標があります
高齢者機能評価
□耳がよく聞こえるか？
□半年間で何回転んだか？
□階段をどのくらい登れるか？走ることはできるか？
□人付き合いはあるか？
□薬を管理できるか？
これらを使ってどの程度積極的に治療していくかを決めるようになりました

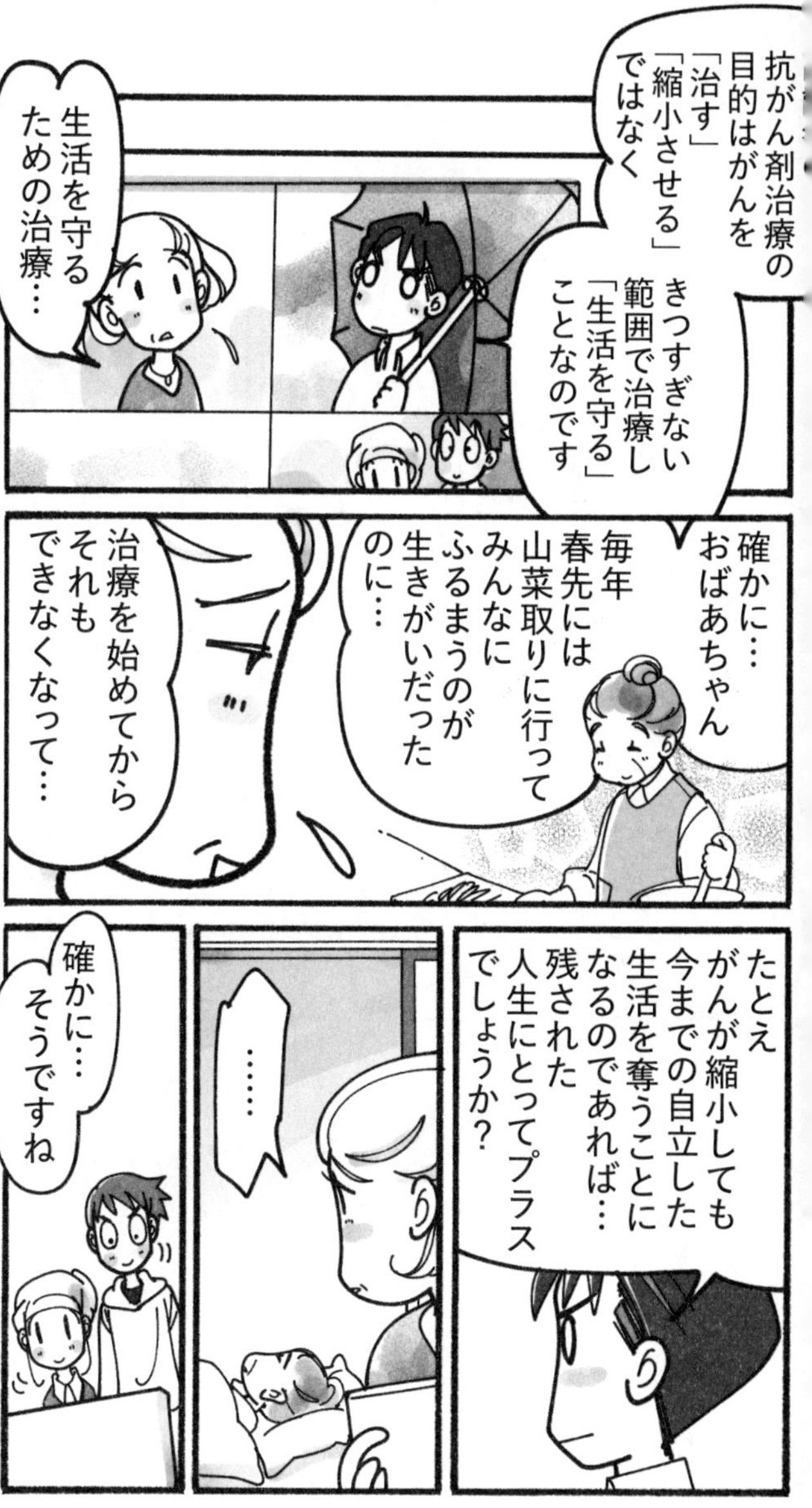

抗がん剤治療の目的はがんを「治す」「縮小させる」ではなく
きつすぎない範囲で治療し「生活を守る」ことなのです
生活を守るための治療…

確かに…おばあちゃん毎年春先には山菜取りに行ってみんなにふるまうのが生きがいだったのに…

治療を始めてからそれもできなくなって…

たとえがんが縮小しても今までの自立した生活を奪うことになるのであれば…残された人生にとってプラスでしょうか?

……

確かに…そうですね

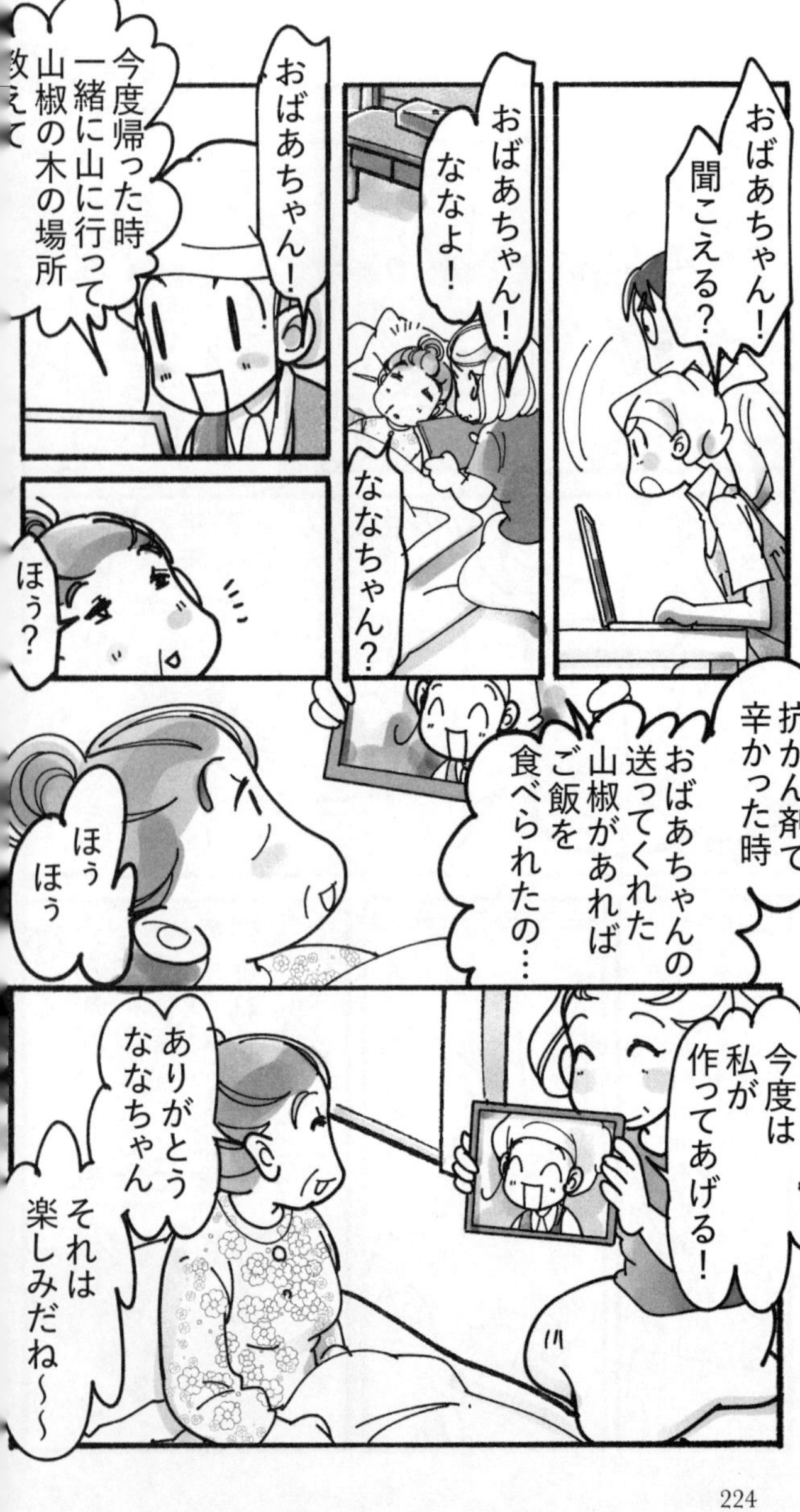
おばあちゃん!
聞こえる?
おばあちゃん!
ななよ!
ななちゃん?
おばあちゃん!
今度帰った時
一緒に山に行って
山椒の木の場所
教えて
ほぅ?
抗がん剤で
辛かった時
おばあちゃんの
送ってくれた
山椒があれば
ご飯を
食べられたの…
ほぅ
ほぅ
今度は
私が
作ってあげる!
ありがとう
ななちゃん
それは
楽しみだね～～

高齢の患者さんをめぐる画期的な研究結果

今までの抗がん剤治療の目標は、生存割合、つまり生存期間を延長することでした。実際にはＱＯＬ（生活の質）も改善するのですが、生存期間延長が一番確実な指標だったのです。それが最近変わりました。患者さんが高齢者の場合、ＱＯＬを重視して、無理な抗がん剤治療を控える方向になったのです。

問題は、各がん種の専門家がこれをきちんと認識しているとは限らないことです。なぜか。各がん種の専門家は、その領域の治療について一所懸命研究していますが、高齢者というくくりで研究されている領域については、あまり認識していないのですね。

実際のがん患者さんは、70歳以上が全がん患者の72%以上を占めるぐらい、日本では高齢者の比率がとても高くなっています。がん治療イコール高齢者のがん治療というのに近い。ですから、高齢者ならではの問題に目を向ける必要があります。海外ではたくさん研究されていますので、最近出た研究を紹介したいと思います。

アメリカ臨床腫瘍学会が２０１８年から２０２０年にかけて、高齢者機能評価と抗がん剤治療の関係を研究しています。その患者さんがどれほど予備能力（ストレスが加わった時に対応できる潜在能力）を持っているかをしっかり調べ、抗がん剤治療の開始前に、その調べた結果をがん治療医に提供したグループと、知らせずに普通に治療をしたグループに分け、ランダム化比較試験を行なった結果が発表されています。

これは、新しく抗がん剤治療を開始する70歳以上の完治の見込みのないがん患者さん718名を対象にした臨床試験データです。最小でも一つの機能障害（身体の構造または生理的・心理的機能の喪失や異常のこと）がありそうだという人を入れて、高齢者機能評価の情報を治療医に渡していたグループと、渡していなかった通常グループを比較しました。すると、高度な大きな副作用が出た割合が、通常グループでは71％、情報を渡していたグループでは50％。明らかに差が出ました。つまり、事前に高齢者の機能評価をしっかりと行なうことによって、抗がん剤の副作用をある程度軽減できるとわかったのです。

もともと抗がん剤治療は、患者さんの見た目の元気さが重要で、パフォーマンスステータスという全身状態の指標において「1日の半分以上は起きていられるほど状態がよい人」が治療対象になります。その理由は、予備体力がなさすぎると、抗がん剤の毒性に耐えられず、むしろ寿命を縮めてしまうことがわかっているからです。臨床試験でも、元気な患者さんばかりを集めてデータを揃えてきました。

ただ、そのエビデンスだけに基づいて高齢者の治療をすると、とても危険なことになると従来からよくいわれていました。

日常的に問題のなさそうな、ある程度元気そうな患者さんなら、抗がん剤の副作用が出にくいだろうということで行なわれていたのですが、アメリカ臨床腫瘍学会の研究では、どうもそうではないとわかったわけです。

若い人ならともかく、高齢者になると、患者さんの見た目の元気さだけでは、いろいろな臓器機能低下が隠れていることがわからないのです。しかも、この臨床試験では、機能評価の情報を治療医に渡していなかった通常グループの場合、6カ月の生存割合が74％、渡していたグループだと71％で、統計学的な有意差はないという結論が出ました。

注目すべき点は、副作用の有害事象が出て、後で抗がん剤の減量をしたケースが多かったのは、通常グループのほうだったことです。機能評価グループの場合には、最初から減量をするというパターンがあって、抗がん剤治療後に副作用が出て減量したのは42％だったのに対し、通常治療グループの場合は58％という高い数値でした。抗がん剤治療でより強く副作用が出てから減量せざるをえなかったのは、通常治療グループだったということですね。

事前に高齢者機能評価をしっかり行なって、治療医にその情報を渡した場合は、初回に治療強度を下げた割合が高かった。つまり、無理な抗がん剤治療をせずに、でも抗がん剤の生存期間延長効果は遜色《そんしょく》なしで、苦しまずに済んだということで、患者さんも家族も満足度が高かったという研究結果なのです。

なんのために治療をするのかといったら、もちろん生存割合を伸ばすためです。それは、抗がん剤でがんを縮小させて人生を延長することなのですが、ある程度機能が落ちている高齢者に無理筋の治療をするとかえってよくないですし、それを早く察知して副作用を抑えることを大事にしたほうが、酷い目に遭わず、しかも治療結果は遜色ないわけです。

とても画期的なことなのですが、この研究発表を知っている腫瘍内科医はあまり多くないようです。ですから、患者さんや家族の方から主治医に、そういったデータもあるので考慮してもらえませんか、と投げかけてみてもよいのではないかと思います。

第19話

押川先生！「がん治療には運動が超重要」って本当ですか？

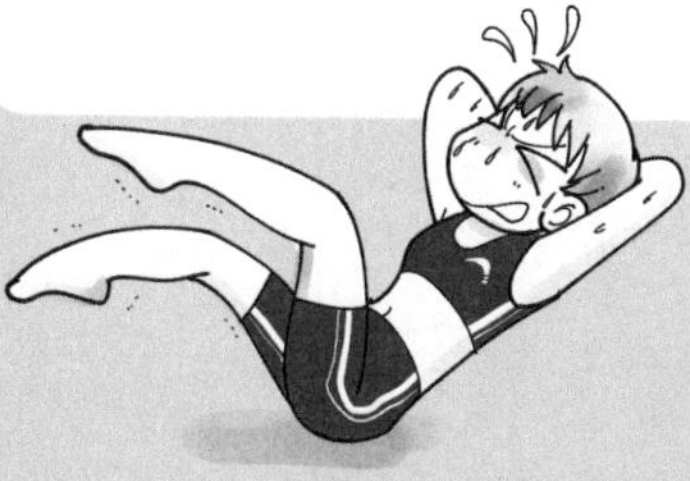

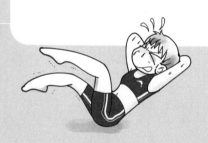

治療がひと段落して、
数カ月の無治療期間がやってきました。
何もしないでいることに心配そうななななさんに、
押川先生のお勧めは、筋トレや、
体を動かすことだそうです。
「がん治療の基本は筋肉」……その心は？

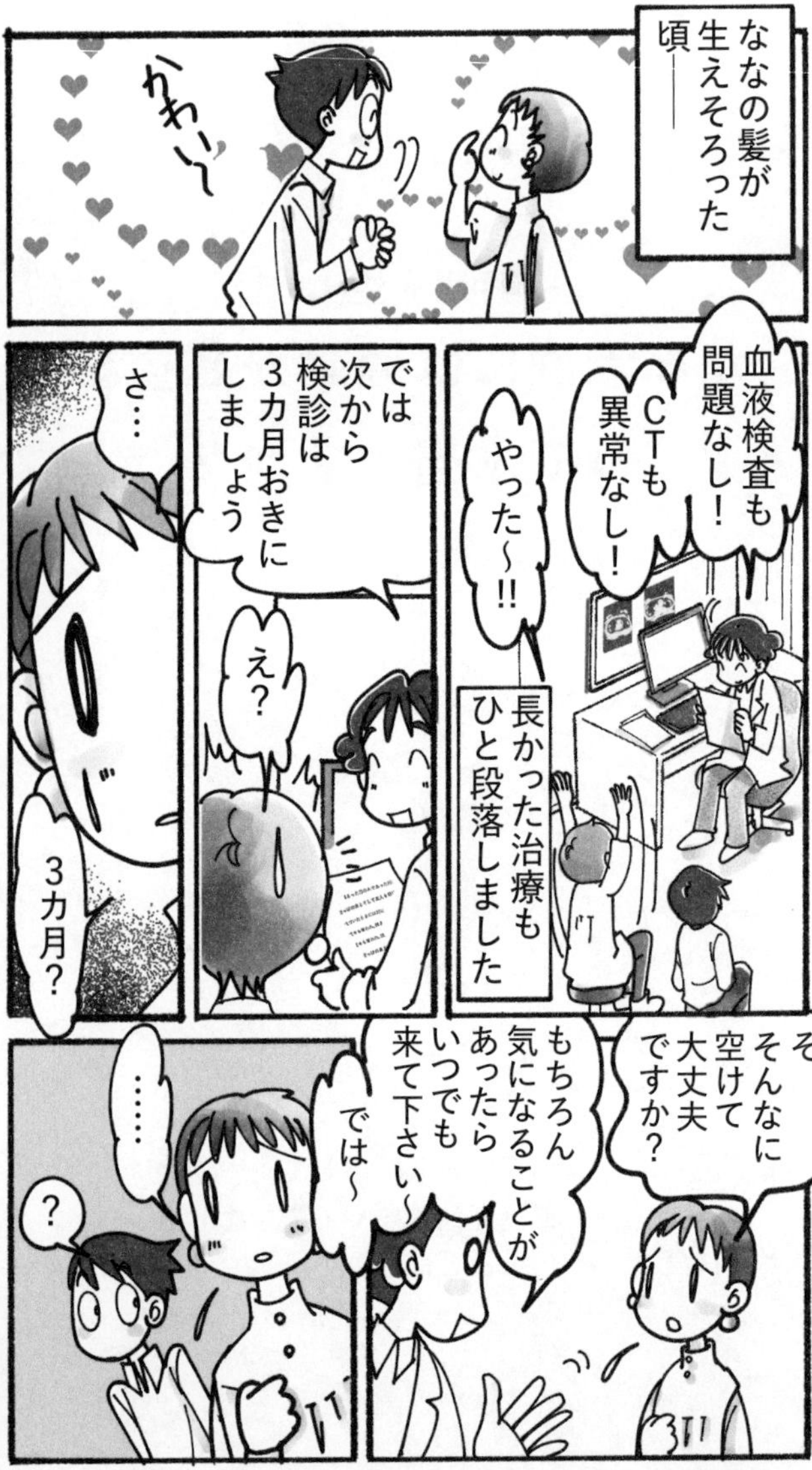
ななの髪が生えそろった頃———
かわい〜
血液検査も問題なし！
CTも異常なし！
やった〜!!
長かった治療もひと段落しました
では次から検診は3カ月おきにしましょう
え？
さ…
3カ月？
そそんなに空けて大丈夫ですか？
もちろん気になることがあったらいつでも来て下さい〜
では〜
……
？

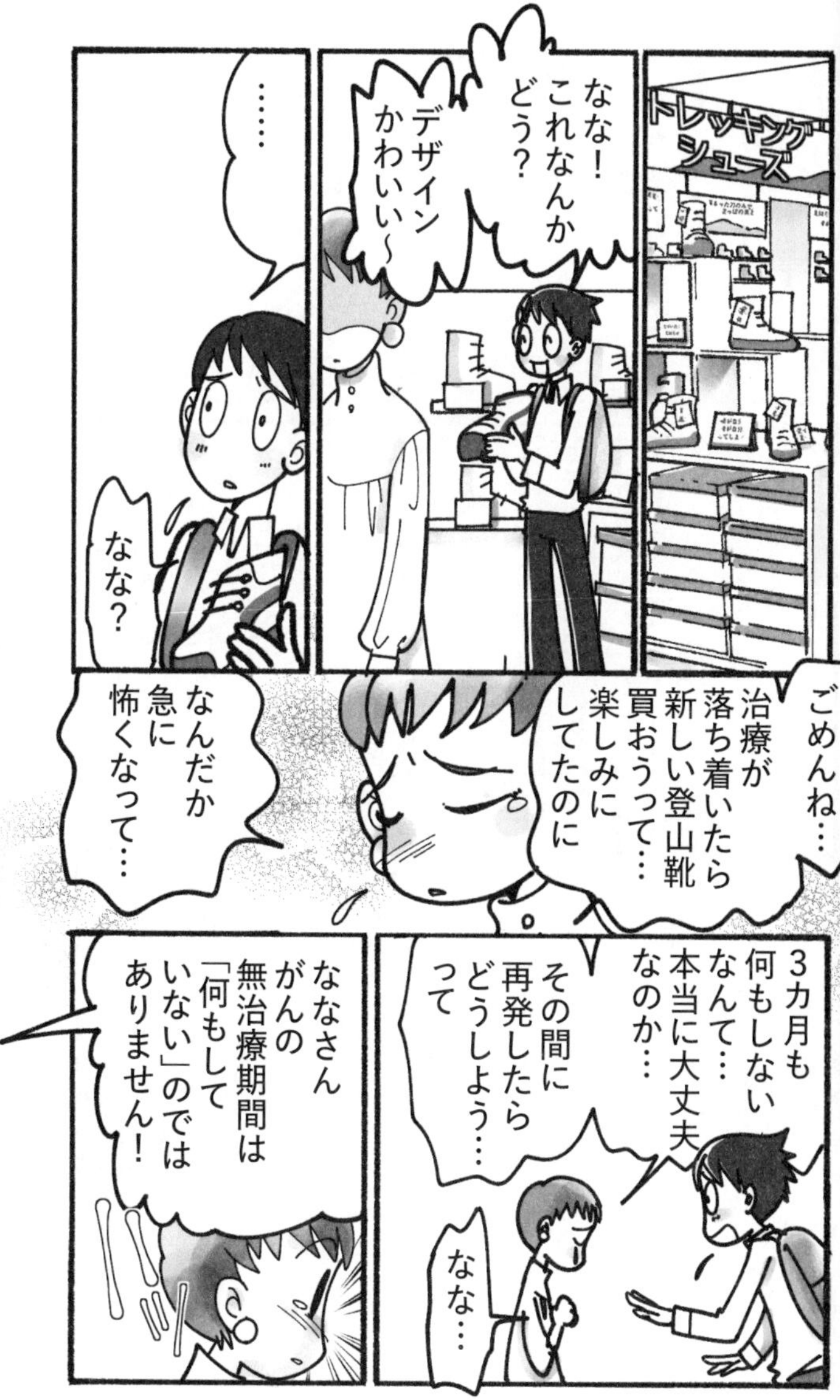
トレッキングシューズ
なな！これなんかどう？
デザインかわいい～
……
なな？
ごめんね…
治療が落ち着いたら新しい登山靴買おうって…楽しみにしてたのに
なんだか急に怖くなって…
3カ月も何もしないなんて…本当に大丈夫なのか…
その間に再発したらどうしよう…って
なな…
ななさんがんの無治療期間は「何もしていない」のではありません！

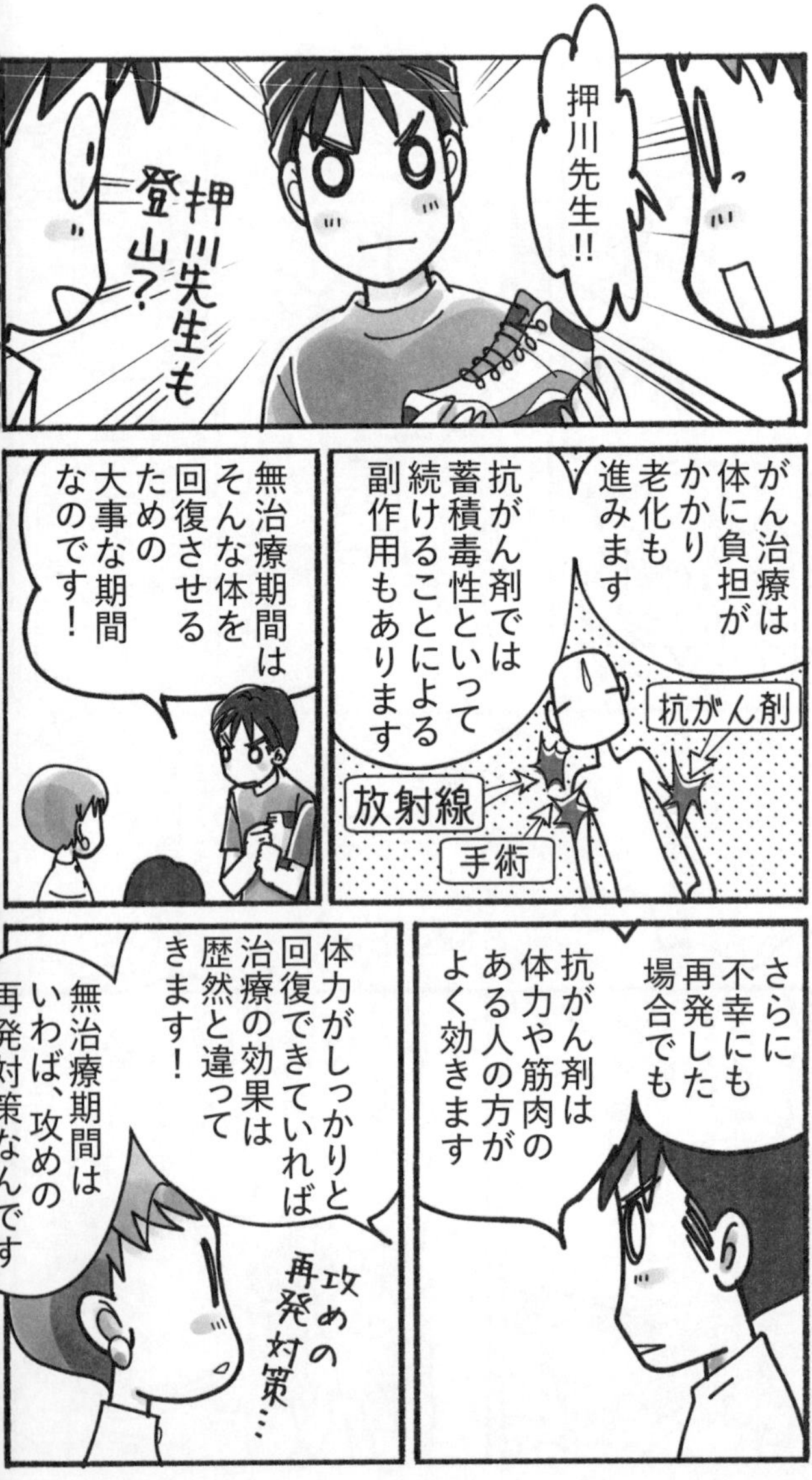
押川先生!!
押川先生も登山?
がん治療は体に負担がかかり老化も進みます
抗がん剤では蓄積毒性といって続けることによる副作用もあります
抗がん剤
放射線
手術
無治療期間はそんな体を回復させるための大事な期間なのです!
さらに不幸にも再発した場合でも
抗がん剤は体力や筋肉のある人の方がよく効きます
体力がしっかりと回復できていれば治療の効果は歴然と違ってきます!
無治療期間はいわば、攻めの再発対策なんです
攻めの再発対策…

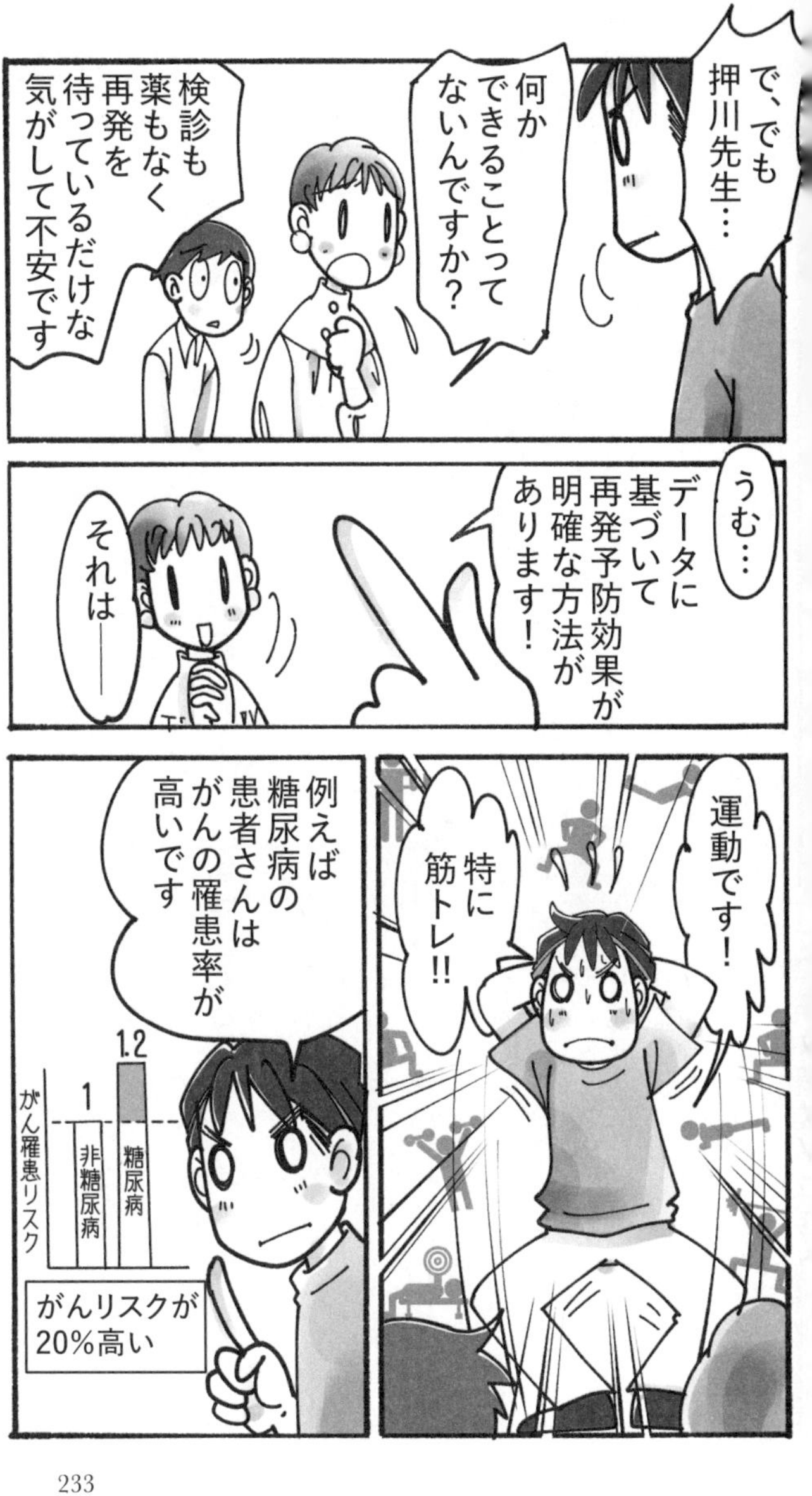
で、でも押川先生…
何かできることってないんですか？
検診も薬もなく再発を待っているだけな気がして不安です
うむ…
データに基づいて再発予防効果が明確な方法があります！
それは——
運動です！
特に筋トレ!!
例えば糖尿病の患者さんはがんの罹患率が高いです
がん罹患リスク
1
1.2
非糖尿病
糖尿病
がんリスクが20%高い

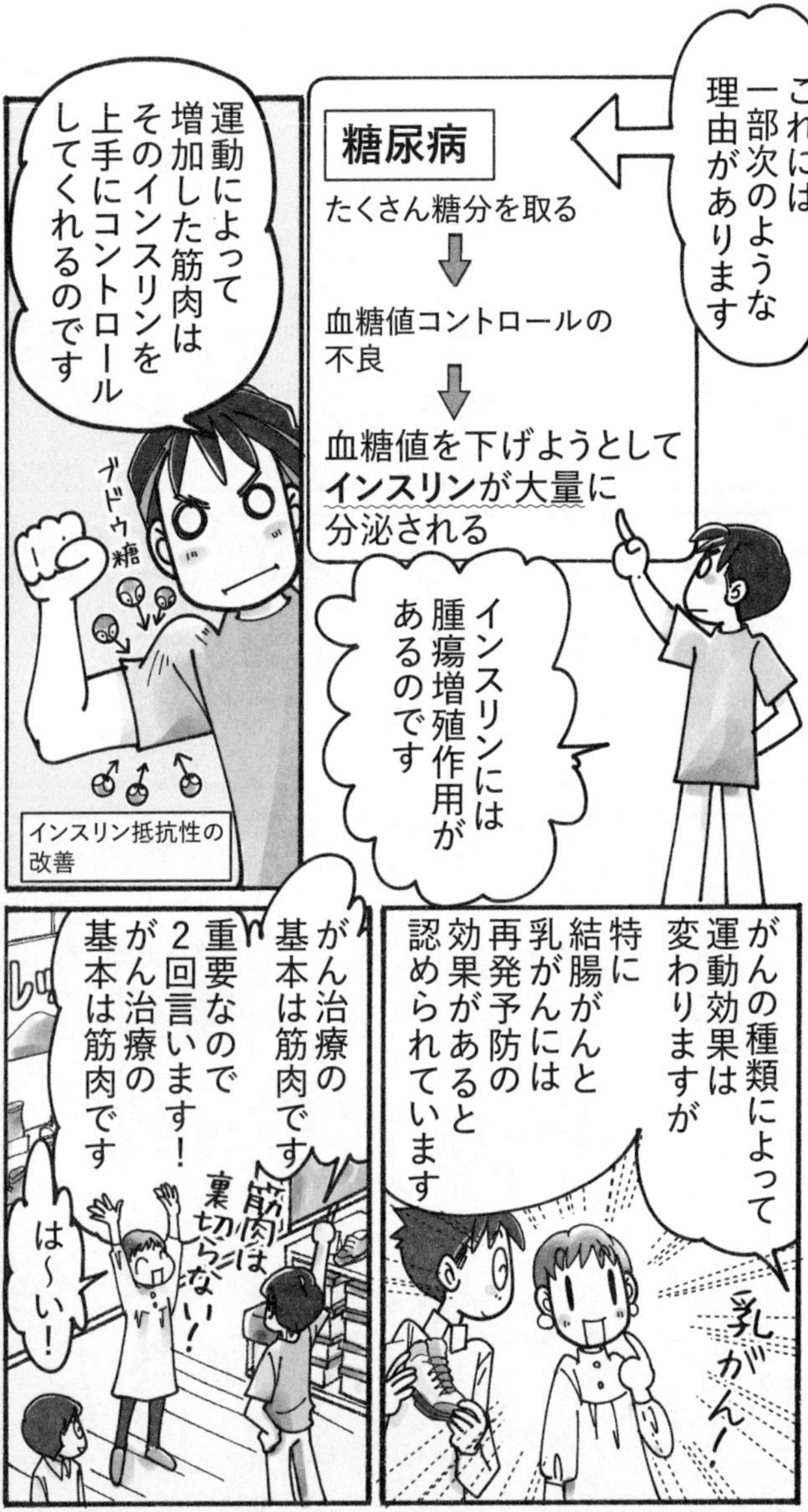
これには一部次のような理由があります
糖尿病
たくさん糖分を取る
血糖値コントロールの不良
血糖値を下げようとしてインスリンが大量に分泌される
インスリンには腫瘍増殖作用があるのです
運動によって増加した筋肉はそのインスリンを上手にコントロールしてくれるのです
ブドウ糖
インスリン抵抗性の改善
がんの種類によって運動効果は変わりますが特に結腸がんと乳がんには再発予防の効果があると認められています
乳がん！
がん治療の基本は筋肉です
重要なので2回言います！がん治療の基本は筋肉です
筋肉は裏切らない！
は〜い！

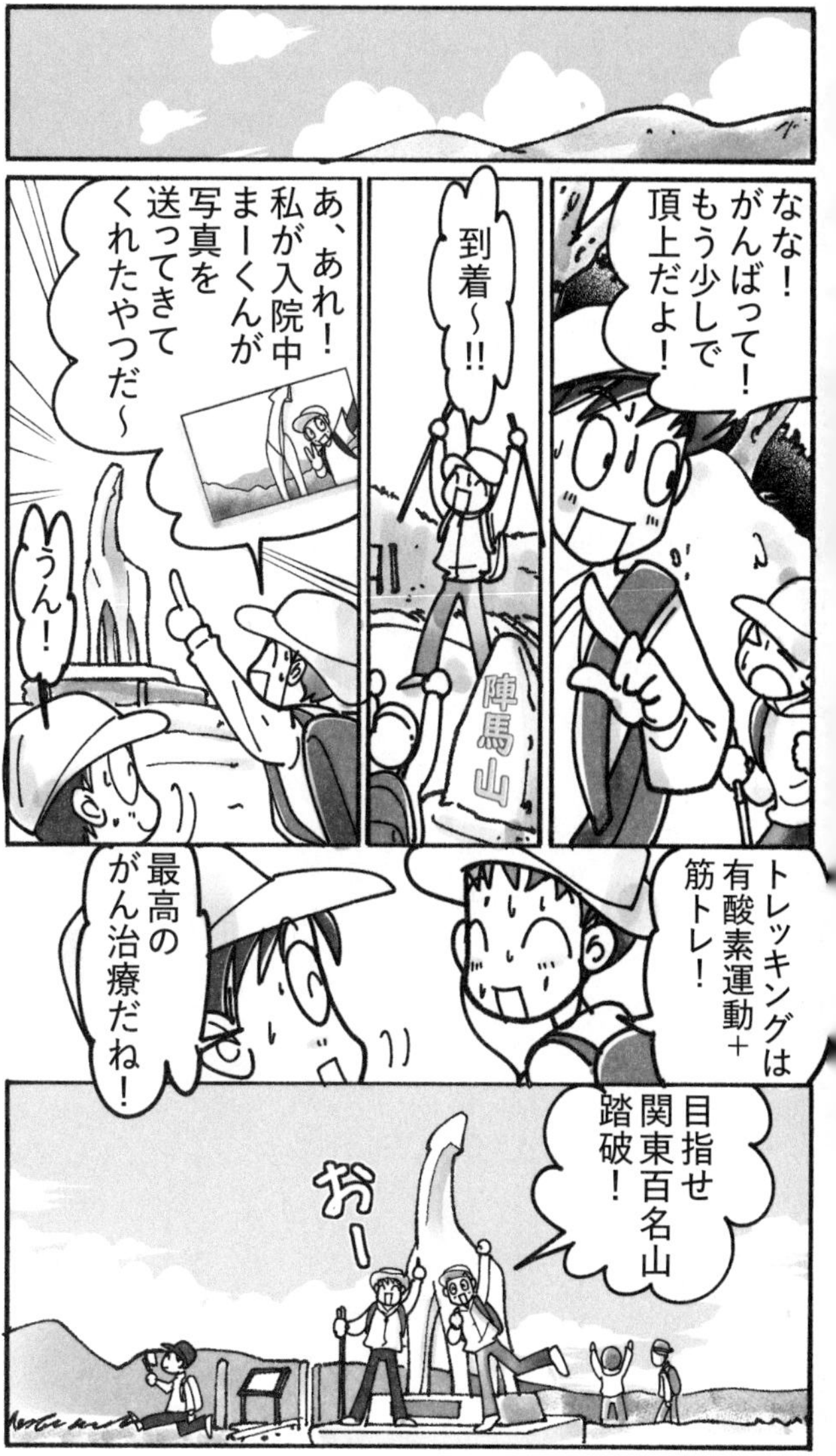
なな！がんばって！もう少しで頂上だよ！
到着〜!!
陣馬山
あ、あれ！私が入院中まーくんが写真を送ってきてくれたやつだ〜
うん！
トレッキングは有酸素運動＋筋トレ！
最高のがん治療だね！
目指せ関東百名山踏破！
おー

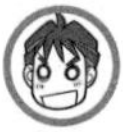

筋トレはがん再発予防の基本

がんの再発予防には運動が効果的です。

運動をすることによって、自分の筋力を高める。がん自体とがん治療が老化を進行させるので、その逆をやったほうがいいのです。

がん種によって運動効果はある程度異なります。運動が発がんを抑制するとよくわかっているのは、結腸がん。乳がんもかなり効果的だとされています。

運動効果の原理の説明のために糖尿病の話をします。糖尿病の人は発がん率が高いのです。インスリンというホルモンの効果が不十分で、血糖値が上がるのが糖尿病です。たとえば、たくさん糖分をとって血糖値が上がるとインスリンが出て、それを細胞中に吸収させようとします。インスリンにはある程度、腫瘍増殖作用があります。血糖という栄養素を取り入れて、それが細胞増殖につながるわけですから。

糖尿病の一部の人には、肥満や運動不足などの問題があります。それで血糖値が上がって、すい臓から分泌されるインスリンのレベルも上がるのですが、細胞に取り込まれるブドウ糖が多すぎると、そのうち細胞が「これ以上は要らない」とインスリンを拒否するんですね。

そうすると血糖値を下げるためにインスリンがもっと出て、高インスリン血症という状態になり、それが発がんに一部影響しているのではないかと考えられています。

糖尿病の治療には食事療法もありますが、運動療法もあります。筋肉が増えれば増えるほど血糖値は改善されやすくなります。インスリンが効率的に作用するからです。だから、運動することも発がん予防になるわけです。

運動の中でも特に大事なのは筋トレです。マラソン選手で筋骨隆々の人は見たことがありませんが、あれは長距離を走っていると、あまりエネルギーを使わないでいいような身体になるからです。だから筋肉が減るんですね。

逆に、短距離選手のように爆発的な力を発揮する人は、ものすごく筋肉が増えます。ですから、ウォーキングだけではなく、ぜひとも筋肉が増えるような筋トレをしてください。特に足の筋肉です。足の筋肉は弱りやすく、弱ると転倒する危険性が高くなるからです。

がん治療がうまくいっても、治療の負荷で患者さんは普通の人より老化が進行しやすいことがわかっています。またたとえ治療でがんとの共存ができたとしても、加齢で自分が寝たきりになってしまったら意味がありません。ですから、運動をすることは、がん治療の基本というふうに考えていただきたいと思います。

最終話

押川先生！
「"がんの防災"が大事！」って本当ですか？

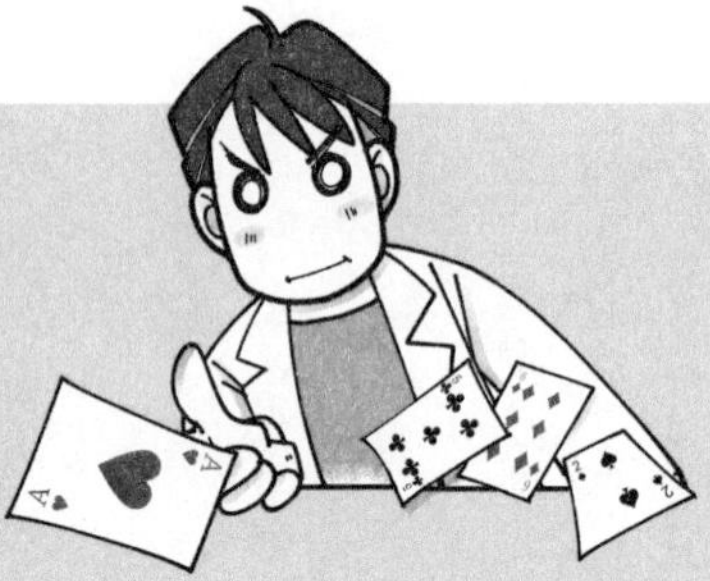

がんは２人に１人は罹る病気
——数年前から子どもたちへの
がん教育も始まりました。
がんという相手をよく知っておけば、
いざという時に、慌てることも
怖がりすぎることもない……。
「がん防災」を学ぶことが大切な理由です。

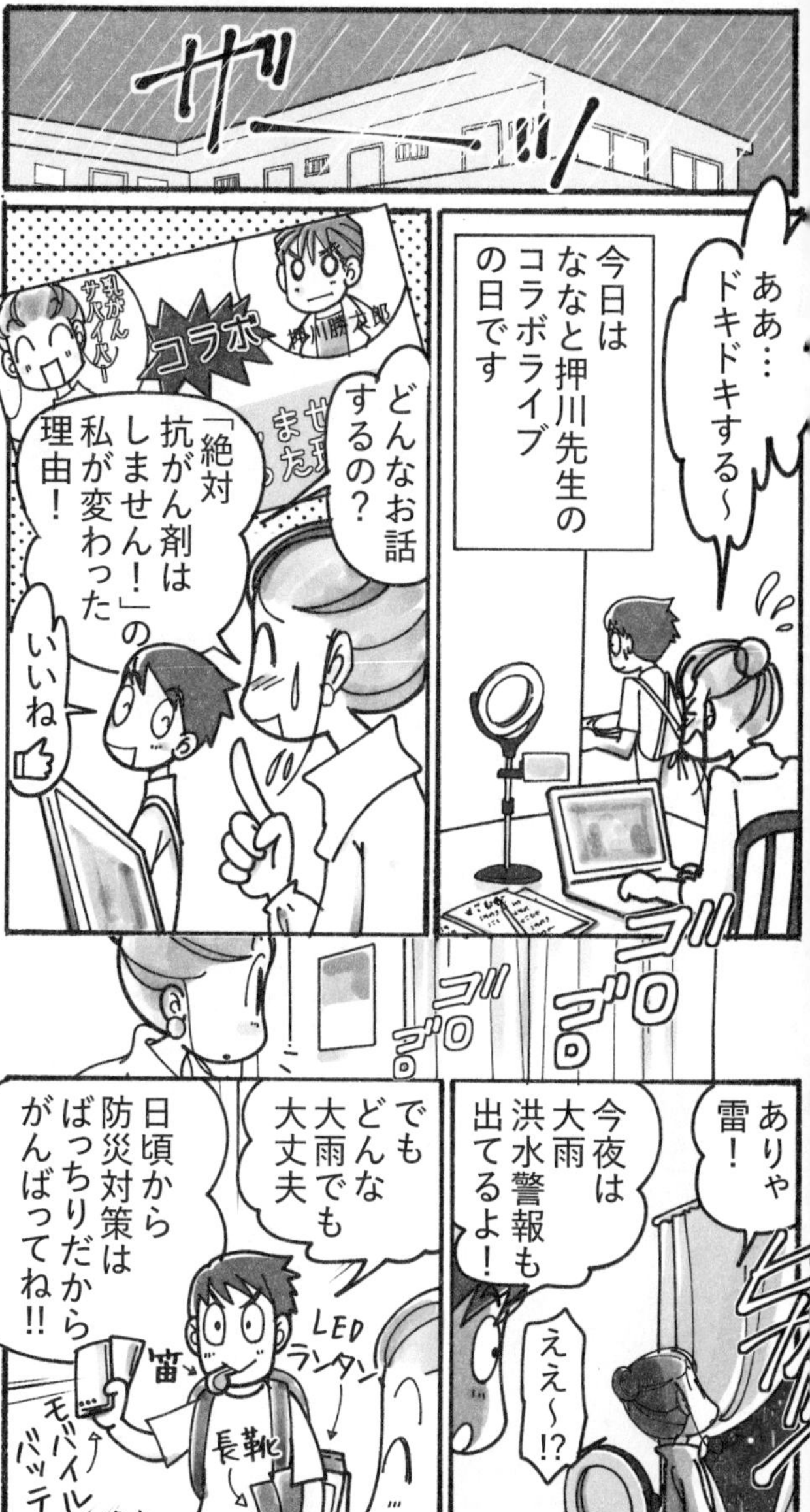
ザー!!
ああ…ドキドキする～
今日はななと押川先生のコラボライブの日です
乳がんサバイバー
コラボ
押川勝太郎
どんなお話するの？
「絶対抗がん剤はしません！」の私が変わった理由！
いいね
ゴロゴロ
ゴロゴロ
ありゃ雷！
今夜は大雨洪水警報も出てるよ！
ええ～!?
でもどんな大雨でも大丈夫
日頃から防災対策はばっちりだからがんばってね!!
LEDランタン
笛
長靴
モバイルバッテリー
懐中電灯

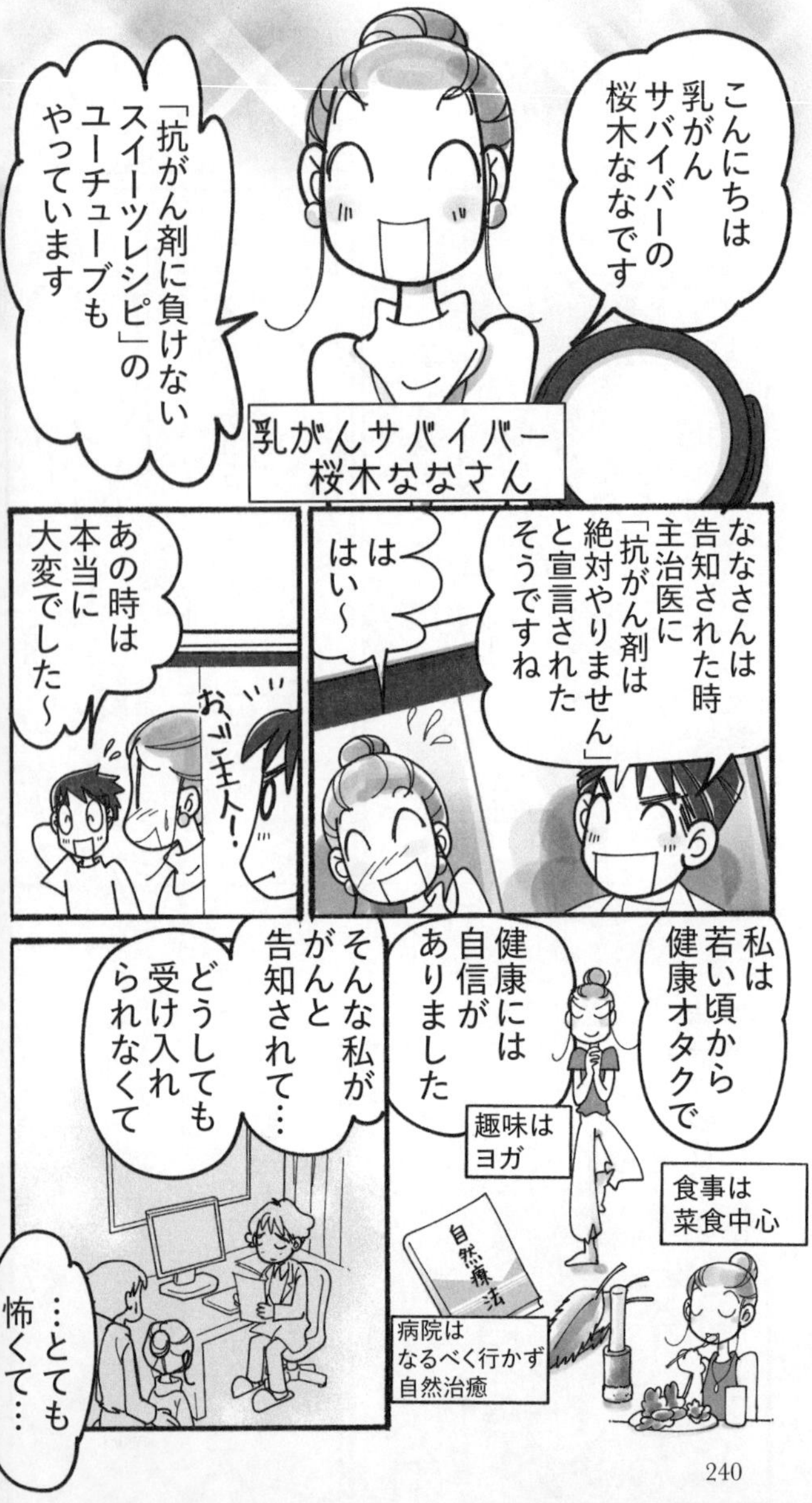
こんにちは
乳がん
サバイバーの
桜木ななです
「抗がん剤に負けない
スイーツレシピ」の
ユーチューブも
やっています
乳がんサバイバー
桜木ななさん
ななさんは
告知された時
主治医に
「抗がん剤は
絶対やりません」
と宣言された
そうですね
はは
はい～
あの時は
本当に
大変でした～
おゴ主人!
私は
若い頃から
健康オタクで
健康には
自信が
ありました
趣味は
ヨガ
食事は
菜食中心
自然療法
病院は
なるべく行かず
自然治癒
そんな私が
がんと
告知されて…
どうしても
受け入れ
られなくて
…とても
怖くて…

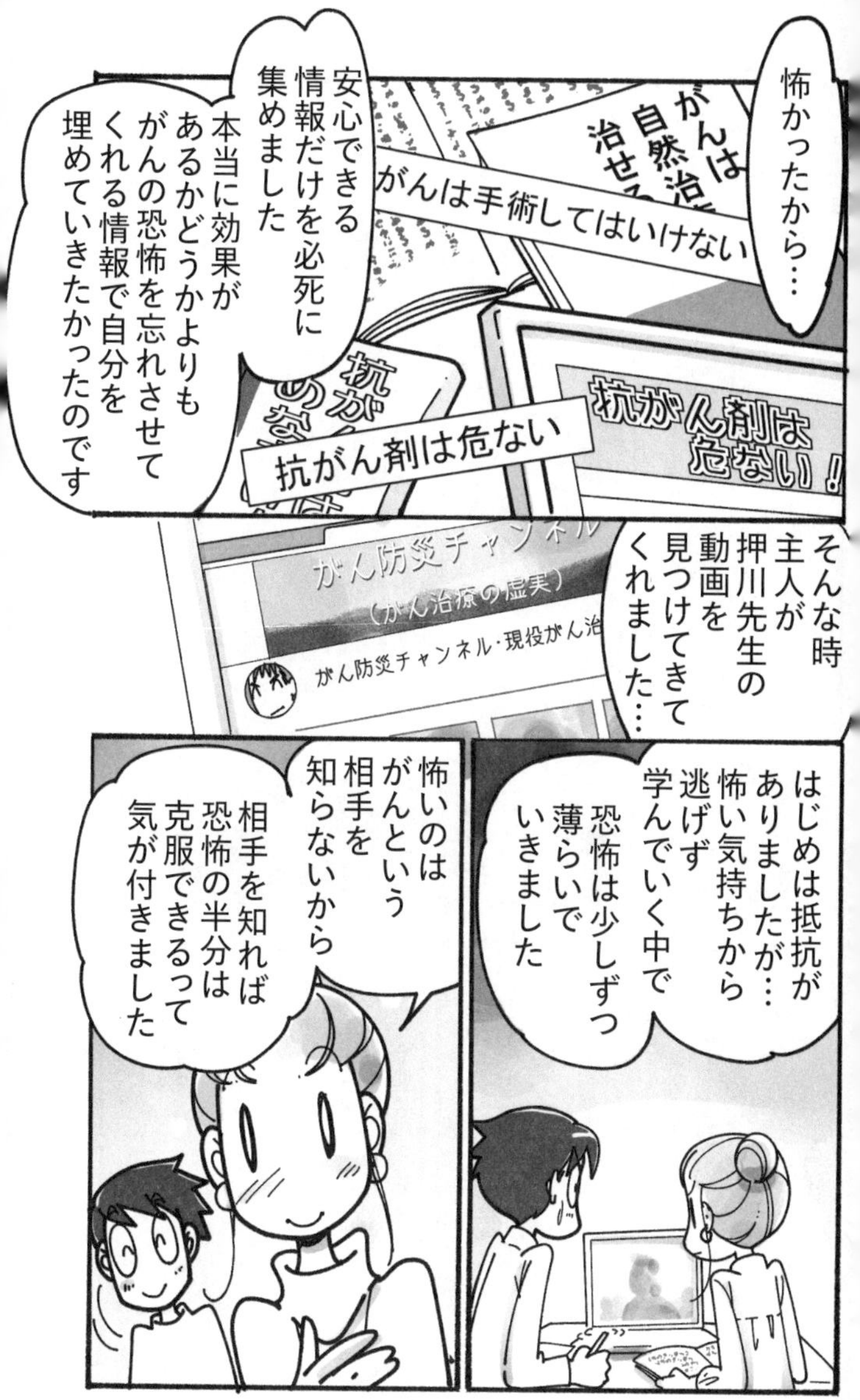

怖かったから…
がんは手術してはいけない
抗がん剤は危ない！
抗がん剤は危ない
安心できる情報だけを必死に集めました
本当に効果があるかどうかよりもがんの恐怖を忘れさせてくれる情報で自分を埋めていきたかったのです
そんな時主人が押川先生の動画を見つけてきてくれました…
がん防災チャンネル
（がん治療の虚実）
はじめは抵抗がありましたが…
怖い気持ちから逃げず学んでいく中で
恐怖は少しずつ薄らいでいきました
怖いのはがんという相手を知らないから
相手を知れば恐怖の半分は克服できるって気が付きました

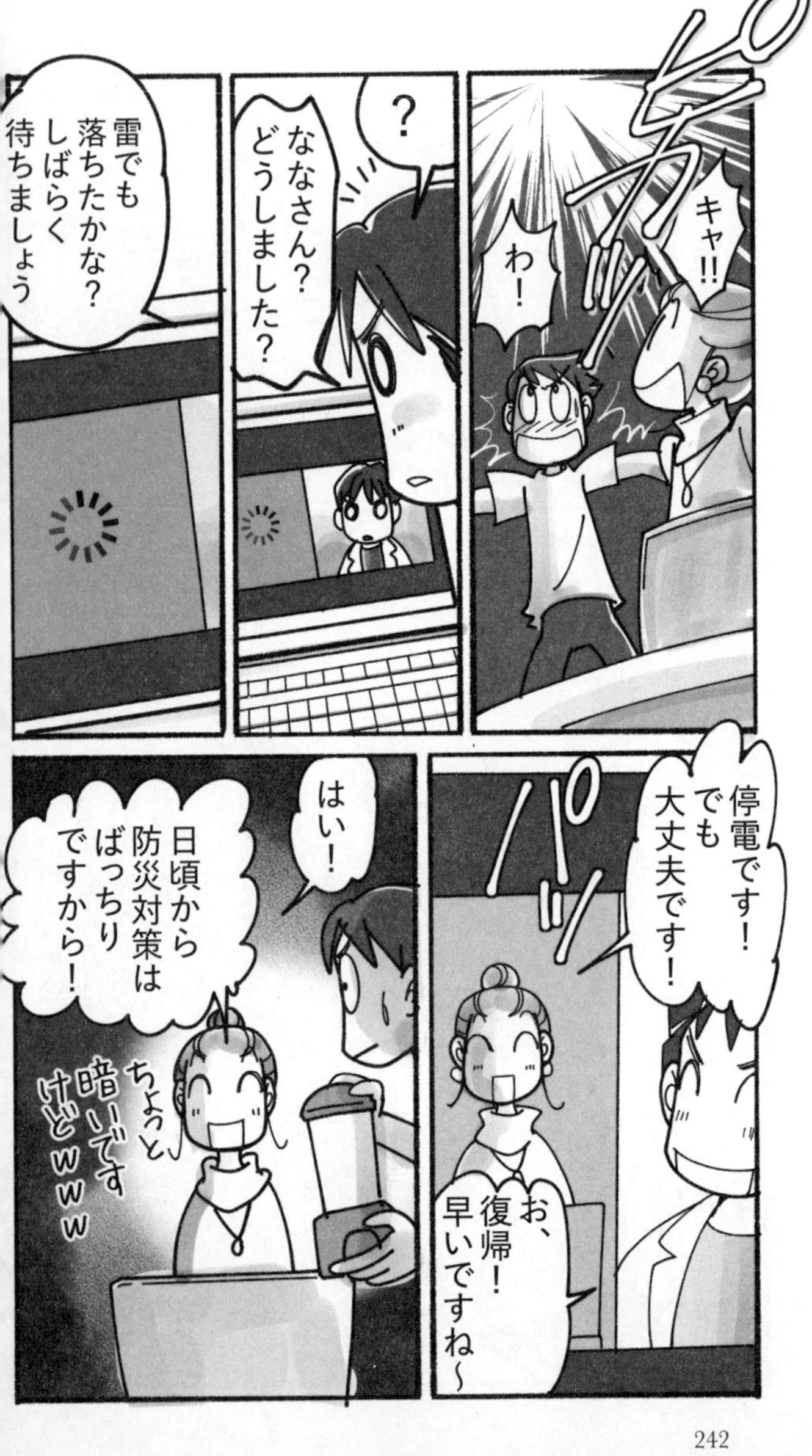
ピカッ
キャ!!
わ!
?
ななさん?どうしました?
雷でも落ちたかな?しばらく待ちましょう
パッ
停電です!でも大丈夫です!
お、復帰!早いですね〜
はい!
日頃から防災対策はばっちりですから!
ちょっと暗いですけどwww

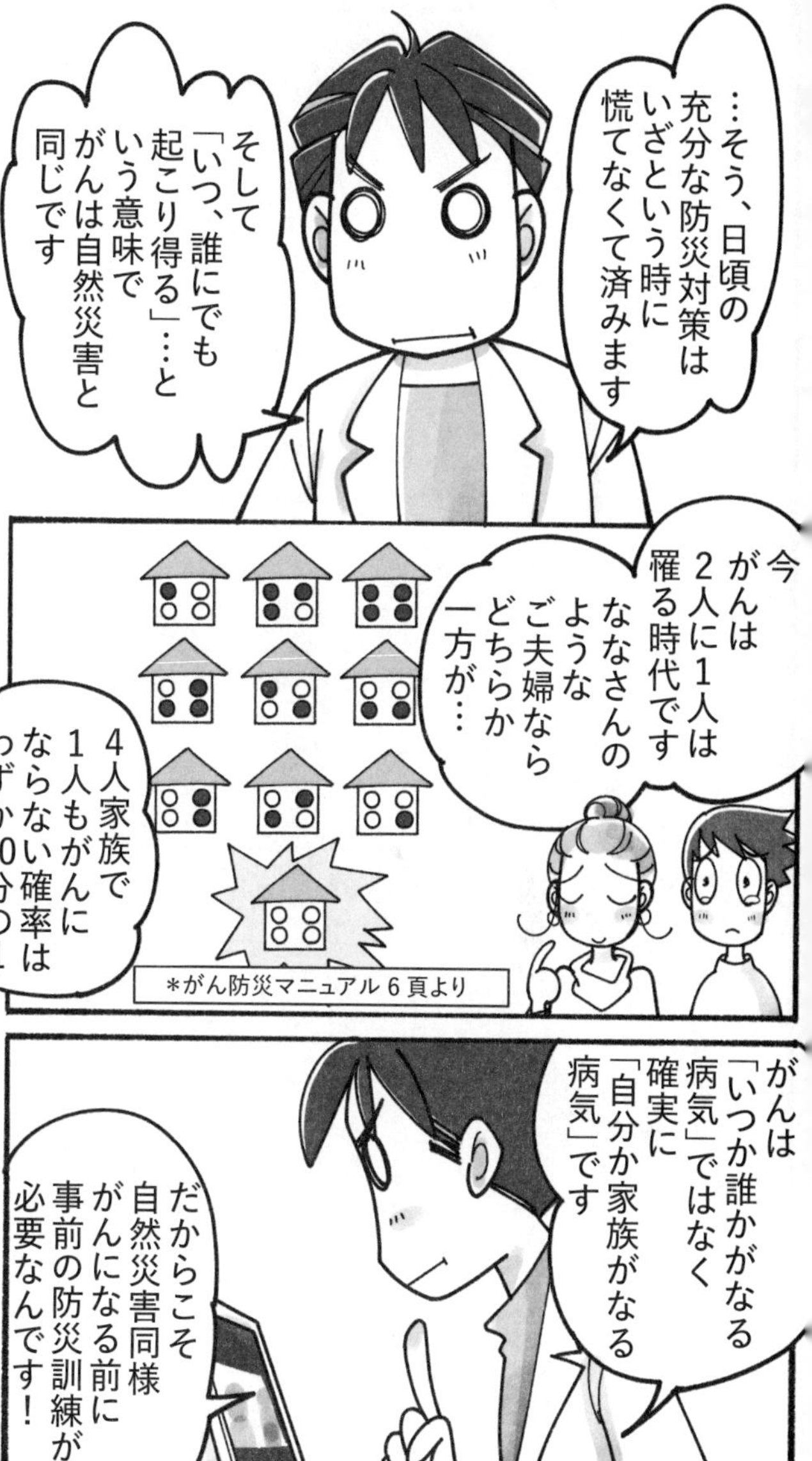
…そう、日頃の充分な防災対策はいざという時に慌てなくて済みます
そして「いつ、誰にでも起こり得る」…という意味でがんは自然災害と同じです
今がんは2人に1人は罹る時代ですななさんのようなご夫婦ならどちらか一方が…
4人家族で1人もがんにならない確率はわずか10分の1
＊がん防災マニュアル 6 頁より
がんは「いつか誰かがなる病気」ではなく確実に「自分か家族がなる病気」です
だからこそ自然災害同様がんになる前に事前の防災訓練が必要なんです！

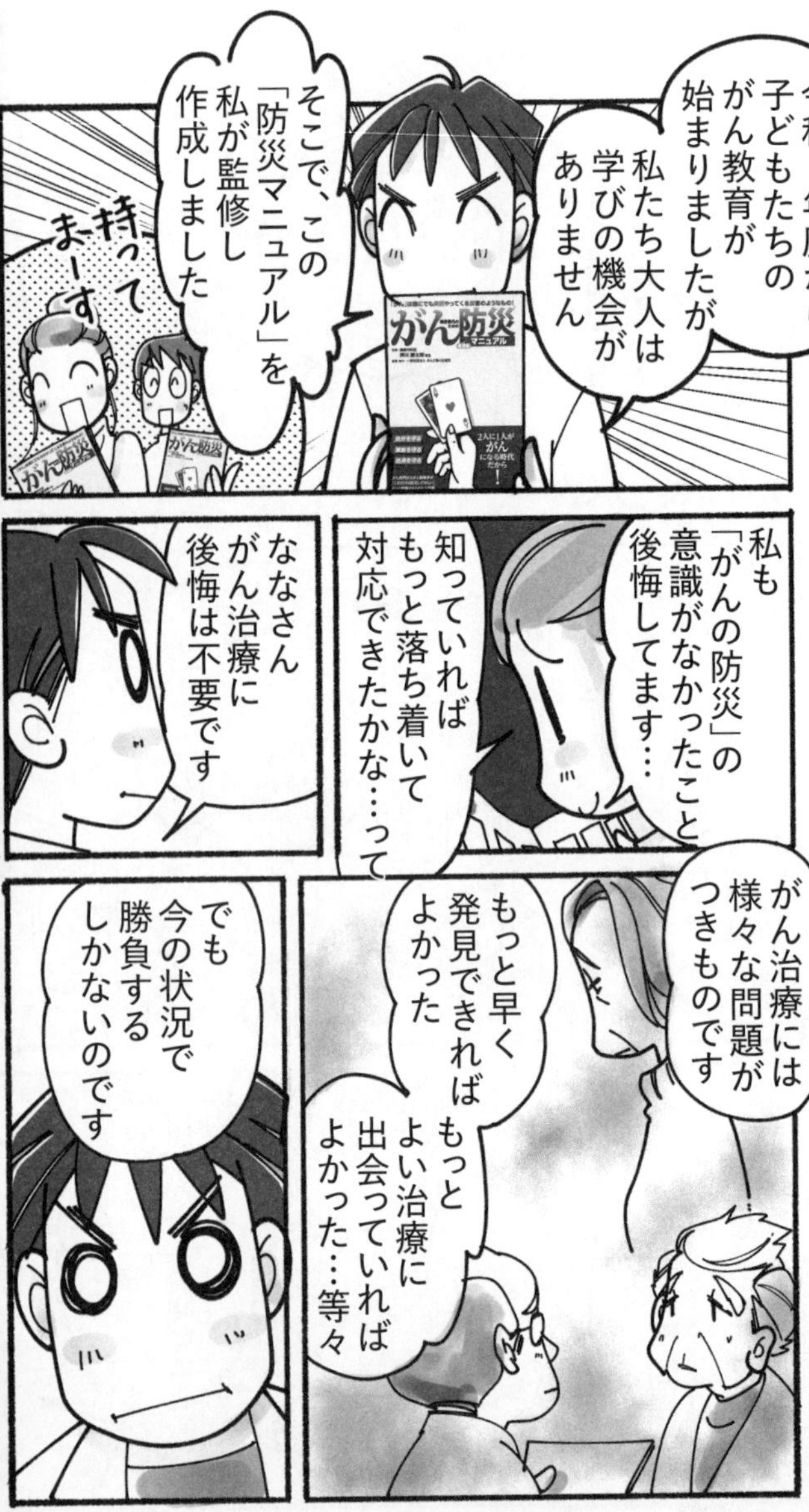
令和2年度から子どもたちのがん教育が始まりましたが
私たち大人は学びの機会がありません
そこで、この「防災マニュアル」を私が監修し作成しました
がん防災マニュアル
2人に1人ががんになる時代だから！
持ってまーす
私も「がんの防災」の意識がなかったこと後悔してます…
知っていればもっと落ち着いて対応できたかな…って
ななさんがん治療に後悔は不要です
がん治療には様々な問題がつきものです
もっと早く発見できればよかった
もっとよい治療に出会っていればよかった…等々
でも今の状況で勝負するしかないのです

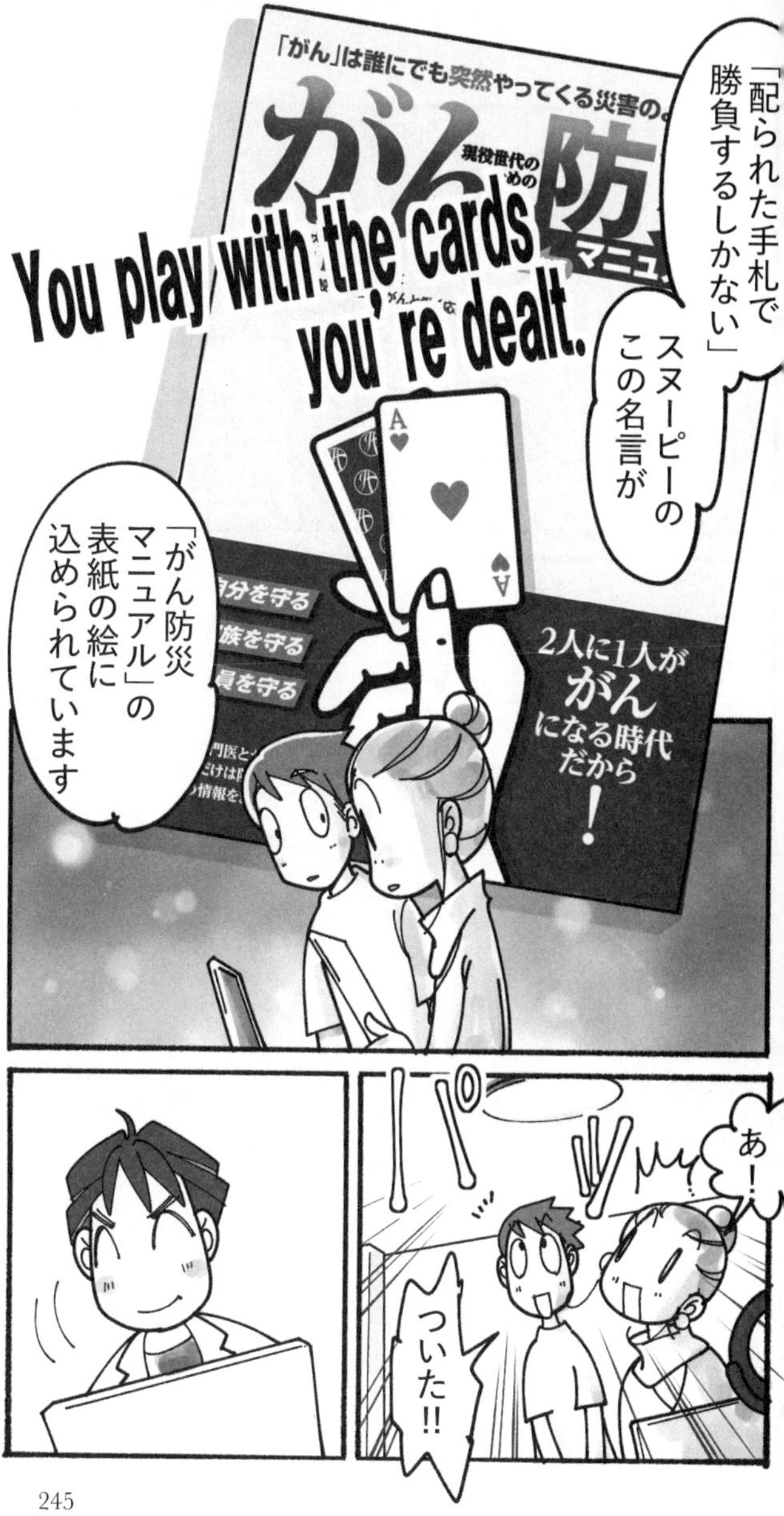
「がん」は誰にでも突然やってくる災害の。
がん防
現役世代のための
マニュ
You play with the cards you're dealt.
「配られた手札で勝負するしかない」
スヌーピーのこの名言が
「がん防災マニュアル」の表紙の絵に込められています
分を守る
族を守る
員を守る
2人に1人ががんになる時代だから!
パ
あー!
ついた!!

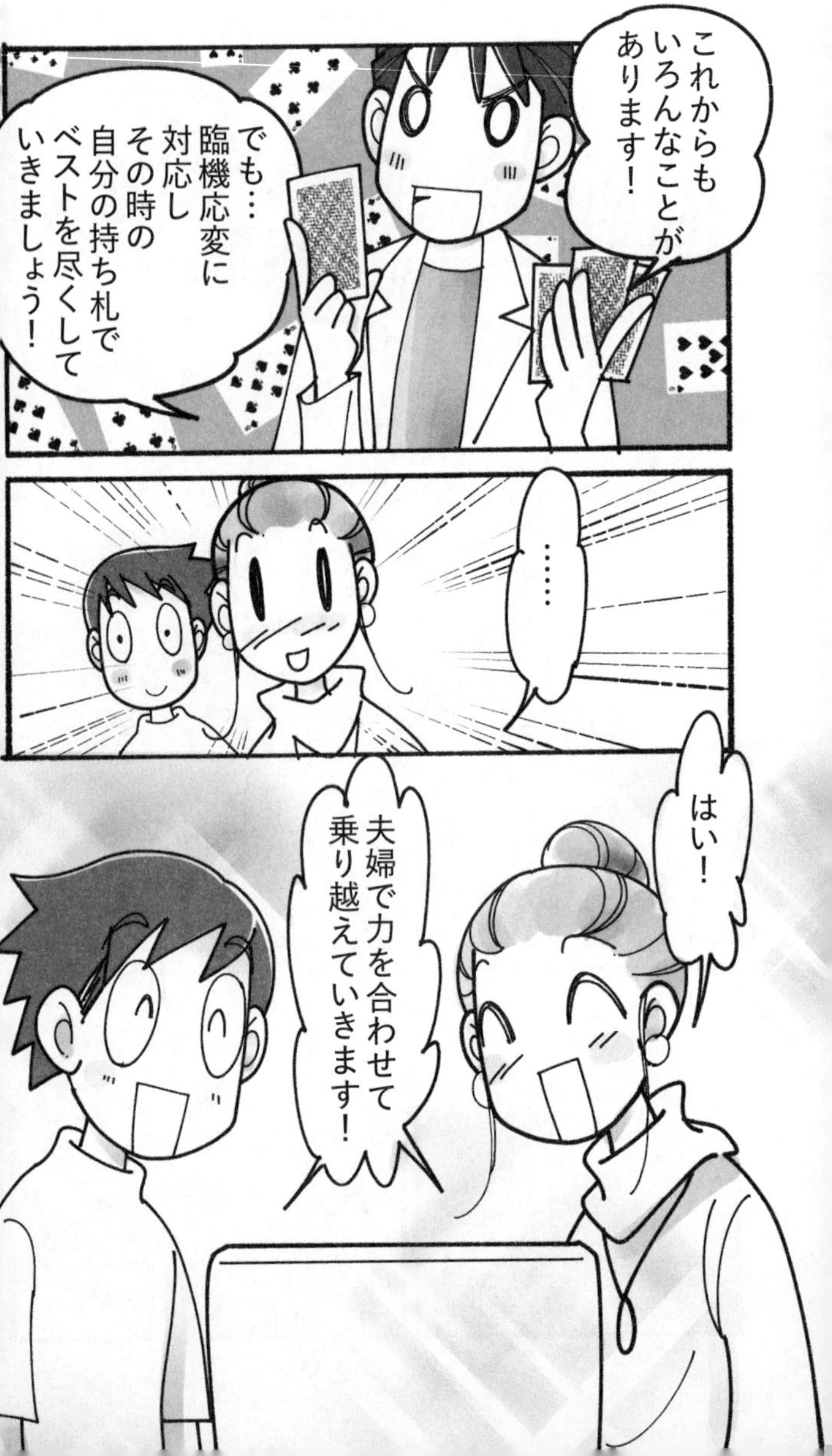
これからもいろんなことがあります！
でも…臨機応変に対応しその時の自分の持ち札でベストを尽くしていきましょう！
……
はい！
夫婦で力を合わせて乗り越えていきます！

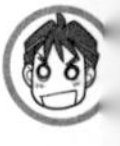

治療の伸びしろは患者さん次第

これまでお伝えしてきたように、がん治療には患者さんの治療への意欲がとても大事です。

ところが、医学というものは患者さん側にあまり期待していません。患者さんがどんな状態かは人によってまったく違いますし、その人がどんな状態であっても医療の側で対応するという前提があるからです。

問診から診察まで、とにかくどう患者さんにアプローチするか、医学の教科書には書かれています。そういった診断学はとても重要で、そこがしっかりしていないと、どんな病気なのか、どんながんなのかがまったくわからず、最適な治療法が選べません。

ただ、これを逆から考えると、落とし穴があるわけです。どういうことかといえば、患者さん自身の能動的、意欲的な行動をうまく活用するという発想が、医療側にないんですね。

これが普通の病気であれば大きな問題になりませんが、がん治療では違います。昔みたいに入院して手術を受けておしまいという治療だけではなくなりました。通院での外来化学療法で、しかも副作用のコントロール、がん疼痛《とうつう》のコントロールも重要だとなると、患者さんの意識、行動、意欲のある考えをうまく活用しなければ、最適ながん治療が進められないのです。がん治療が医療者だけでなく、患者さんの判断力や行動力をある程度期待した上で成り立つ、というところが、以前のがん治療との違いです。

患者さんの自覚症状によって抗がん剤の量を増減しなければならない。あるいは、副作用による吐き気を止める薬なども、患者さんの訴えに応じたコントロールをして初めて効く。がん治療は患者さんの協力なしではうまくいかないことがわかってきたのですが、これまではどんな状態であっても医療の側で対応するのが前提でしたから、がん治療は発展してきても、患者さんとの連携はまだまだ遅れているのです。

抗がん剤の副作用は、本人しかわからないケースが多く、患者さんががんばってそこの部分に頭を働かせ、能動的に抗がん剤の副作用、生活の中での苦しさ、仕事上の支障などを主治医にしっかり伝え、抗がん剤治療の絶妙な調節をやれば、もっとうまくいくはずなのです。ところが医療側は、患者さんをもっとパワーアップ、ブーストアップして治療をうまくやろうとしていない。これがすごくもったいない。

がん医療水準の均てん化（全国どこでもがんの標準的な専門医療を受けられるよう、医療技術などの格差の是正を図ること）ということを考えたら、やむをえないのかもしれませんが、でも、現場の治療医からするともったいなくてなりません。そのことに気が付いて、意欲的になれる患者さんは、がんになって様々に辛いこともあるでしょうけれども、これから先いろいろなアクシデントが起きても、それらにうまく対応できて、受け身のがん患者さんよりも治療が奏効《そうこう》するのではないかと私は考えています。

がんになって、悲観的な将来しか見えない。抗がん剤の効果は知れたものだ。副作用で何もできない。そういうマイナスなことを言う患者さんはたくさんいるのですが、そんな発想ではなく、自分の能動性次第でがん治療はもっとうまくいく、余命を延ばせる、楽に治療を受けられる、そうなる伸びしろがじつは隠れているんです。その伸びしろは、医療側からはなかなか提供されません。

がんになっても自分自身の生活を守るため、がんになったことを逆手に取り、自分の隠された才能を見つけ、それを活用していくという発想があってもいいじゃないかと思うのです。

そんな気にはとてもなれないという人もいるでしょう。わかります。患者さんばかりに期待するのは酷かもしれない。医療側こそどうにかしろ、です。けれども、その気になれるような情報と出会ったり、人との交流があったりすれば、患者さんの気持ちは変わりえます。

がんになっても自分の人生を切り開くことは可能だと、そういう気持ちになってほしくて、私はこれからもみなさんに語り続けていきます。

コラム

薬物療法

——抗がん剤・分子標的薬・免疫チェックポイント阻害薬、その違いは？

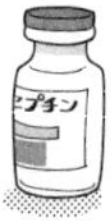

抗がん剤、分子標的薬、免疫チェックポイント阻害薬、これらはどれも、広い意味で抗がん剤になります（実際に「抗悪性腫瘍薬」と書かれています）。

従来から使用されている、白血球が下がり、吐き気の副作用が出やすい抗悪性腫瘍剤のことを、古典的抗がん剤（あるいは細胞障害性抗がん剤）といいます。これは、世界中で片っ端からあらゆる原料を探して見出したものです（つまり天然由来で、植物、抗生物質由来のものもあります）。しかしこれは、開発成功率（実際に人間のがん標準治療に使用できるようになる確率）は1万分の1で、効率の悪さが問題でした。

それに対して、各種がんの細胞増殖のエネルギーとなる遺伝子異常（ドライバー遺伝子といいます）を特定し、そこをブロックする化合物や抗体薬を一から生合成したのが分子標的薬です。つまり、古典的抗がん剤と分子標的薬の違いは、開発時のスクリーニング（ふるいわけ）の差といえるわけです。分子標的薬が、必ずしも副作用が軽いとは限りませんが、一般的に古典的抗がん剤より体力を削るケースは少なくなっています。

さらに性ホルモンをがん細胞増殖のエネルギーとしている乳がんや前立腺がんに対するホルモン療法（内分泌療法）を含めて、広義の抗がん剤（抗悪性腫瘍薬）と表現することもあります。

一方、免疫細胞の働きを抑制させているがん細胞に対して、細胞の標的受容体に働きかけ、再度免疫力を賦活させるのが免疫療法で、「免疫チェックポイント阻害薬」（オプジーボなど）が知られています。がんの３大治療（手術、放射線、抗がん剤）に対して、こうした免疫療法を「第４の治療」と表現することもありますが、その製法からは、一種の分子標的薬のジャンルに含まれることになります。よって実際には抗がん剤治療の一種と考えてよいでしょう。

特別 編

２人の患者さんの体験談に学ぶ

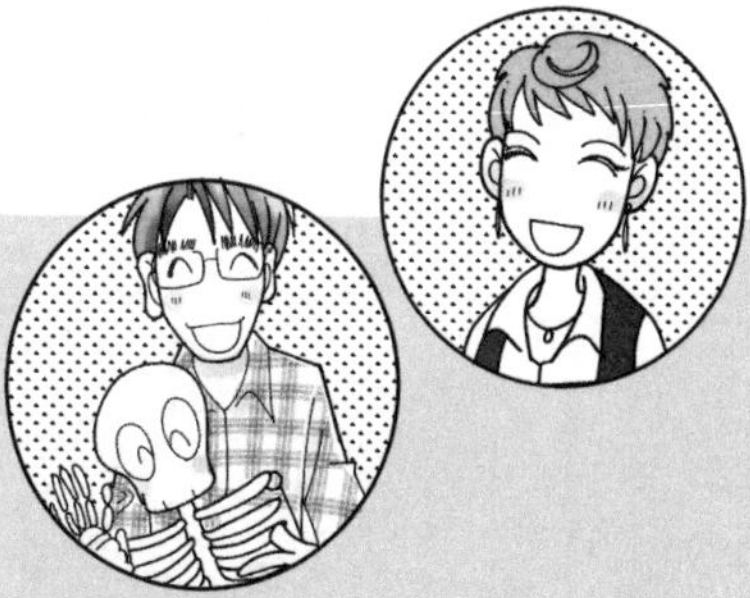

「がんになって初めて知ったことや
様々な経験から学んだことを
他の人たちにも知ってほしい――」
そんな思いから、押川先生が関わった２人の患者さんが
ご登場くださいました。
多くの方の参考になるはずです。

体験まんが① 内布恵美子さん

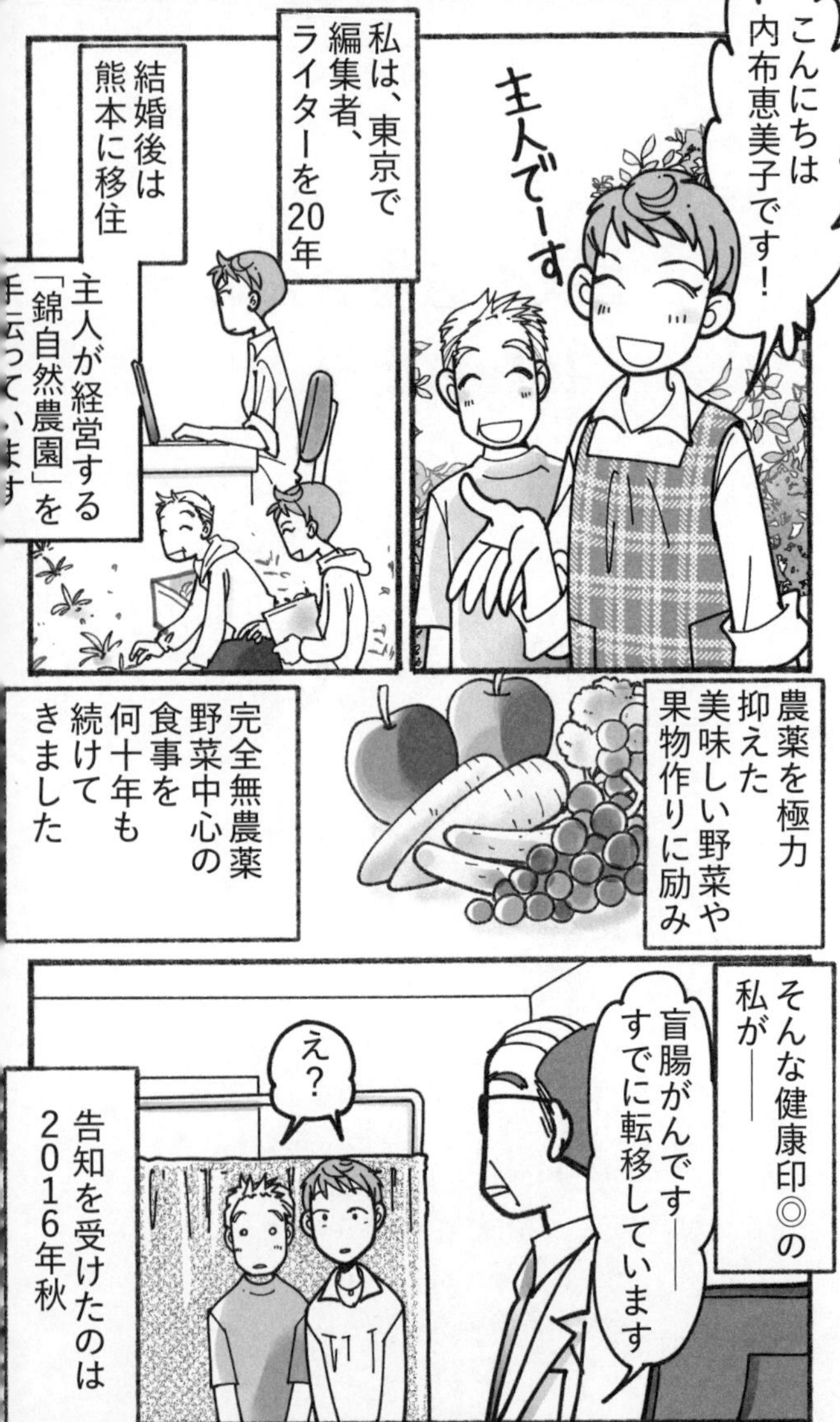
こんにちは内布恵美子です！
主人でーす
私は、東京で編集者、ライターを20年
結婚後は熊本に移住
主人が経営する「錦自然農園」を手伝っています
農薬を極力抑えた美味しい野菜や果物作りに励み
完全無農薬野菜中心の食事を何十年も続けてきました
そんな健康印◎の私が——
盲腸がんです——すでに転移しています
え？
告知を受けたのは2016年秋

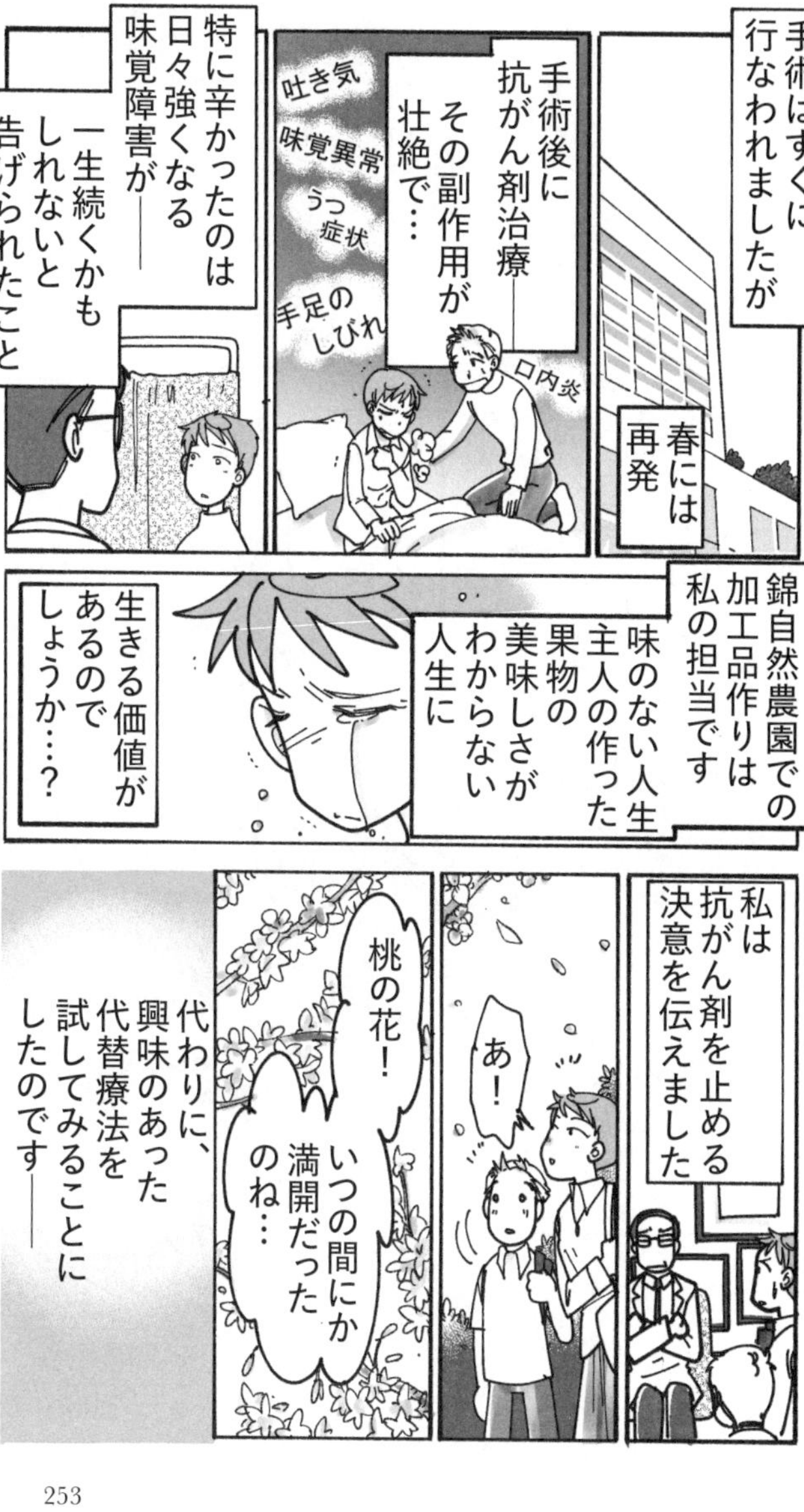
手術はすぐに行なわれましたが
春には再発
手術後に抗がん剤治療――
その副作用が壮絶で…
吐き気
味覚異常
うつ症状
手足のしびれ
口内炎
特に辛かったのは日々強くなる味覚障害が――
一生続くかもしれないと告げられたこと
錦自然農園での加工品作りは私の担当です
味のない人生 主人の作った果物の美味しさがわからない人生に
生きる価値があるのでしょうか…？
私は抗がん剤を止める決意を伝えました
あ！
桃の花！
いつの間にか満開だったのね…
代わりに、興味のあった代替療法を試してみることにしたのです――

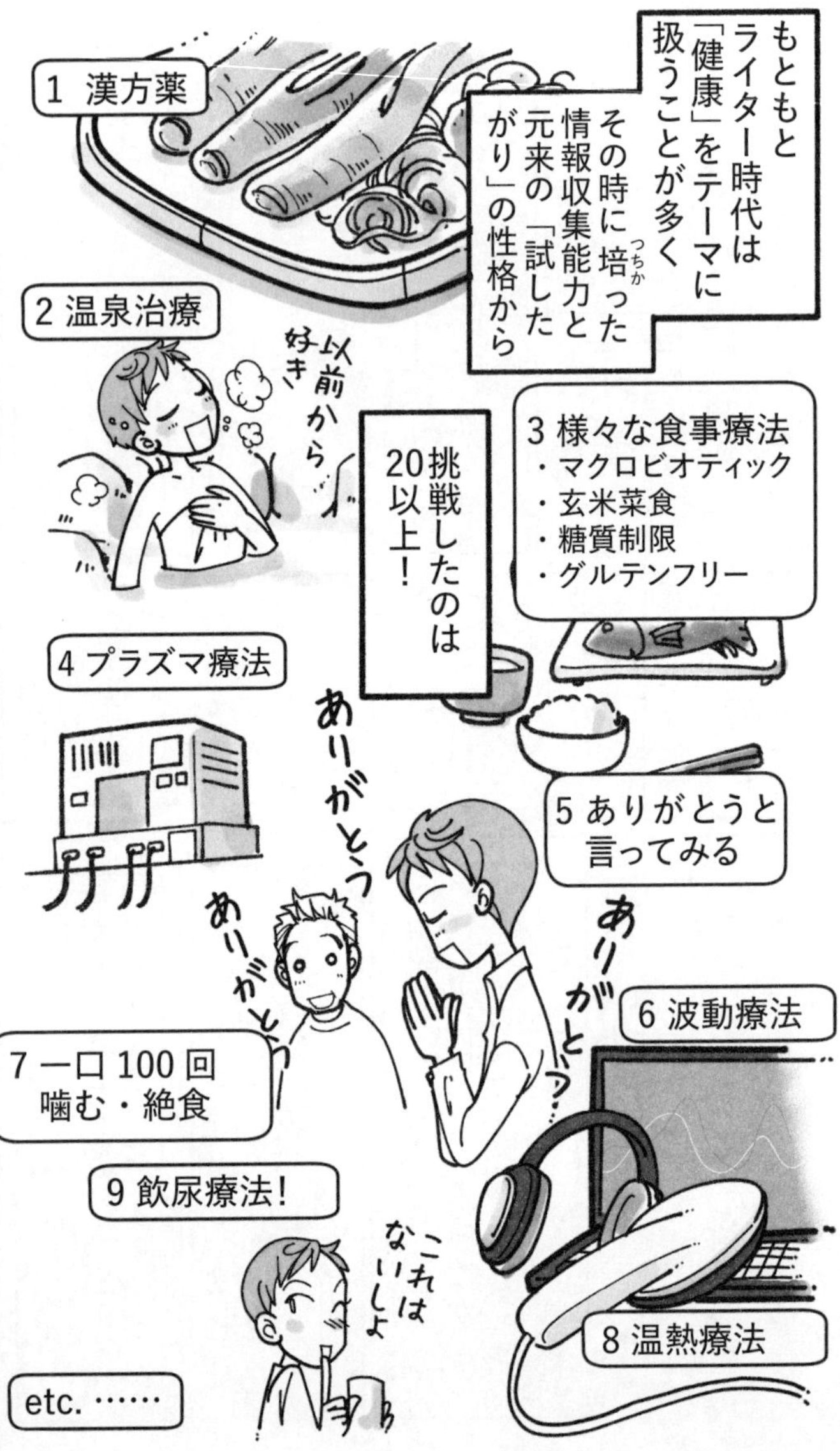
もともと
ライター時代は
「健康」をテーマに
扱うことが多く
その時に培《つちか》った
情報収集能力と
元来の「試した
がり」の性格から
1 漢方薬
2 温泉治療
以前から好き
3 様々な食事療法
・マクロビオティック
・玄米菜食
・糖質制限
・グルテンフリー
挑戦したのは
20以上！
4 プラズマ療法
ありがとう
5 ありがとうと
言ってみる
ありがとう
ありがとう
6 波動療法
7 一口100回
噛む・絶食
9 飲尿療法！
これは
ないしょ
8 温熱療法
etc.……

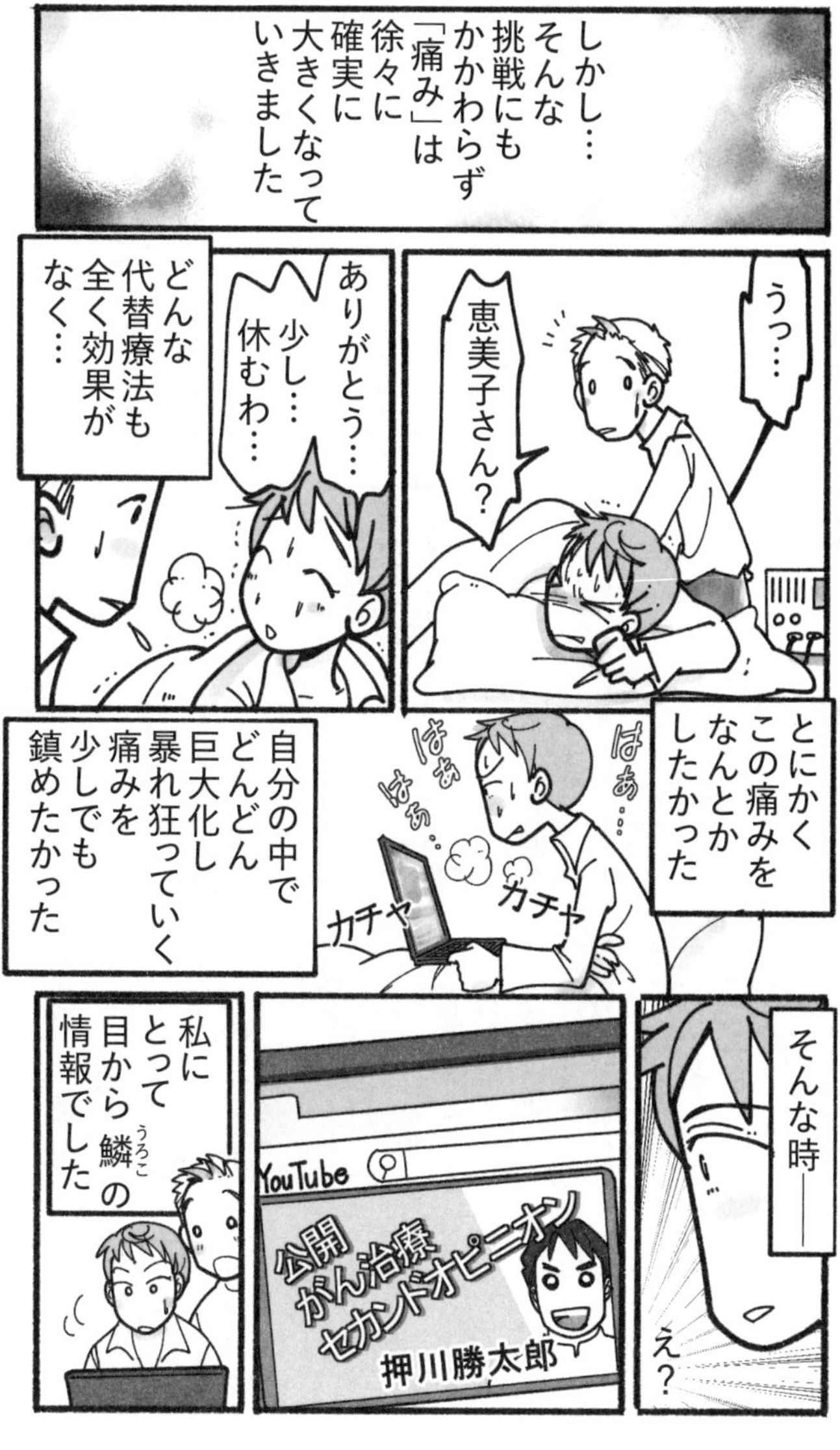
しかし…
そんな挑戦にもかかわらず「痛み」は徐々に確実に大きくなっていきました
うっ…
恵美子さん？
ありがとう…
少し…休むわ…
どんな代替療法も全く効果がなく…
とにかくこの痛みをなんとかしたかった
はぁ…
はぁ
はぁ…
カチャ
カチャ
自分の中でどんどん巨大化し暴れ狂っていく痛みを少しでも鎮めたかった
そんな時――
え？
YouTube
公開
がん治療セカンドオピニオン
押川勝太郎
私にとって目から鱗《うろこ》の情報でした

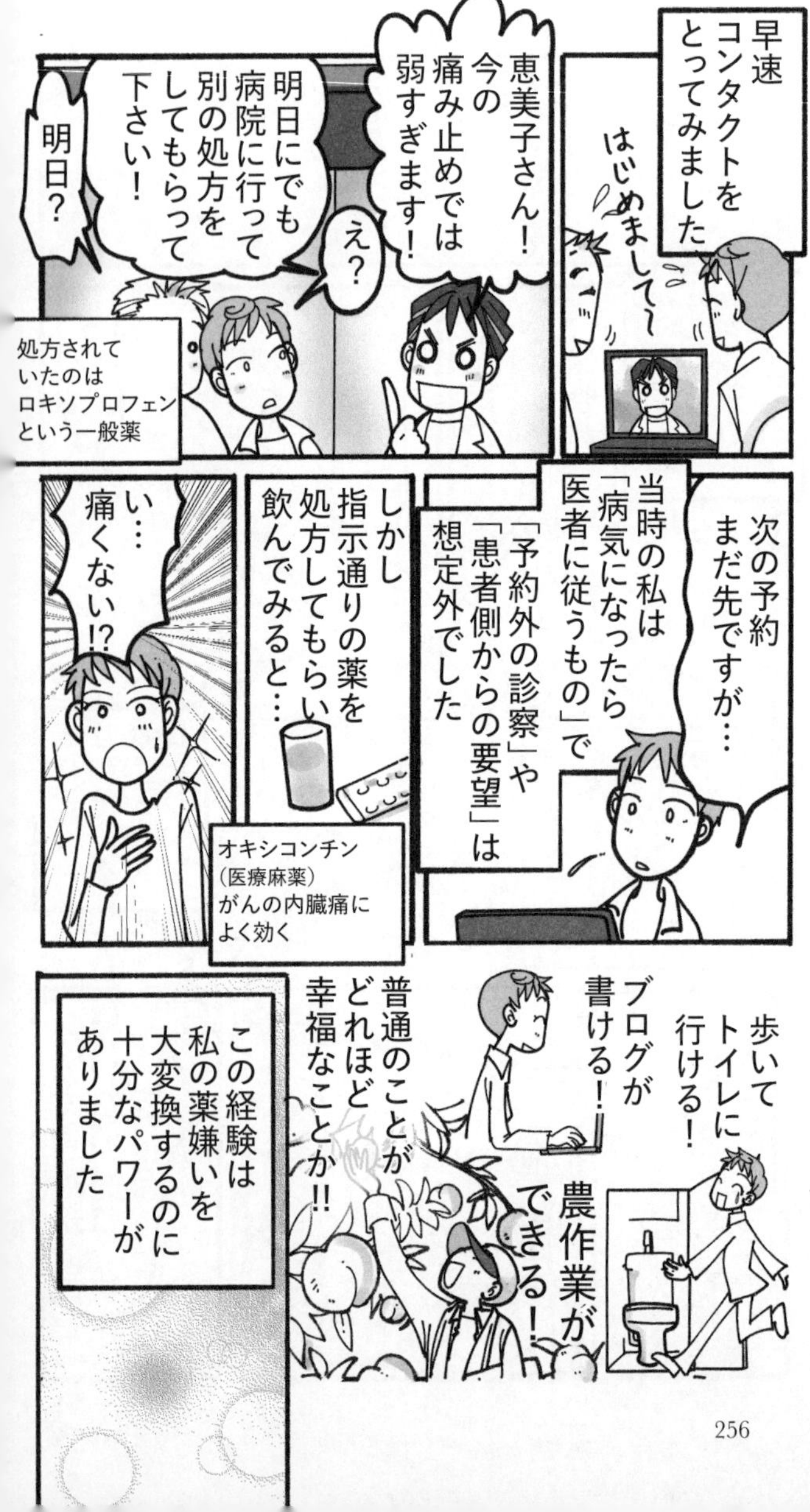
早速
コンタクトをとってみました
はじめましてー
恵美子さん！
今の痛み止めでは弱すぎます！
え？
明日にでも病院に行って別の処方をしてもらって下さい！
明日？
処方されていたのはロキソプロフェンという一般薬
次の予約まだ先ですが…
当時の私は「病気になったら医者に従うもの」で「予約外の診察」や「患者側からの要望」は想定外でした
しかし指示通りの薬を処方してもらい飲んでみると…
い…痛くない!?
オキシコンチン（医療麻薬）がんの内臓痛によく効く
歩いてトイレに行ける！
ブログが書ける！
農作業ができる！
普通のことがどれほど幸福なことか!!
この経験は私の薬嫌いを大変換するのに十分なパワーがありました

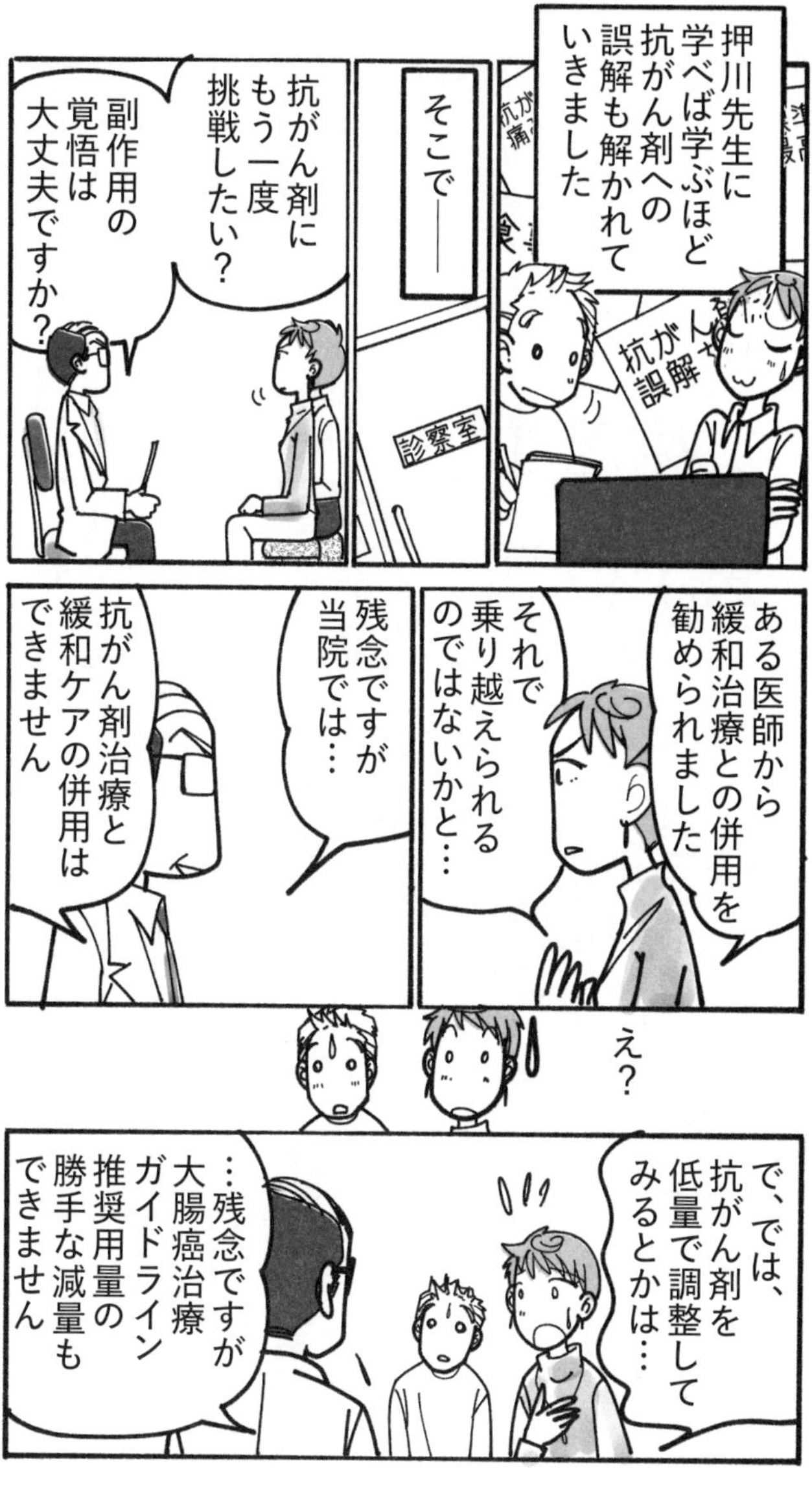

押川先生に学べば学ぶほど抗がん剤への誤解も解かれていきました
そこで——
診察室
抗がん剤にもう一度挑戦したい？
副作用の覚悟は大丈夫ですか？
ある医師から緩和治療との併用を勧められました
それで乗り越えられるのではないかと…
残念ですが当院では…
抗がん剤治療と緩和ケアの併用はできません
え？
で、では、抗がん剤を低量で調整してみるとかは…
…残念ですが大腸癌治療ガイドライン推奨用量の勝手な減量もできません

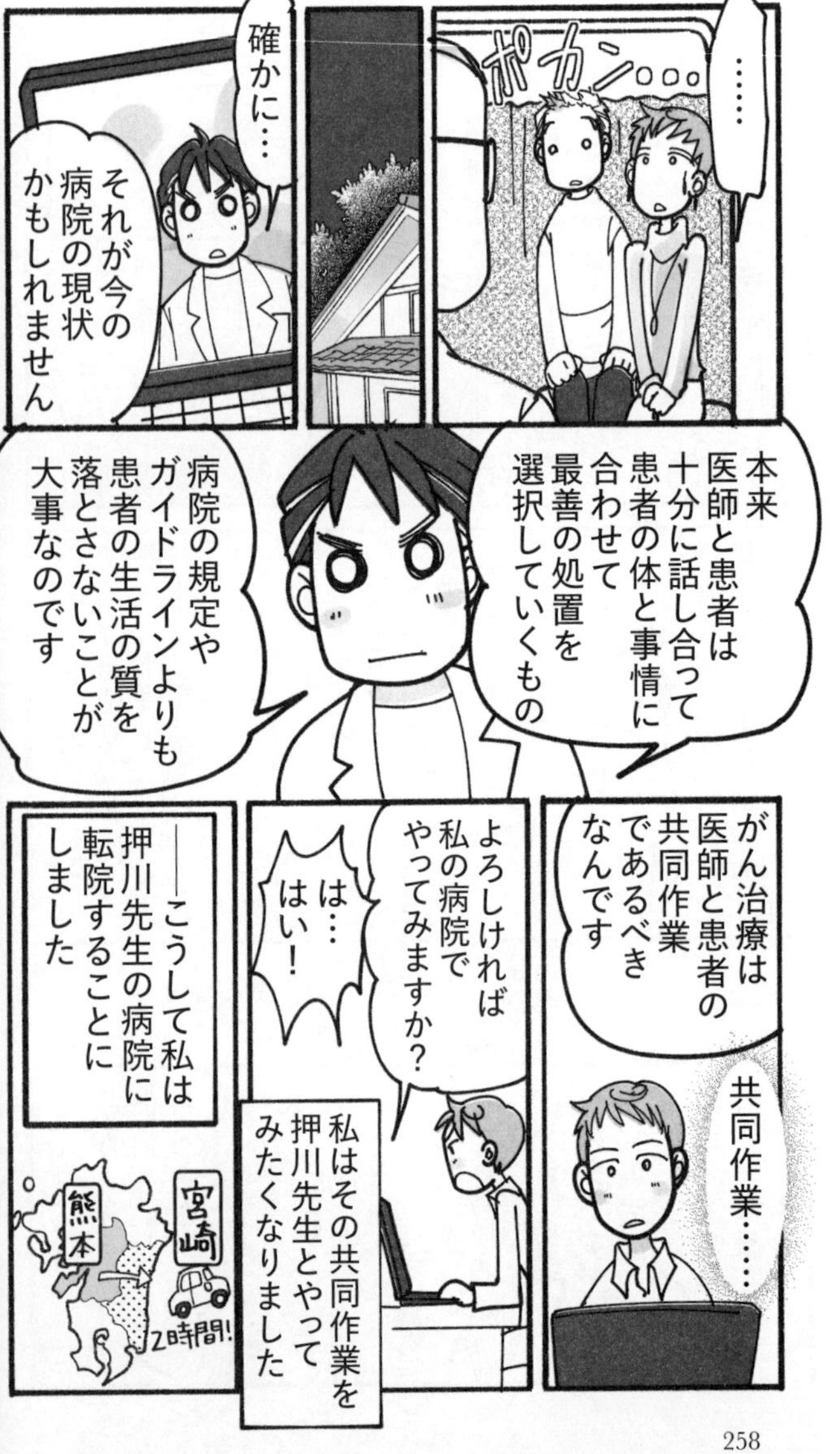
……
ポカン…
確かに…
それが今の病院の現状かもしれません
本来医師と患者は十分に話し合って患者の体と事情に合わせて最善の処置を選択していくもの
病院の規定やガイドラインよりも患者の生活の質を落とさないことが大事なのです
がん治療は医師と患者の共同作業であるべきなんです
共同作業……
よろしければ私の病院でやってみますか?
は…はい!
私はその共同作業を押川先生とやってみたくなりました
――こうして私は押川先生の病院に転院することにしました
宮崎
熊本
2時間!

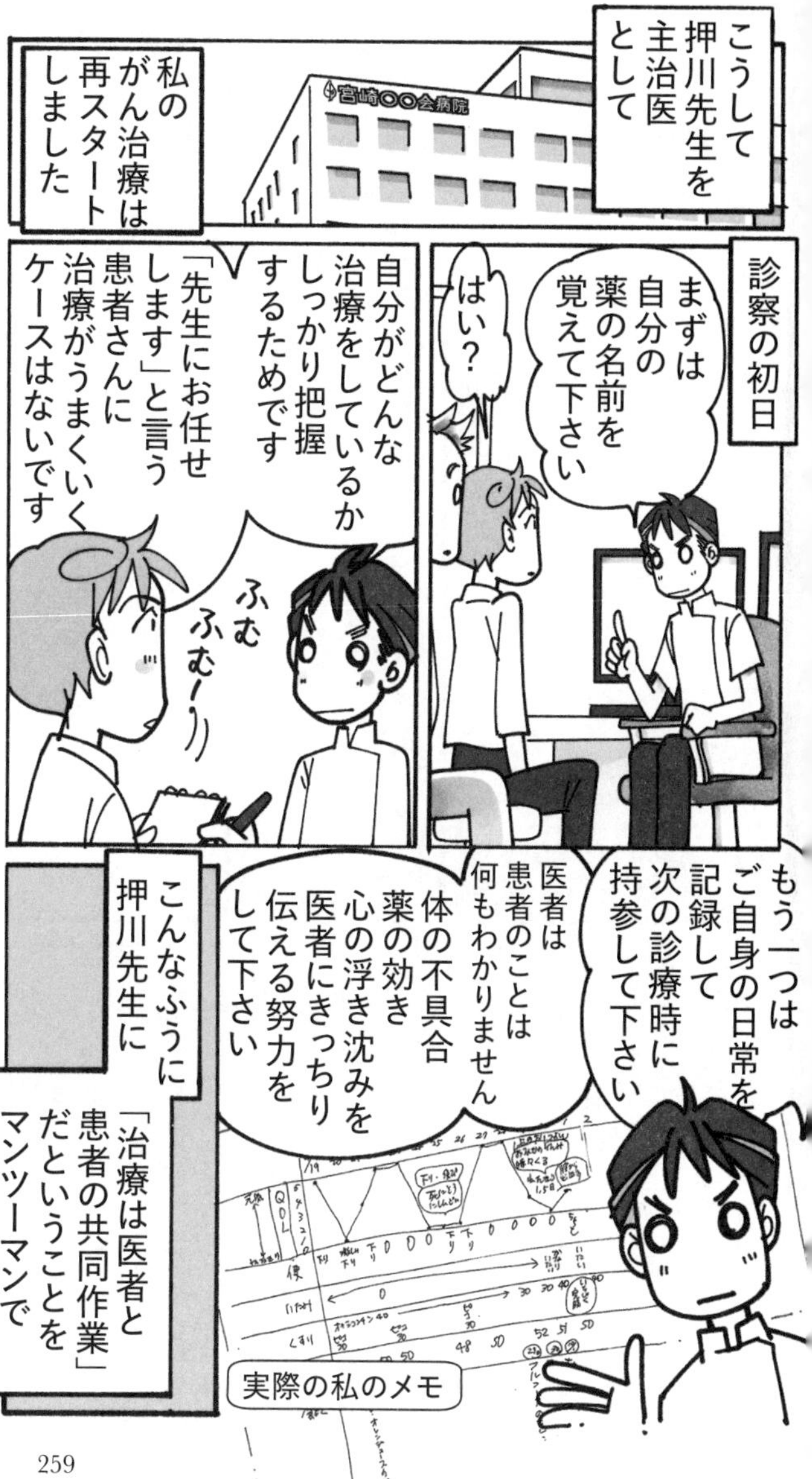

こうして押川先生を主治医として
宮崎○○会病院
私のがん治療は再スタートしました
診察の初日
まずは自分の薬の名前を覚えて下さい
はい？
自分がどんな治療をしているかしっかり把握するためです
「先生にお任せします」と言う患者さんに治療がうまくいくケースはないです
ふむふむ
もう一つはご自身の日常を記録して次の診療時に持参して下さい
医者は患者のことは何もわかりません
体の不具合薬の効き心の浮き沈みを医者にきっちり伝える努力をして下さい
こんなふうに押川先生に
「治療は医者と患者の共同作業」だということをマンツーマンで教育されました
実際の私のメモ

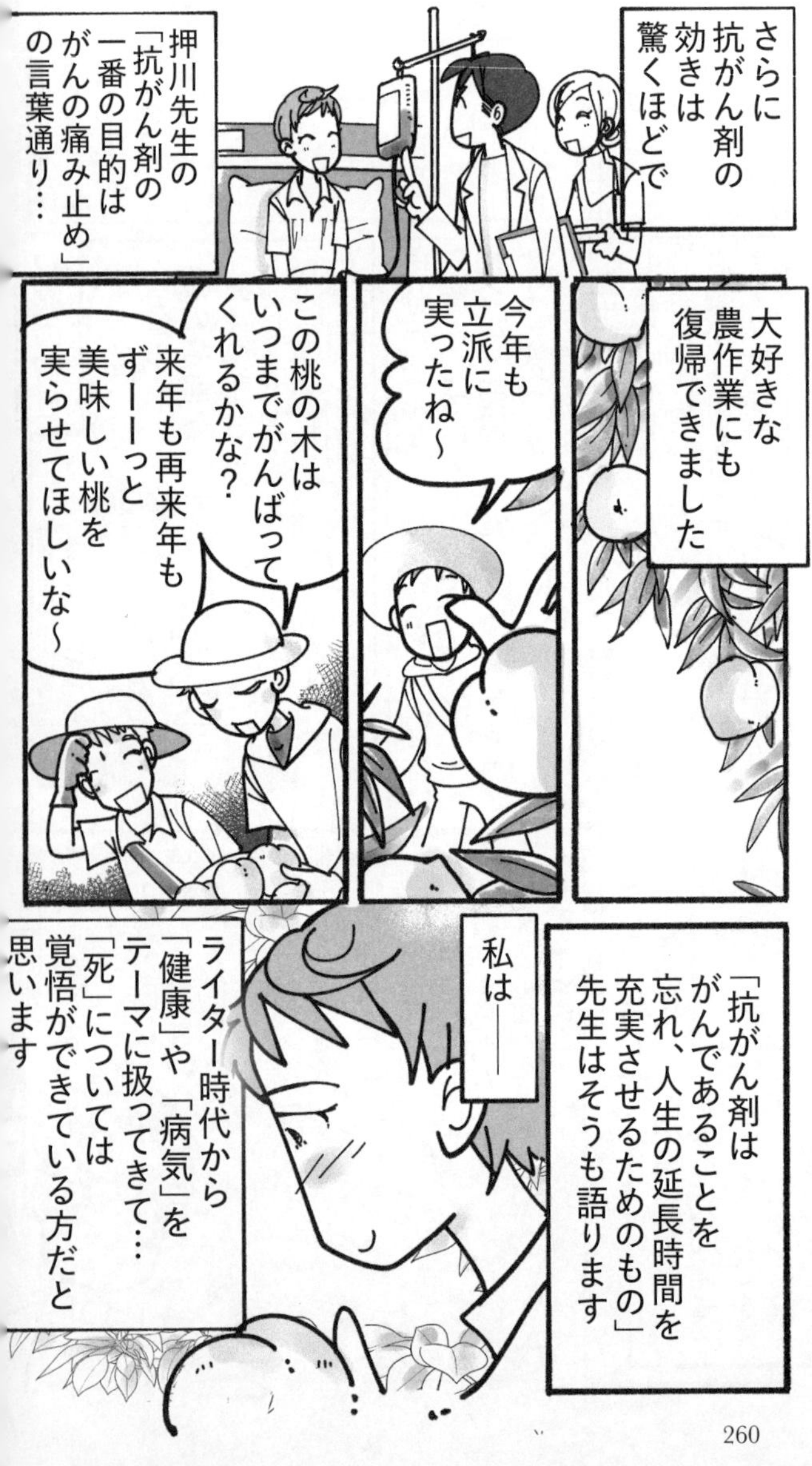
さらに抗がん剤の効きは驚くほどで
押川先生の「抗がん剤の一番の目的はがんの痛み止め」の言葉通り…
大好きな農作業にも復帰できました
今年も立派に実ったね〜
この桃の木はいつまでがんばってくれるかな？
来年も再来年もずーーっと美味しい桃を実らせてほしいな〜
「抗がん剤はがんであることを忘れ、人生の延長時間を充実させるためのもの」先生はそうも語ります
私は――
ライター時代から「健康」や「病気」をテーマに扱ってきて…「死」については覚悟ができている方だと思います

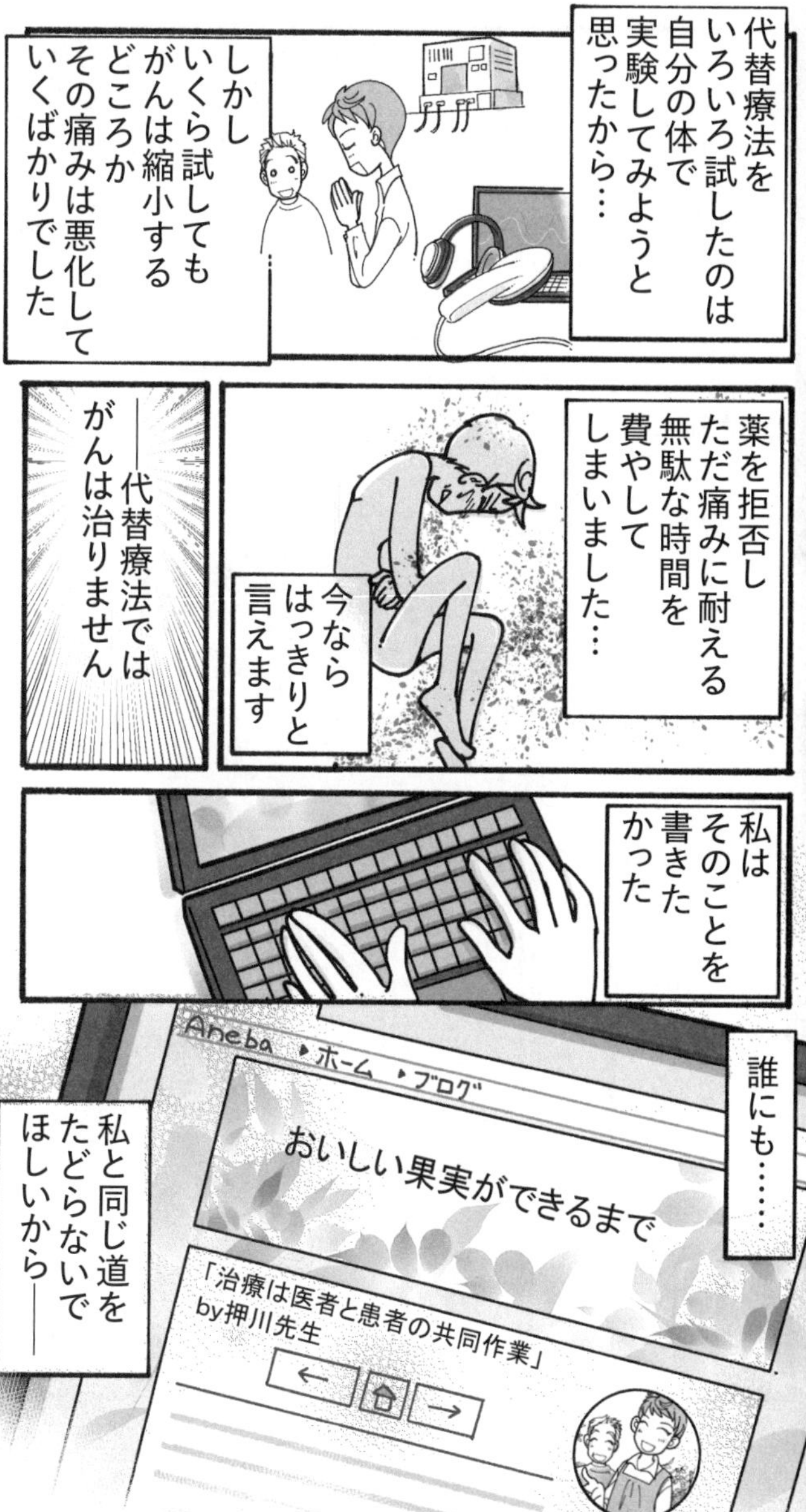
代替療法をいろいろ試したのは自分の体で実験してみようと思ったから…
しかしいくら試してもがんは縮小するどころかその痛みは悪化していくばかりでした
薬を拒否しただ痛みに耐える無駄な時間を費やしてしまいました…
今ならはっきりと言えます
――代替療法ではがんは治りません
私はそのことを書きたかった
誰にも……
Aneba ▸ホーム ▸ブログ
おいしい果実ができるまで
「治療は医者と患者の共同作業」by押川先生
私と同じ道をたどらないでほしいから――

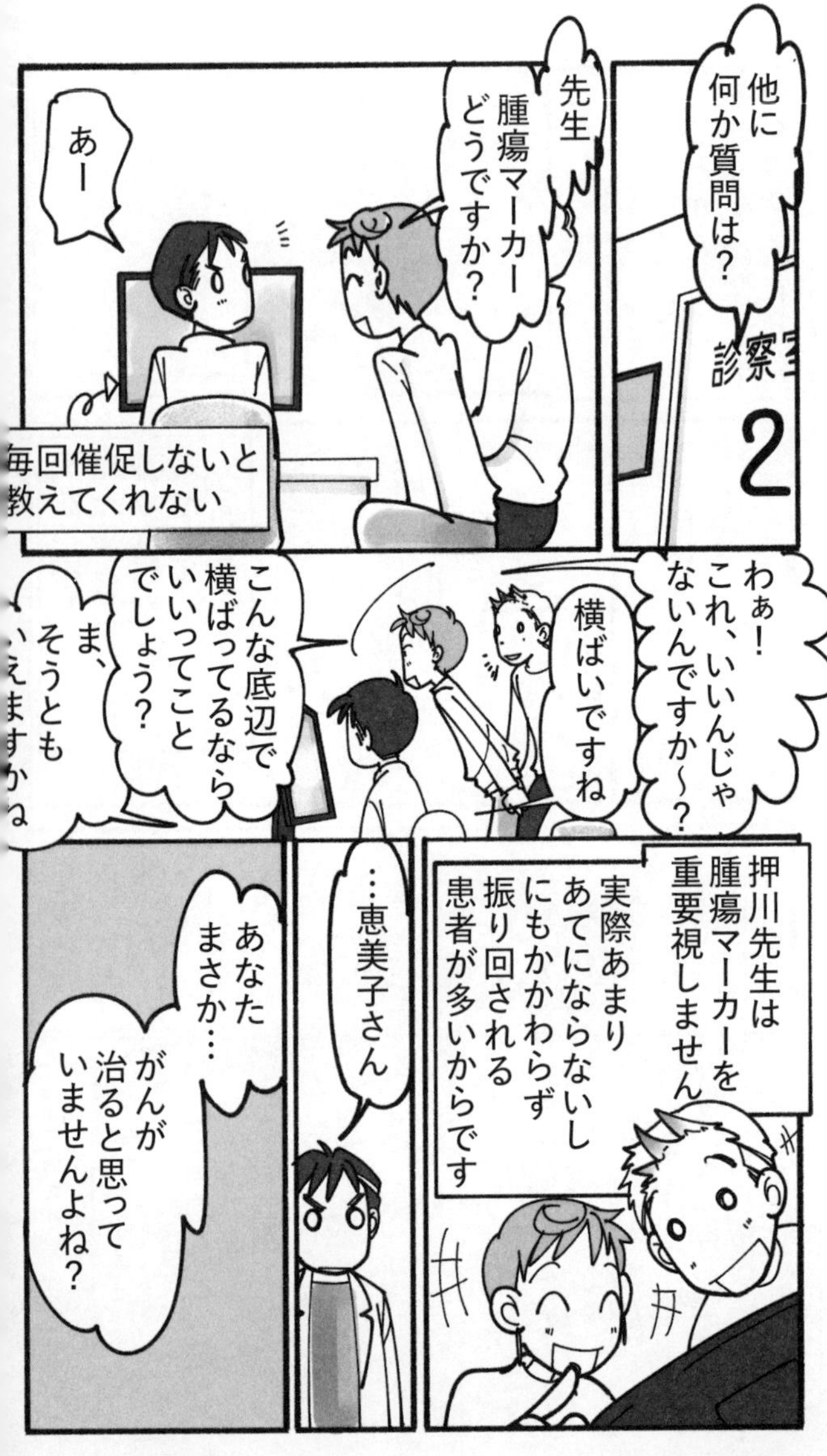
他に何か質問は?
診察室2
先生 腫瘍マーカーどうですか?
あー
毎回催促しないと教えてくれない
わぁ!これ、いいんじゃないんですか〜?
横ばいですね
こんな底辺で横ばってるならいいってことでしょう?
ま、そうともいえますかね
押川先生は腫瘍マーカーを重要視しません
実際あまりあてにならないしにもかかわらず振り回される患者が多いからです
…恵美子さん
あなたまさか…
がんが治ると思っていませんよね?

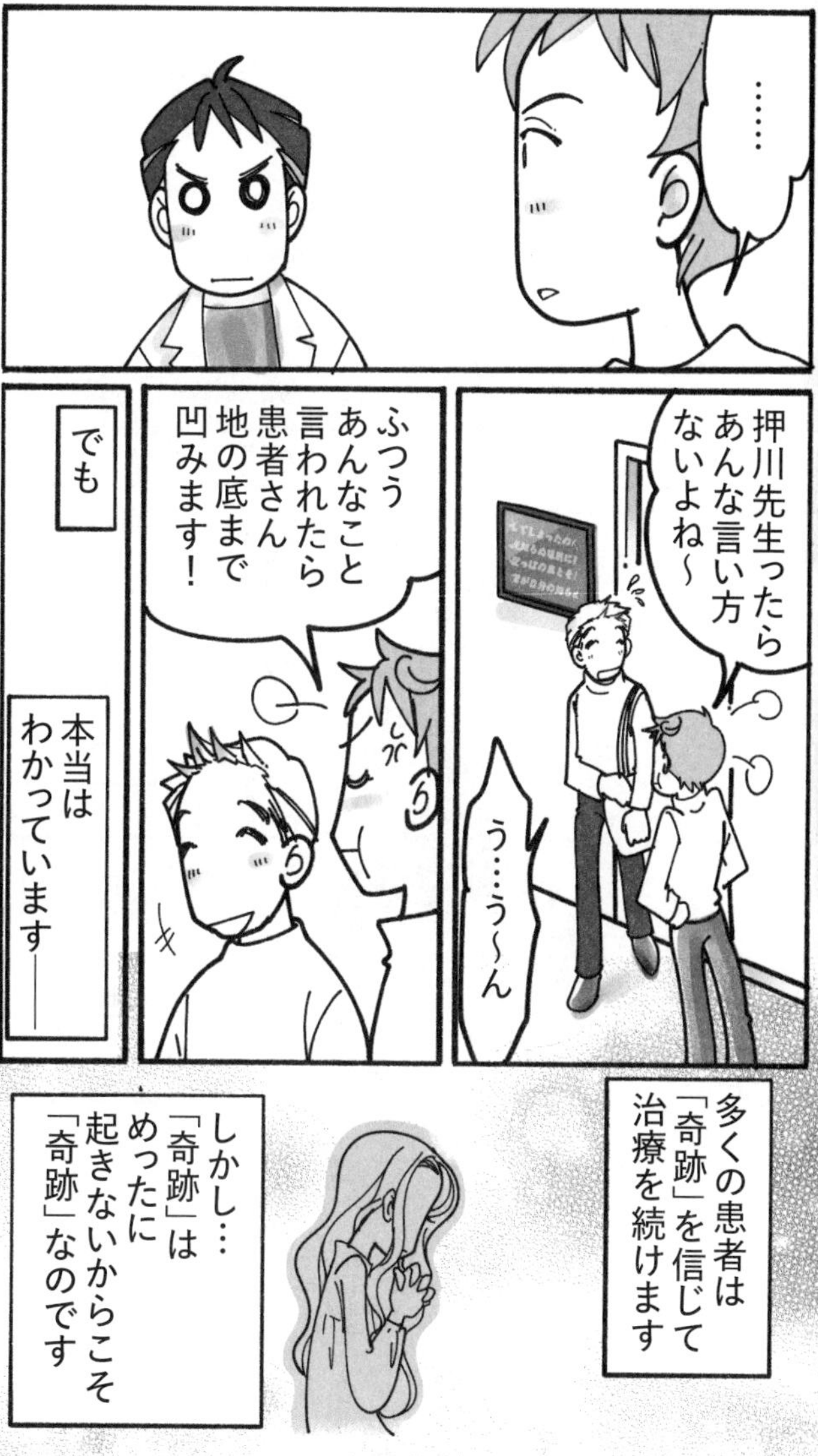
……
押川先生ったら あんな言い方 ないよね～
う…う～ん
ふつう あんなこと 言われたら 患者さん 地の底まで 凹みます！
でも
本当は わかっています――
多くの患者は「奇跡」を信じて治療を続けます
しかし…「奇跡」はめったに起きないからこそ「奇跡」なのです

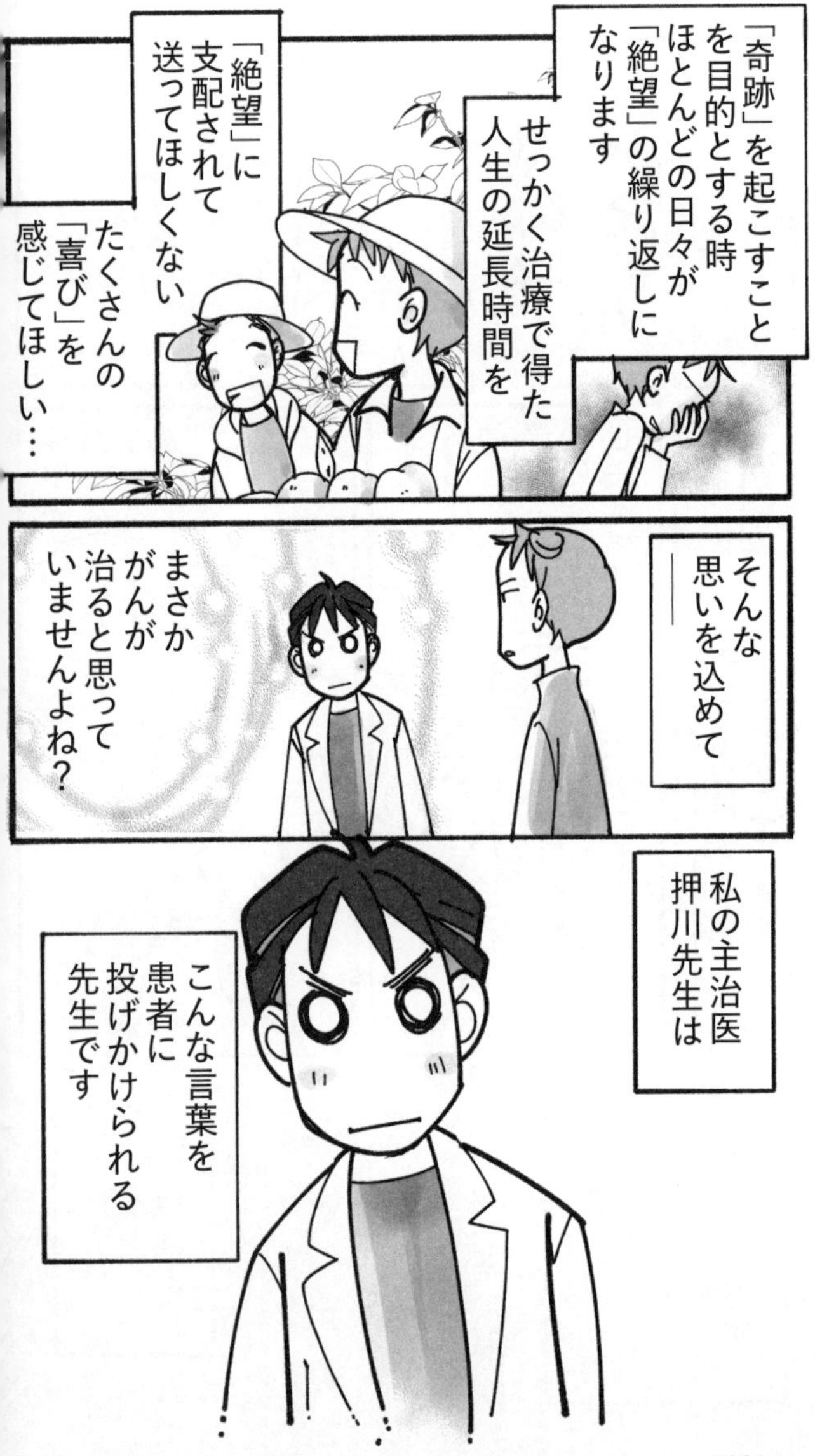
「奇跡」を起こすことを目的とする時ほとんどの日々が「絶望」の繰り返しになります
せっかく治療で得た人生の延長時間を
「絶望」に支配されて送ってほしくない
たくさんの「喜び」を感じてほしい…
そんな思いを込めて——
まさかがんが治ると思っていませんよね？
私の主治医押川先生は
こんな言葉を患者に投げかけられる先生です

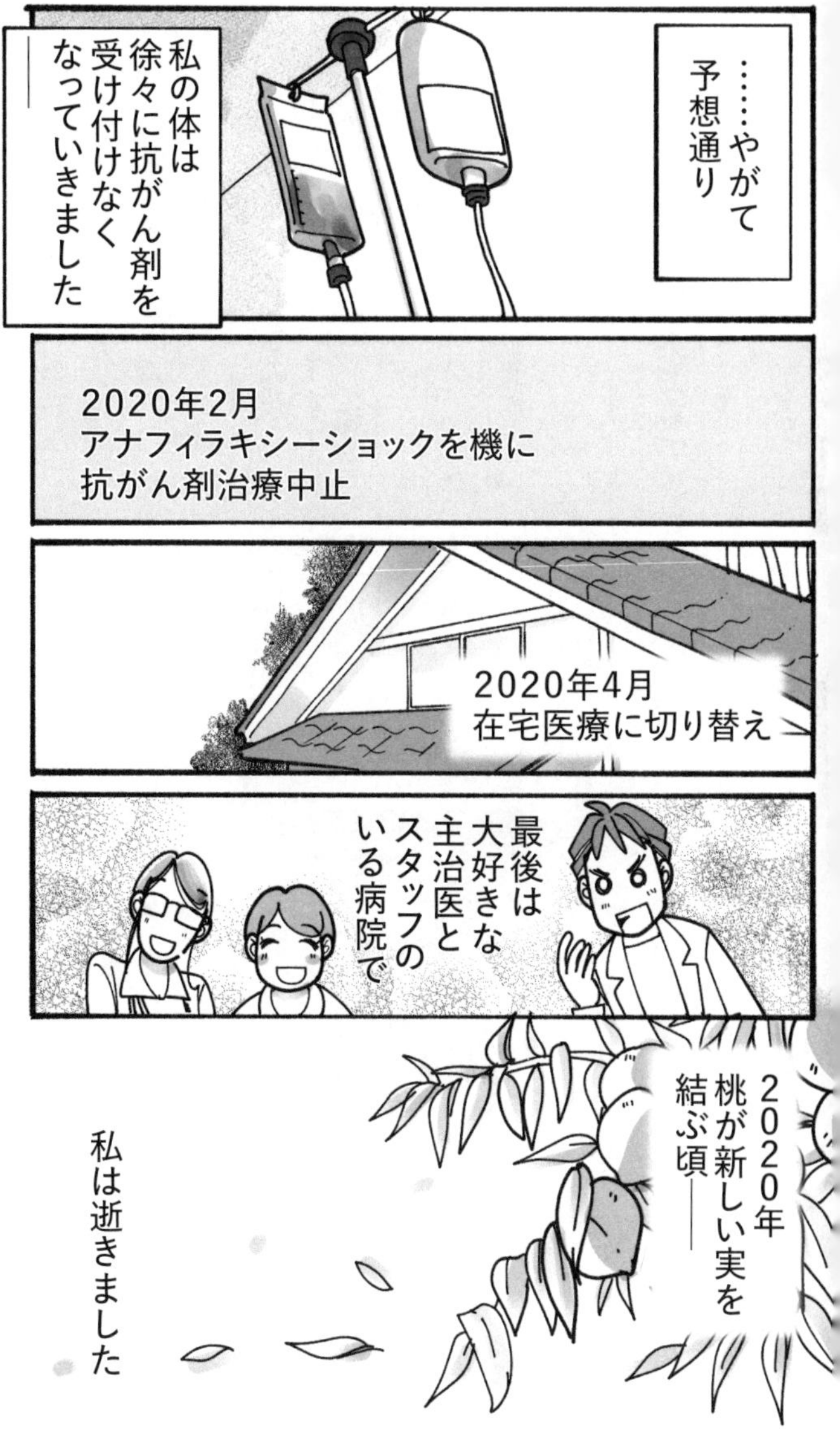
……やがて予想通り
私の体は徐々に抗がん剤を受け付けなくなっていきました——
2020年2月
アナフィラキシーショックを機に
抗がん剤治療中止
2020年4月
在宅医療に切り替え
最後は大好きな主治医とスタッフのいる病院で
2020年桃が新しい実を結ぶ頃——
私は逝きました

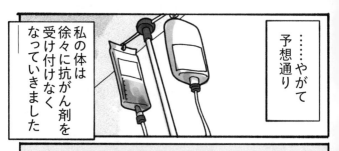

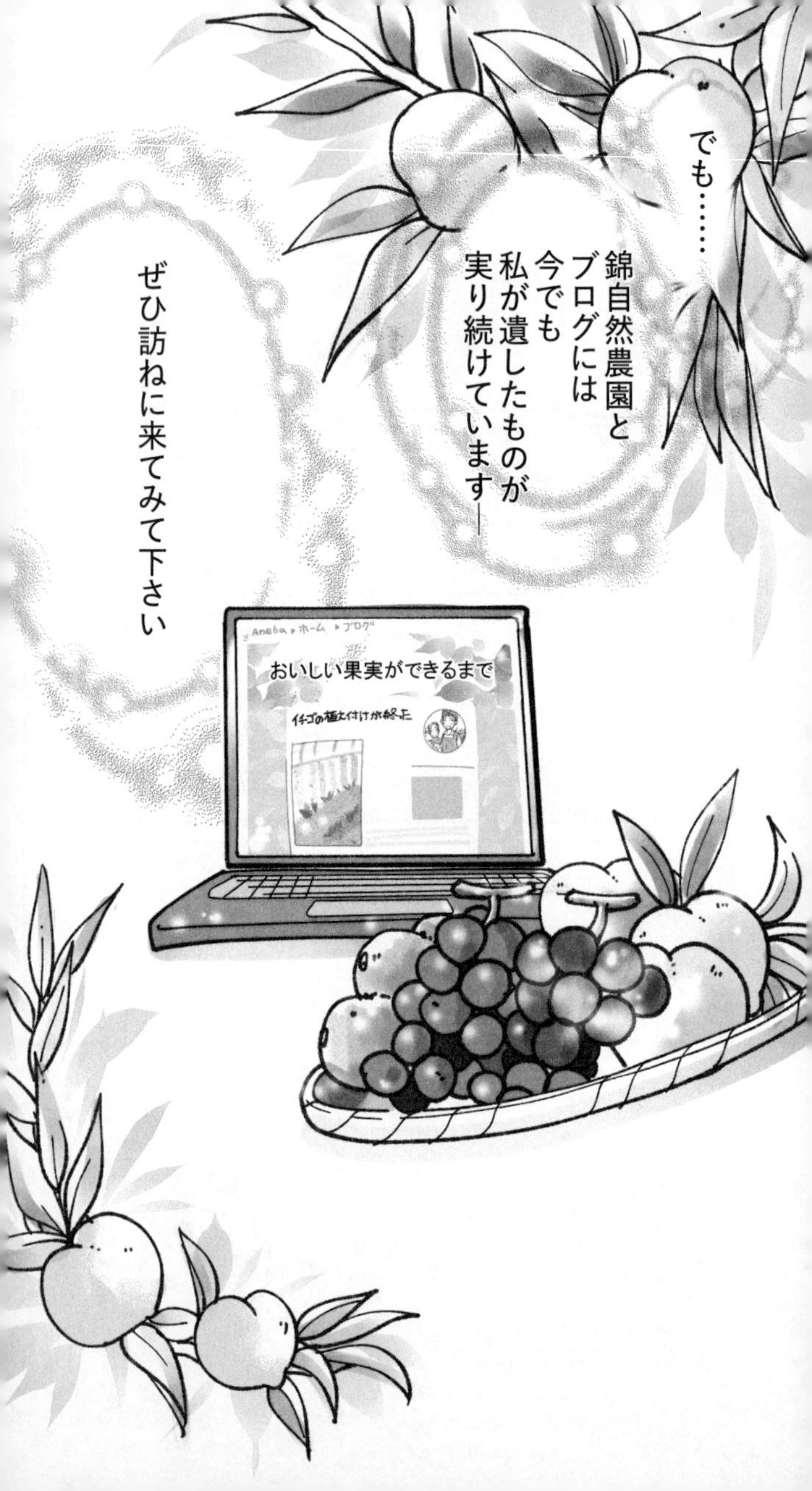
でも……
錦自然農園と
ブログには
今でも
私が遺したものが
実り続けています―
ぜひ訪ねに来てみて下さい
Ameba ▸ ホーム ▸ ブログ
おいしい果実ができるまで
イチゴの植え付けが終った

解説　内布恵美子さんのケース

この本で今まで推奨してきたがん治療ガイドラインや、標準治療としての抗がん剤で、逆に酷い目に遭う人もいるのは事実です。内布さんのように、再発予防目的の抗がん剤の副作用が酷かったため、抗がん剤を毛嫌いする人も少なくありません。

しかし再発した場合は、がんの症状ほどきつくないのであれば、抗がん剤治療は、がんを縮小させ、物理的な圧迫症状を改善する「間接的な痛み止め」としてとても有効であることは、一般の方にはあまり知られていません。

問題は、病院側が、ガイドライン治療に忠実であろうとするあまり、抗がん剤の減量に同意してくれない場合があることです。

エビデンス（科学的根拠）はもちろん重要ですが、本人の苦痛緩和と治療意欲の維持も考えて、柔軟に対応するのが、本当の意味でのＥＢＭ（科学的根拠に基づく医療）なのです。しかし時に、治療医側の理解不足で患者さんを苦しませることがあります。

内布さんが悩んだような抗がん剤による味覚障害はあり得る話ですが、いきなり回復不可能となることは少なく、慎重にやり始めた上で、きつくなったら投与量を調節することも可能です。

さらに、「緩和ケアをするのは終末期」という誤解も、一般の方だけではなく病院側にも根強く残っているのも大変な問題です。早期からの緩和ケアの真の意味も、病院側に理解されているとは限らないことがうかがえます。

逆にいうと、読者がこの事実を知ることで、自ら行動して状況を変えることも可能だということがわかるでしょう。


さて、通常は、受け持ち患者さんの治療状況を公開することはありません。

しかしもともとは医療ライターだった内布さんの場合、診察時の私の発言も含めて、治療中からほとんど全てオープンにブログに公開されておりました。また生前、民間療法に迷い込んだ他のがん患者さんのための本の共同執筆を、私に提案してくれたこともありました。今回、まんがという形で、それを一部実現できたわけです。

私にコンタクトを取ってこられた時には、すでにかなり痛みで苦しんでおられたため、近医で医療用麻薬を先に処方してもらうようにと助言したのはまんがの通りです。

当時、抗がん剤を再開したとはいえども、かなり進行していたため、1年ぐらいの余命だろうかと思っていました（抗がん剤を再開しない場合は3カ月程度とも）。しかし、結果としては2年間、人生の延長時間を確保されました。

それは本人の積極性によるところが本当に大きいと感じています。

長距離通院である分、こちらの提案した症状ノートへの記録や、納得ができるまでしっかり質問される姿勢は、今までの患者さんにはいなかったほどの徹底ぶりでした。

終末期に移行した後も、遠距離での訪問看護、近くのクリニックからの往診まで活用して、亡くなる直前まで自宅で過ごされたのは、ご本人の努力によるところが大きかったです。

残念ながら、新型コロナウイルス感染症の流行で、終末期に地元の緩和ケア施設に入院できず（完全面会不可のため）、自宅から遠い当方の病院へ入院することになりました。

彼女、内布恵美子さんが、予想よりずっと長く充実した人生の延長時間を得られた理由を考えてみました。

・自分の不安や不満、要望をしっかり文字化して、私とコミュニケーションを取ってくださったこと。
・主治医の提案には素直に乗っかり、その結果をしっかりフィードバックされたこと

（例：症状ノートの記録）。

・治療だけに専念することなく、疼痛緩和をしつつ、ご自身の生活や人生を大切に、またいろいろなイベントを楽しんでおられたこと。

・がん進行による腸閉塞や抗がん剤の副作用など様々なトラブルはあれど、そのたびに立ち直る希望を持ち、諦めなかったこと。

・食事を楽しむこと→栄養改善、運動、活動などに可能な限りチャレンジしたことで体力が増強温存され、様々なトラブルの際にがくっと落ち込むことが最小限となっていたこと。その結果、数多くの抗がん剤治療が持続可能となったこと（あれほど抗がん剤を毛嫌いされていたのに、5次治療までやりました）。

恵美子さんとは最初から最終末期まで、Facebook のメッセンジャーでかなりのやり取りを行なっていましたが、通常の受け持ち患者さんとはここまでやりません。がん治療医としてそこまでお付き合いさせてもらった理由は、やはり本人の行動力でした。

診察室での私の発言まで忠実に再現してブログ公開されるのは結構なプレッシャーでしたが（笑）、患者さんが主体的になると、ここまで医療側も助言のしがいがあるものかと感銘を受けていました。そのおかげで、病院側の医師が気付かない患者さんだけのコミュニティの中で、どんなに誤解と問題の多い民間療法が行なわれているのかをうかがうことができました。そういった意味では、がん治療医側としても、とても教えられた患者さんでした。

正式な共著は叶いませんでしたが、彼女のブログは1冊の本にしてもいいぐらい充実したもので、亡くなった今も、彼女の行動や考察、発言は多くの方々に役立つはずだということで、今回はおちゃずけさんに特別に取材してもらい、まんが化してもらったわけです。

最後に、外来受診時に必ず書いてきていた本人の症状ノートの一部を参考に載せておきます。症状のきつい時には詳しく、楽になった時は簡素に書いてあることがわかります（ただしノートそれぞれの時系列はばらばらです）。

時間の惜しい外来受診時に、経時的変化が一瞥《いちべつ》してわかるこれらのグラフは、主治医としてはとても助かっていました。本人の訴えをくみ取る時間を最小限に、明日からの治療対策相談の時間を最大限に使えるからです。

これらの症状ノートを使わせていただくことは、以前、本人から許可を得ており、今回もご主人が、世の中のがん患者さんたちの参考になるように活用してほしいという意向をお伝えくださって、掲載させていただきました。

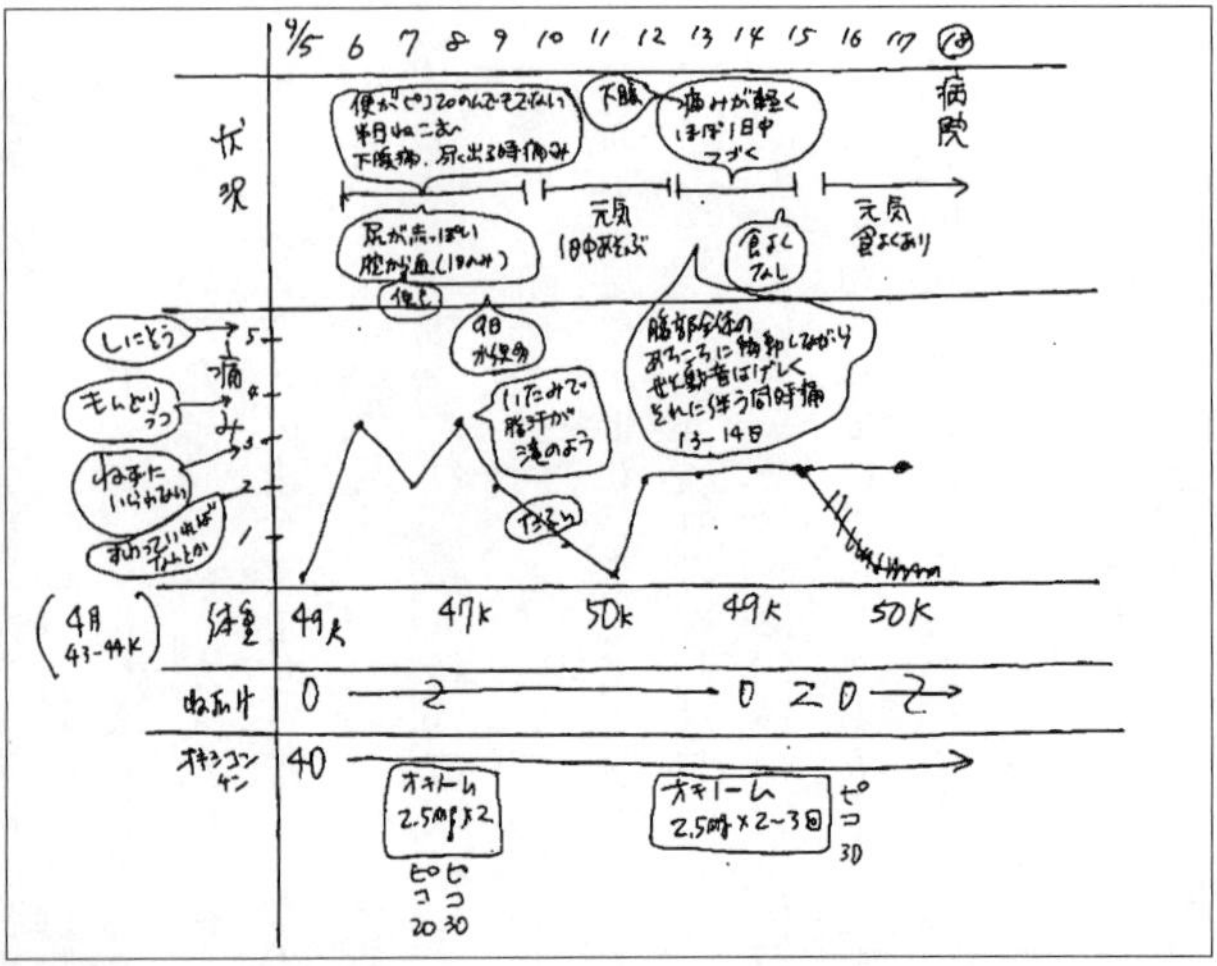

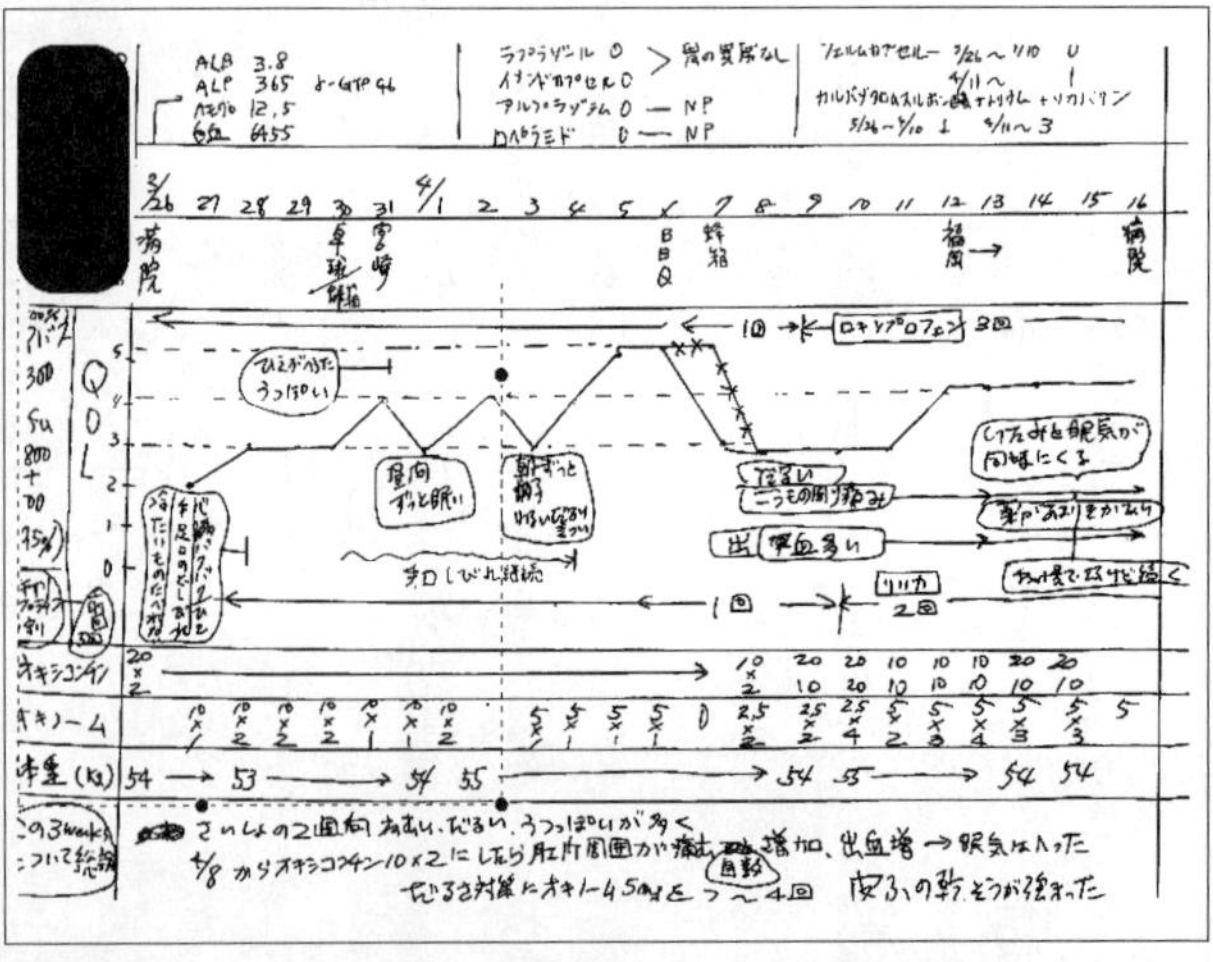

内布恵美子さんがつけていた「症状ノート」

体験まんが② 白川勝さん

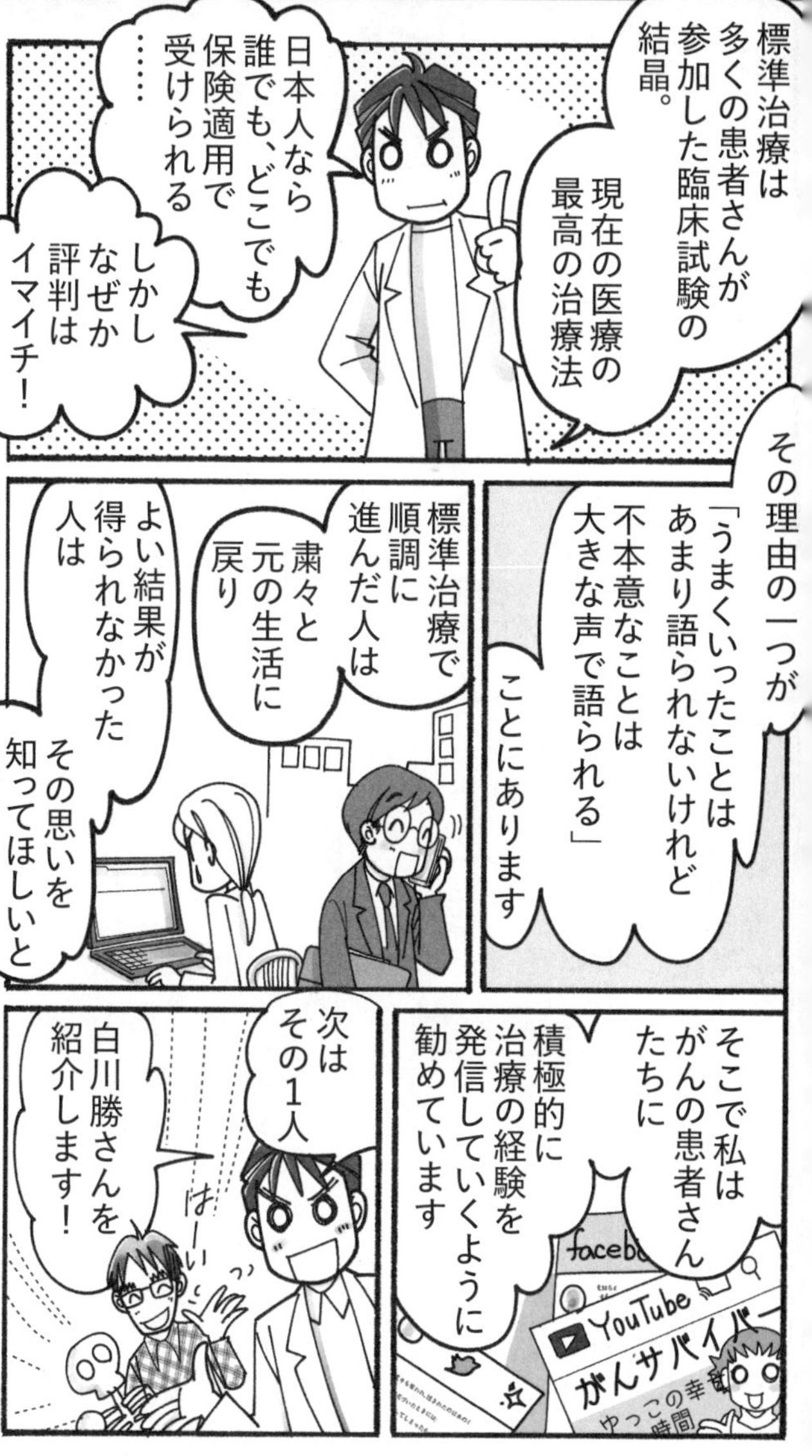

標準治療は多くの患者さんが参加した臨床試験の結晶。
現在の医療の最高の治療法
日本人なら誰でも、どこでも保険適用で受けられる
……
しかしなぜか評判はイマイチ！
その理由の一つが
「うまくいったことはあまり語られないけれど不本意なことは大きな声で語られる」
ことにあります
標準治療で順調に進んだ人は
粛々と元の生活に戻り
よい結果が得られなかった人は
その思いを知ってほしいと発信する
そこで私はがんの患者さんたちに
積極的に治療の経験を発信していくように勧めています
YouTube
がんサバイバー
次はその１人
白川勝さんを紹介します！
はーい

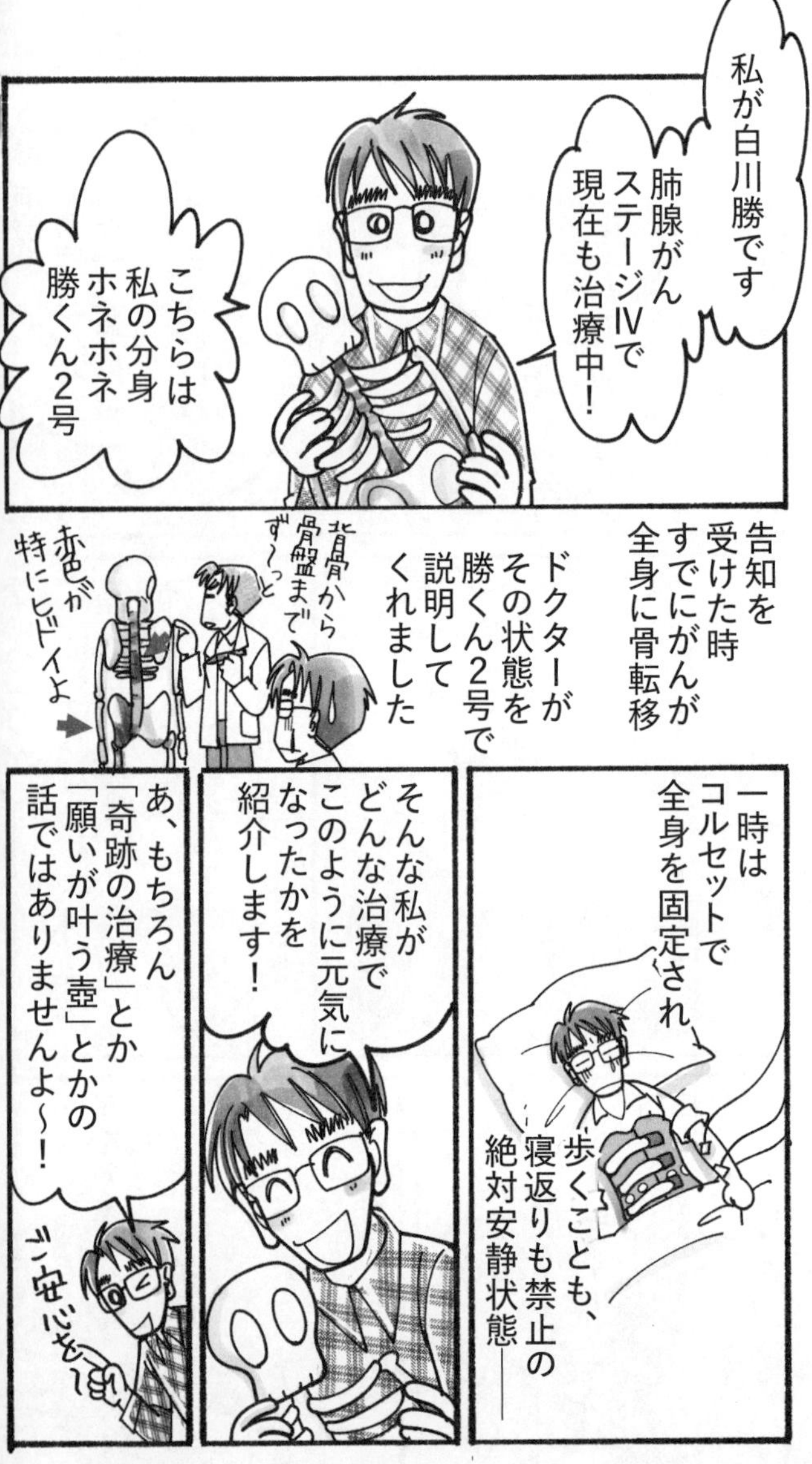

私が白川勝です
肺腺がん
ステージⅣで
現在も治療中！
こちらは
私の分身
ホネホネ
勝くん2号
告知を
受けた時
すでにがんが
全身に骨転移
ドクターが
その状態を
勝くん2号で
説明して
くれました
背骨から
骨盤まで
ず～っと
赤色が
特にヒドイよ
一時は
コルセットで
全身を固定され
歩くことも、
寝返りも禁止の
絶対安静状態――
そんな私が
どんな治療で
このように元気に
なったかを
紹介します！
あ、もちろん
「奇跡の治療」とか
「願いが叶う壺」とかの
話ではありませんよ～！
ご安心を～

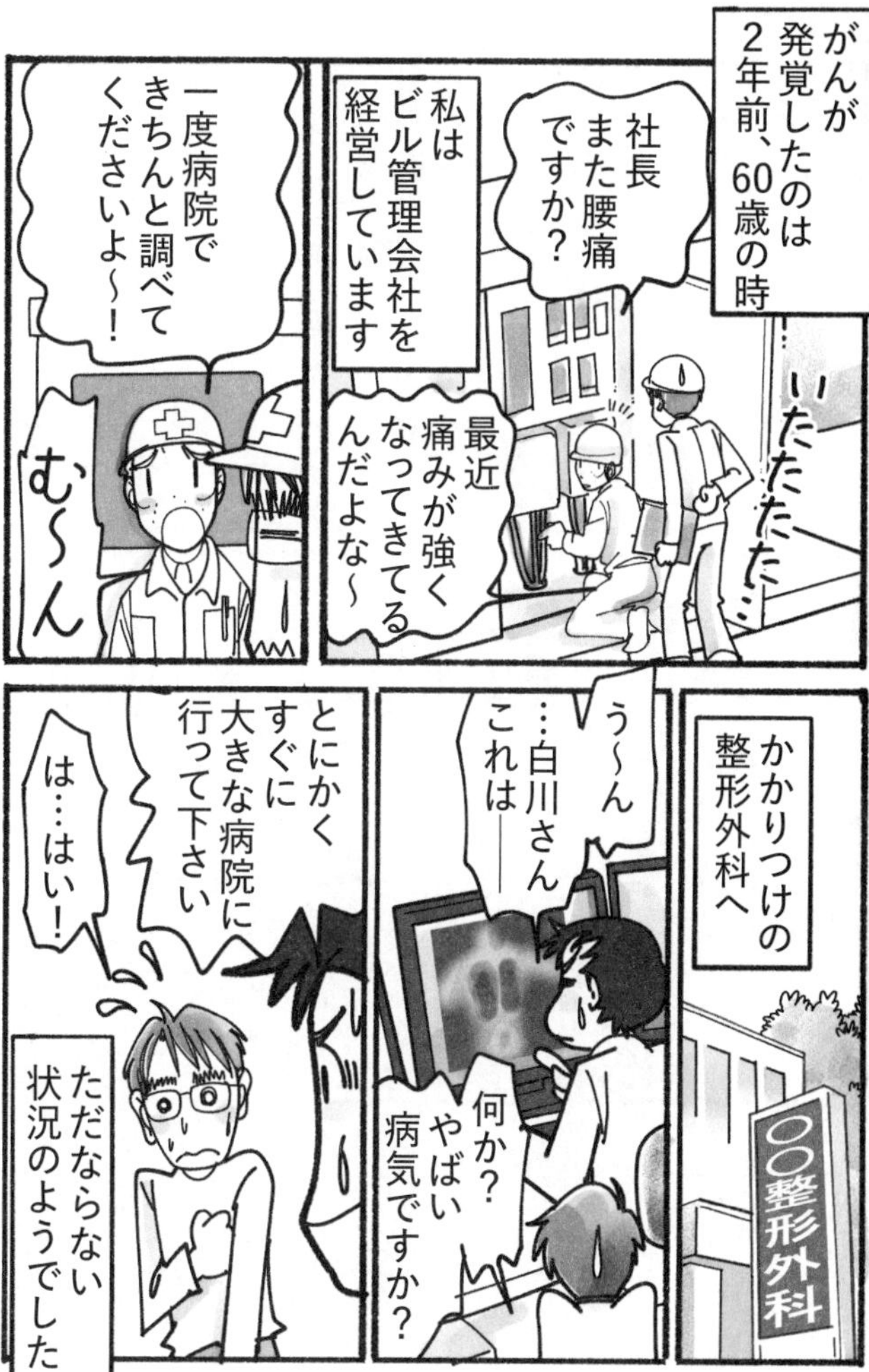
がんが発覚したのは2年前、60歳の時
いたたたた…
社長また腰痛ですか?
私はビル管理会社を経営しています
最近痛みが強くなってきてるんだよな～
一度病院できちんと調べてくださいよ～!
む～ん
かかりつけの整形外科へ
○○整形外科
う～ん…白川さんこれは――
何か?やばい病気ですか?
とにかくすぐに大きな病院に行って下さい
は…はい!
ただならない状況のようでした
3日後地域の拠点病院へ

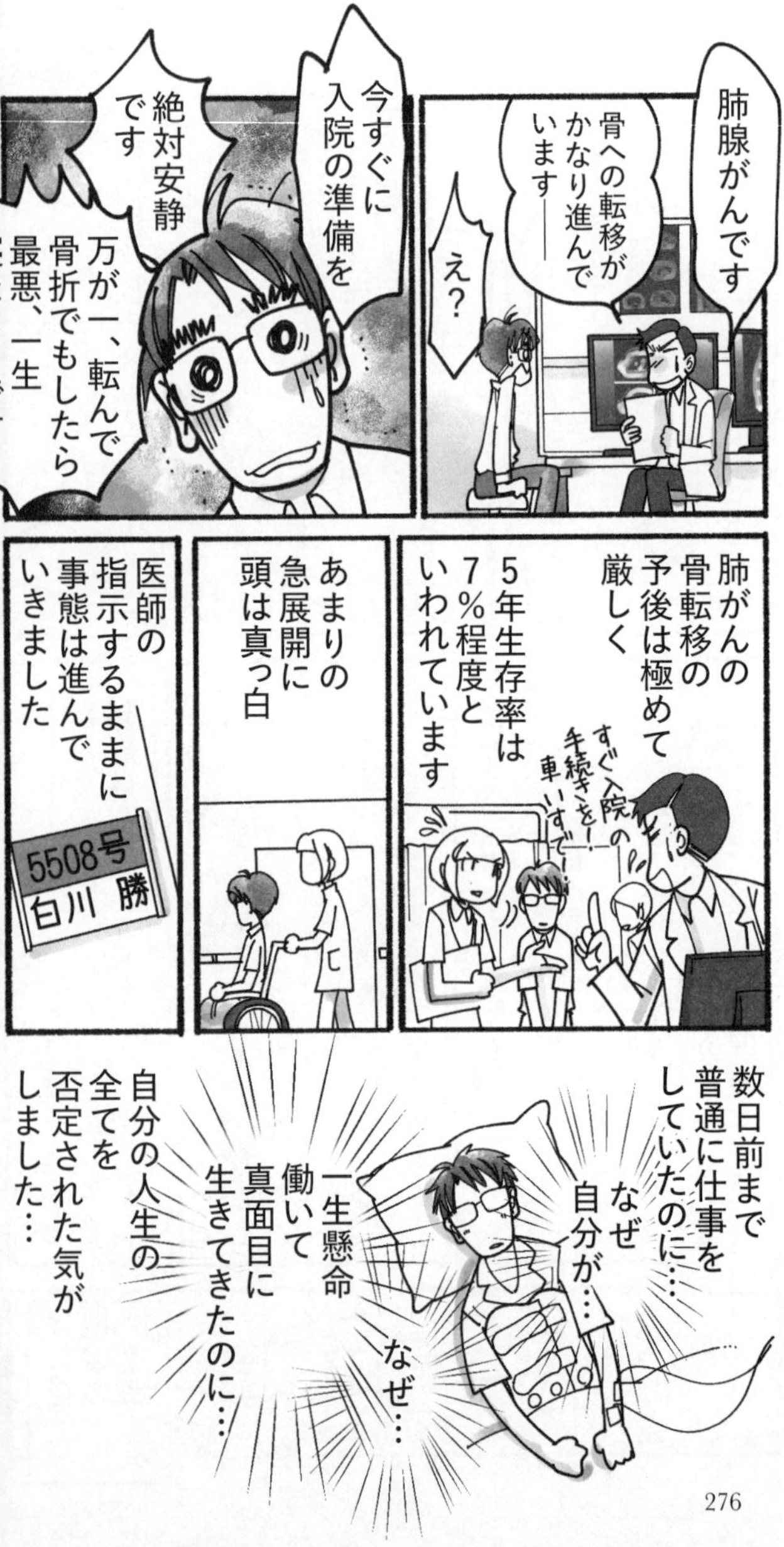
肺腺がんです
骨への転移がかなり進んでいます――
え？
今すぐに入院の準備を
絶対安静です
万が一、転んで骨折でもしたら最悪、一生
肺がんの骨転移の予後は極めて厳しく
5年生存率は7％程度といわれています
すぐ入院の手続きを！車いすで！
あまりの急展開に頭は真っ白
医師の指示するままに事態は進んでいきました
5508号
白川　勝
数日前まで普通に仕事をしていたのに…
なぜ自分が…
一生懸命働いて真面目に生きてきたのに…
なぜ…
自分の人生の全てを否定された気がしました…

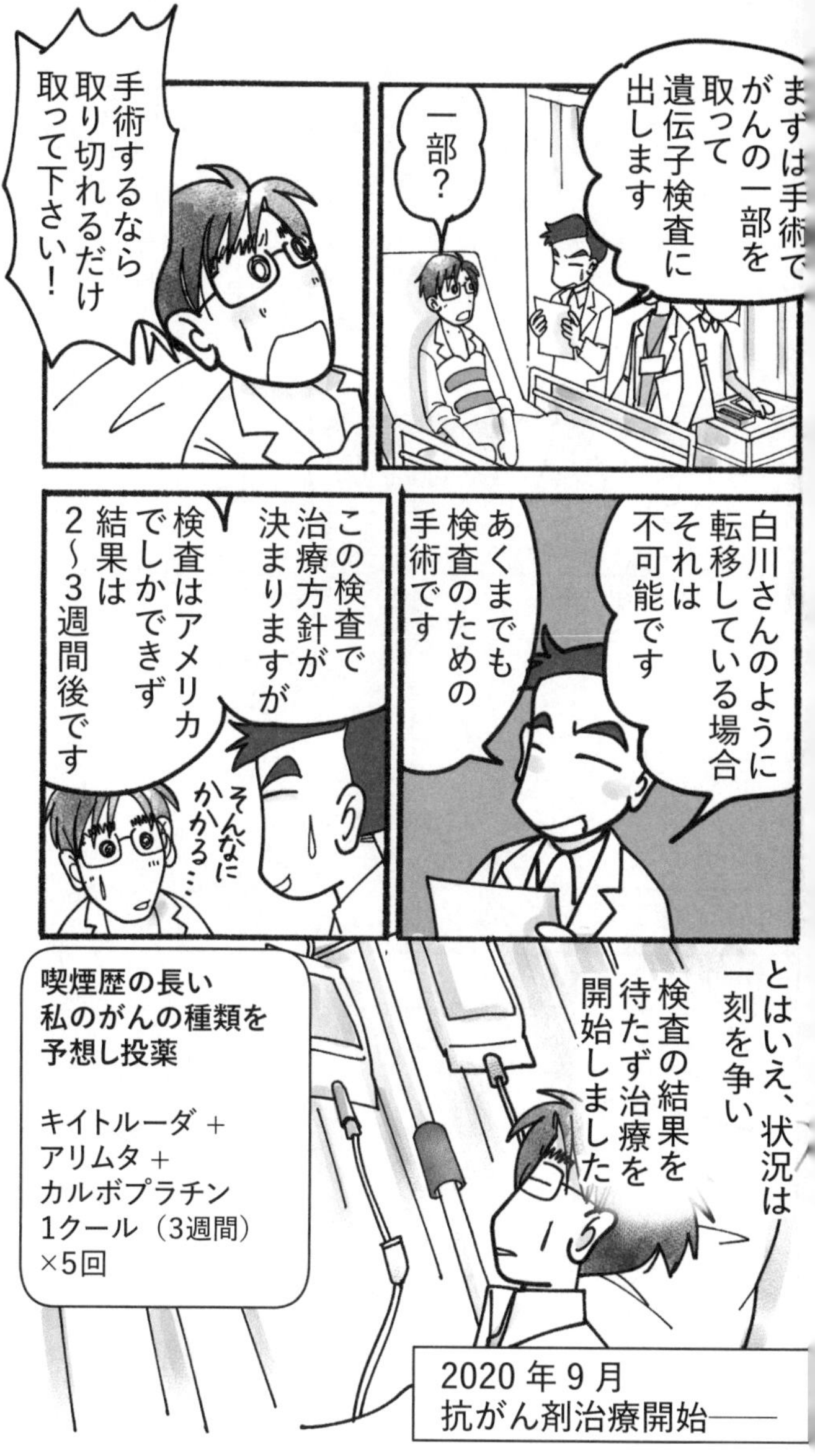
まずは手術でがんの一部を取って遺伝子検査に出します
一部？
手術するなら取り切れるだけ取って下さい！
白川さんのように転移している場合それは不可能です
あくまでも検査のための手術です
この検査で治療方針が決まりますが
検査はアメリカでしかできず結果は2～3週間後です
そんなにかかる…
とはいえ、状況は一刻を争い
検査の結果を待たず治療を開始しました
喫煙歴の長い私のがんの種類を予想し投薬
キイトルーダ＋アリムタ＋カルボプラチン1クール（3週間）×5回
2020年9月
抗がん剤治療開始——

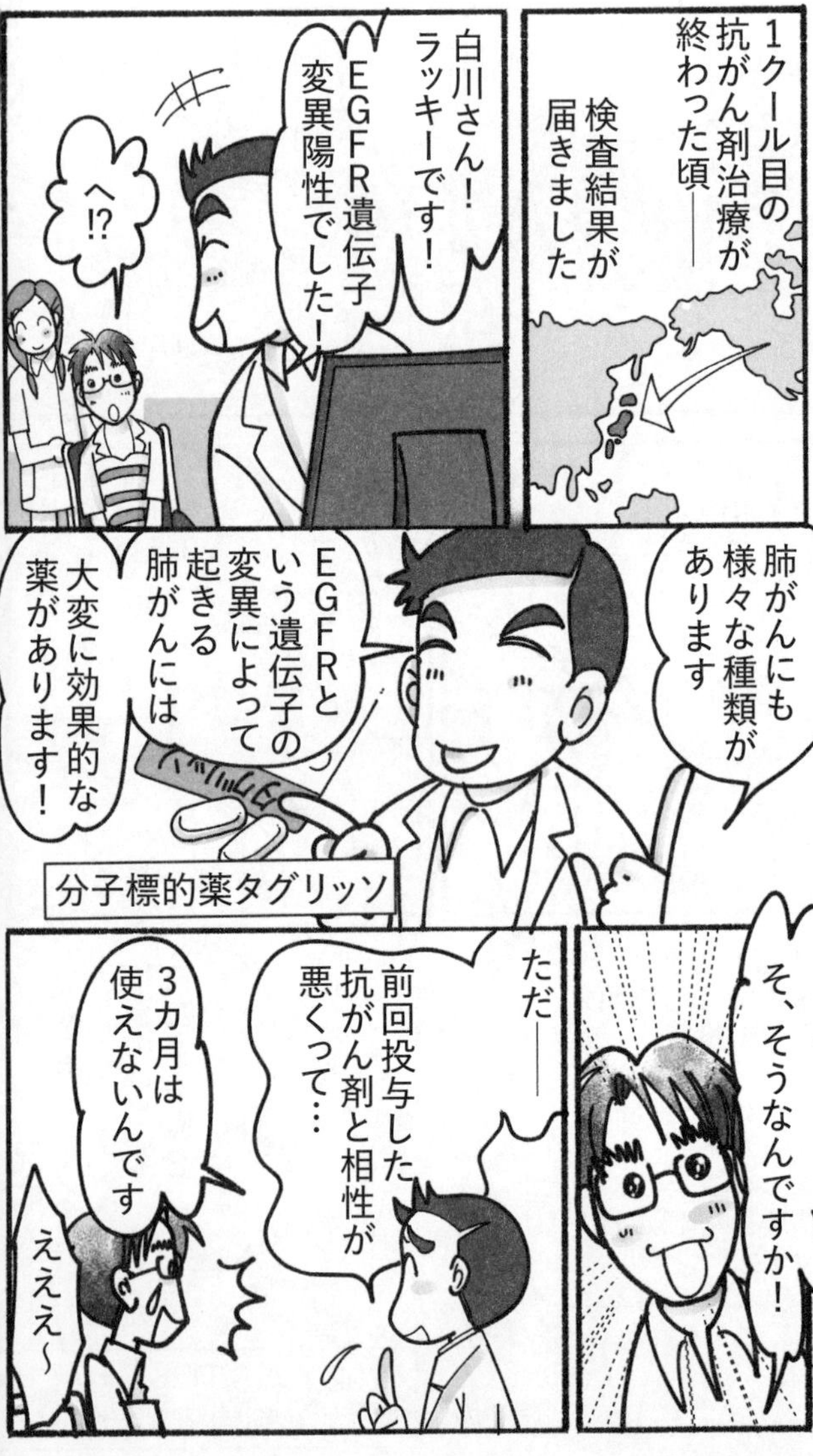
1クール目の抗がん剤治療が終わった頃――
検査結果が届きました
白川さん！ラッキーです！
EGFR遺伝子変異陽性でした！
へ!?
肺がんにも様々な種類があります
EGFRという遺伝子の変異によって起きる肺がんには
大変に効果的な薬があります！
分子標的薬タグリッソ
そ、そうなんですか！
ただ――
前回投与した抗がん剤と相性が悪くって…
3カ月は使えないんです
えええ〜

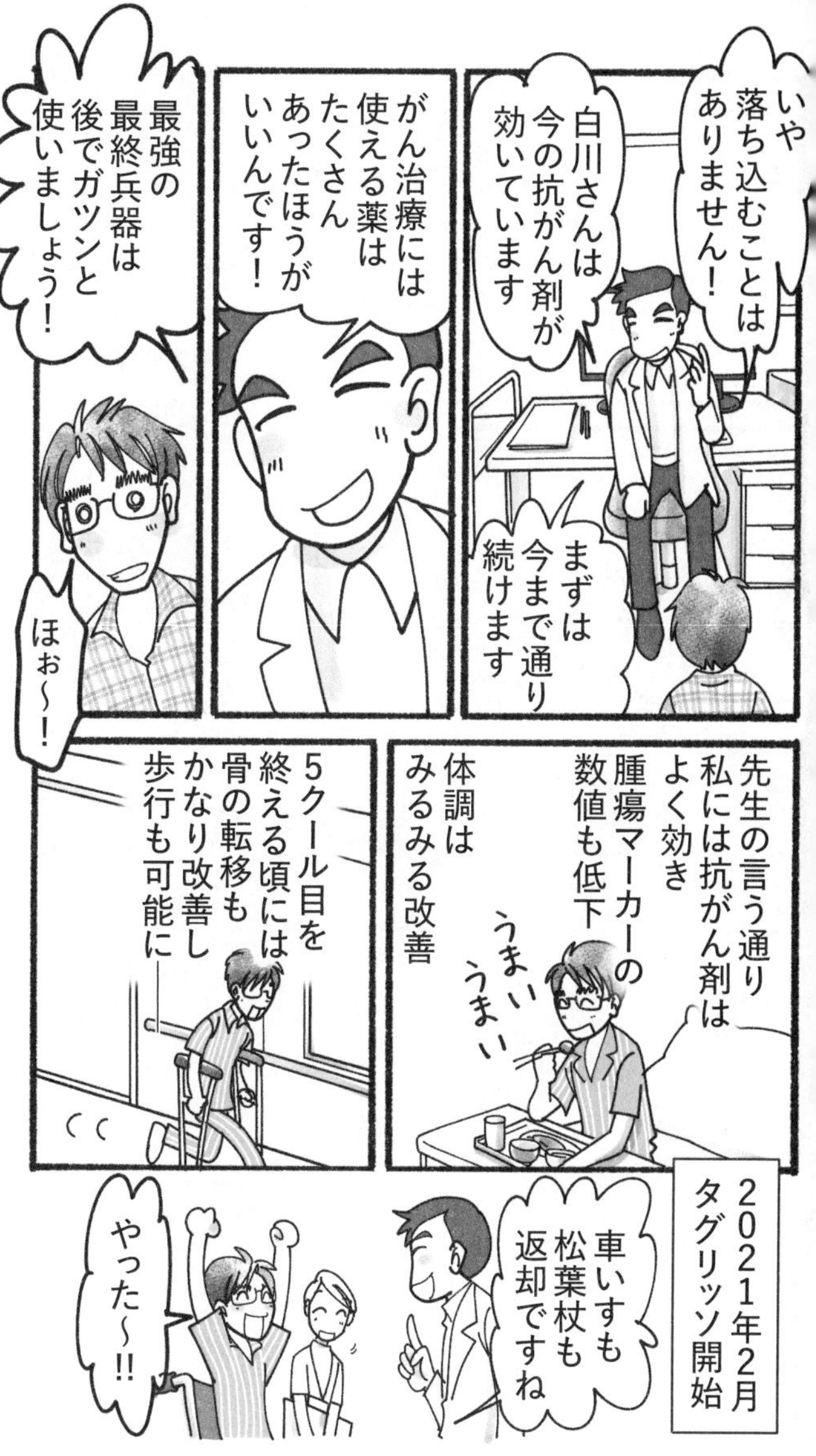
いや
落ち込むことはありません！
白川さんは今の抗がん剤が効いています
まずは今まで通り続けます
がん治療には使える薬はたくさんあったほうがいいんです！
最強の最終兵器は後でガツンと使いましょう！
ほぉ～～！
先生の言う通り私には抗がん剤はよく効き腫瘍マーカーの数値も低下
体調はみるみる改善
うまい うまい
5クール目を終える頃には骨の転移もかなり改善し歩行も可能に――
2021年2月タグリッソ開始
車いすも松葉杖も返却ですね
やった～!!

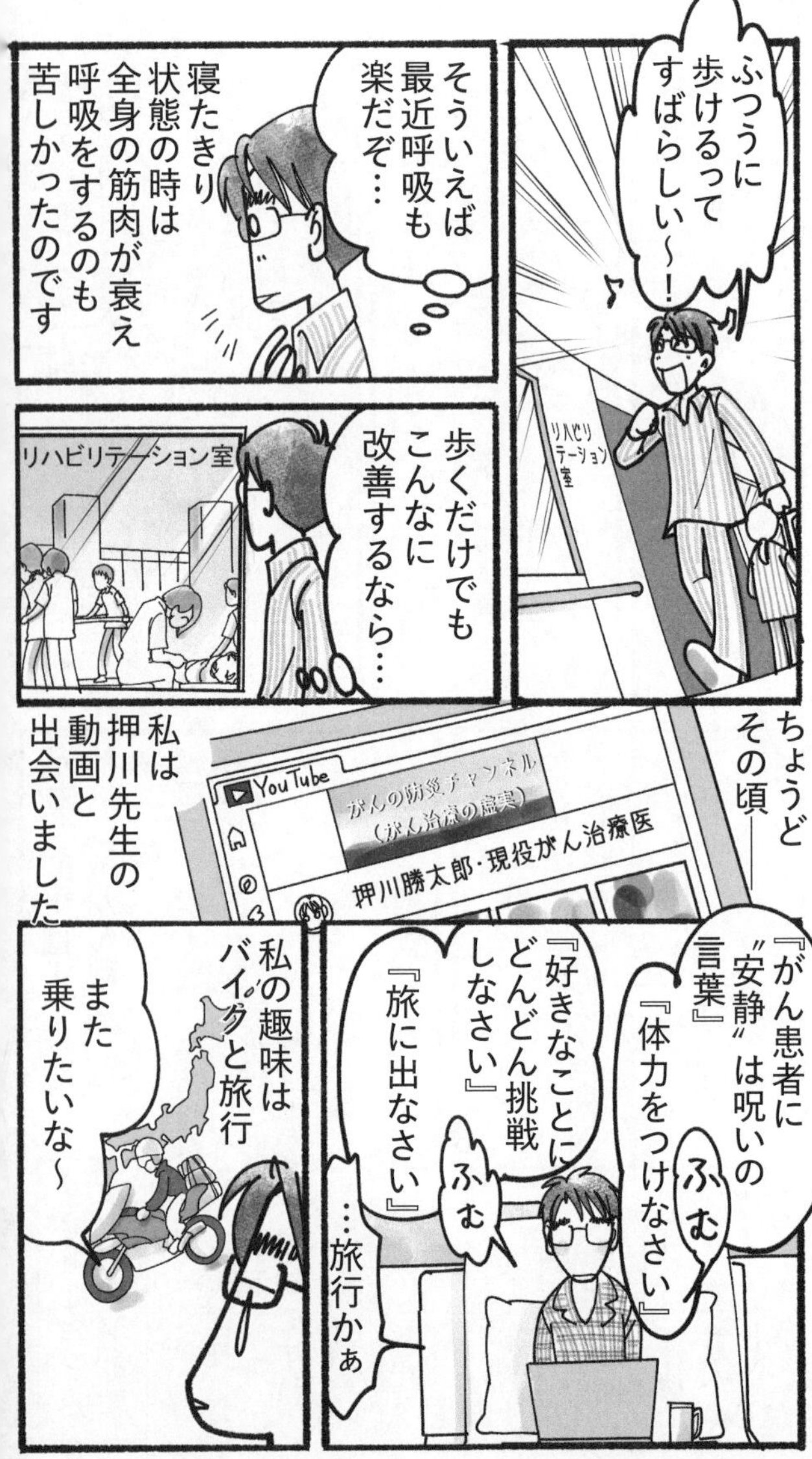
ふつうに歩けるってすばらしい〜！
リハビリテーション室
そういえば最近呼吸も楽だぞ…
寝たきり状態の時は全身の筋肉が衰え呼吸をするのも苦しかったのです
歩くだけでもこんなに改善するなら…
リハビリテーション室
ちょうどその頃——YouTube
がんの防災チャンネル
（がん治療の真実）
押川勝太郎・現役がん治療医
私は押川先生の動画と出会いました
『がん患者に〝安静〟は呪いの言葉』
『体力をつけなさい』
ふむ
『好きなことにどんどん挑戦しなさい』
『旅に出なさい』
ふむ
…旅行かぁ
私の趣味はバイクと旅行
また乗りたいな〜

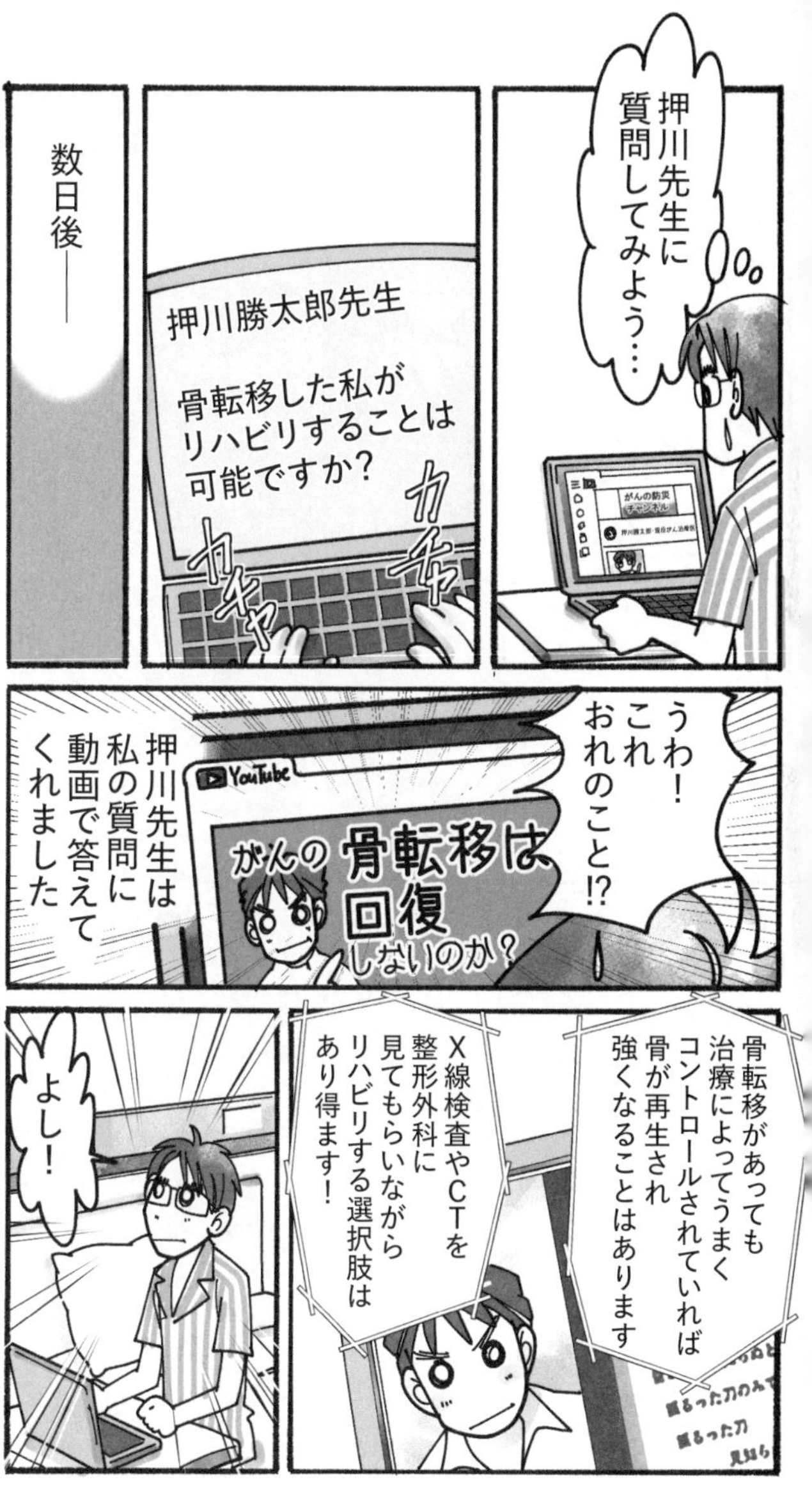
押川先生に質問してみよう…
押川勝太郎先生
骨転移した私がリハビリすることは可能ですか？
カチャ
カチャ
がんの防災チャンネル
数日後――
うわ！これおれのこと!?
YouTube
がんの骨転移は回復しないのか？
押川先生は私の質問に動画で答えてくれました
骨転移があっても治療によってうまくコントロールされていれば骨が再生され強くなることはあります
X線検査やCTを整形外科に見てもらいながらリハビリする選択肢はあり得ます！
よし！

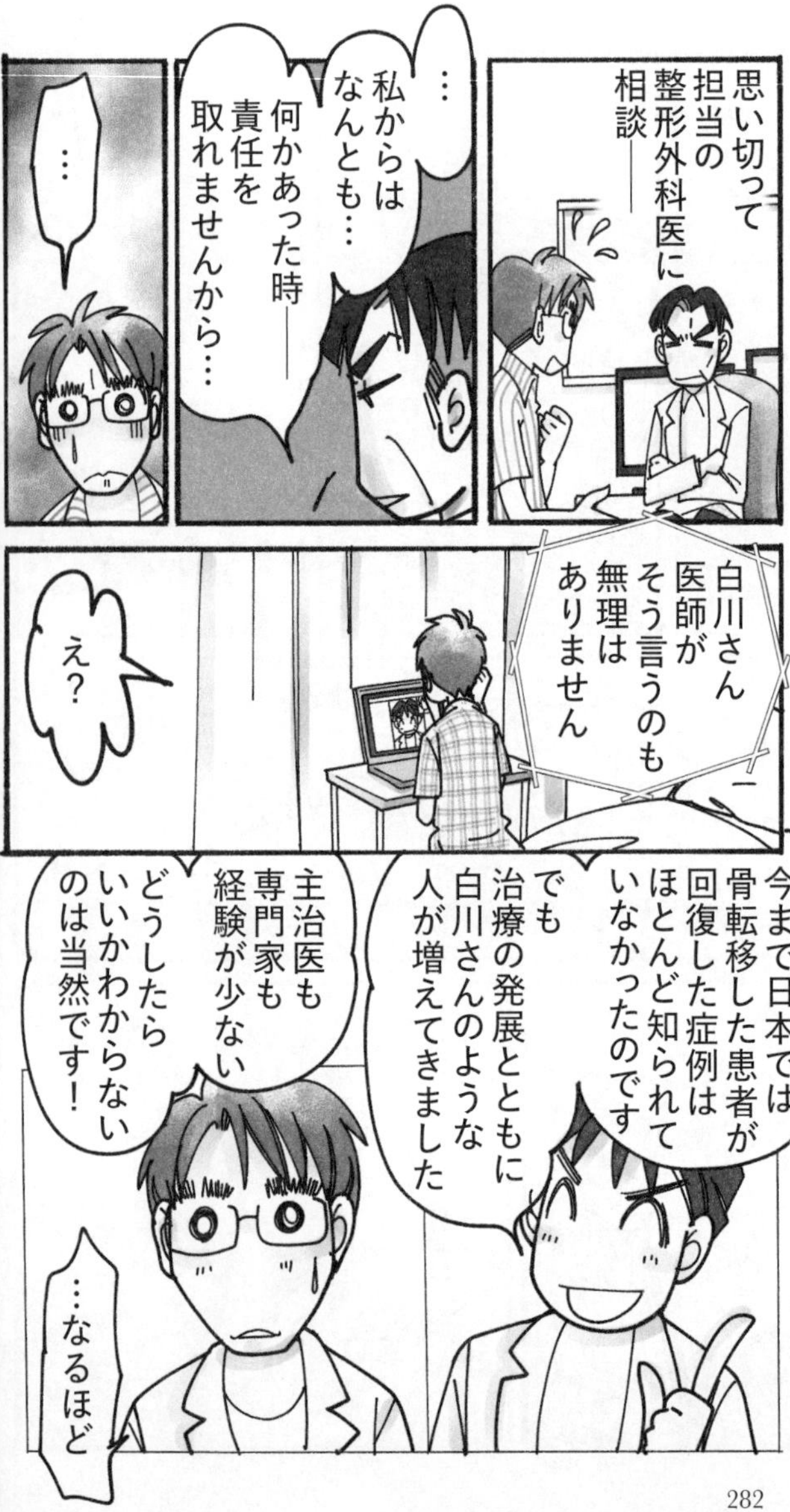
思い切って担当の整形外科医に相談――
…
私からはなんとも…
何かあった時――責任を取れませんから…
…
白川さん医師がそう言うのも無理はありません
え？
今まで日本では骨転移した患者が回復した症例はほとんど知られていなかったのです
でも治療の発展とともに白川さんのような人が増えてきました
主治医も専門家も経験が少ない
どうしたらいいかわからないのは当然です！
…なるほど

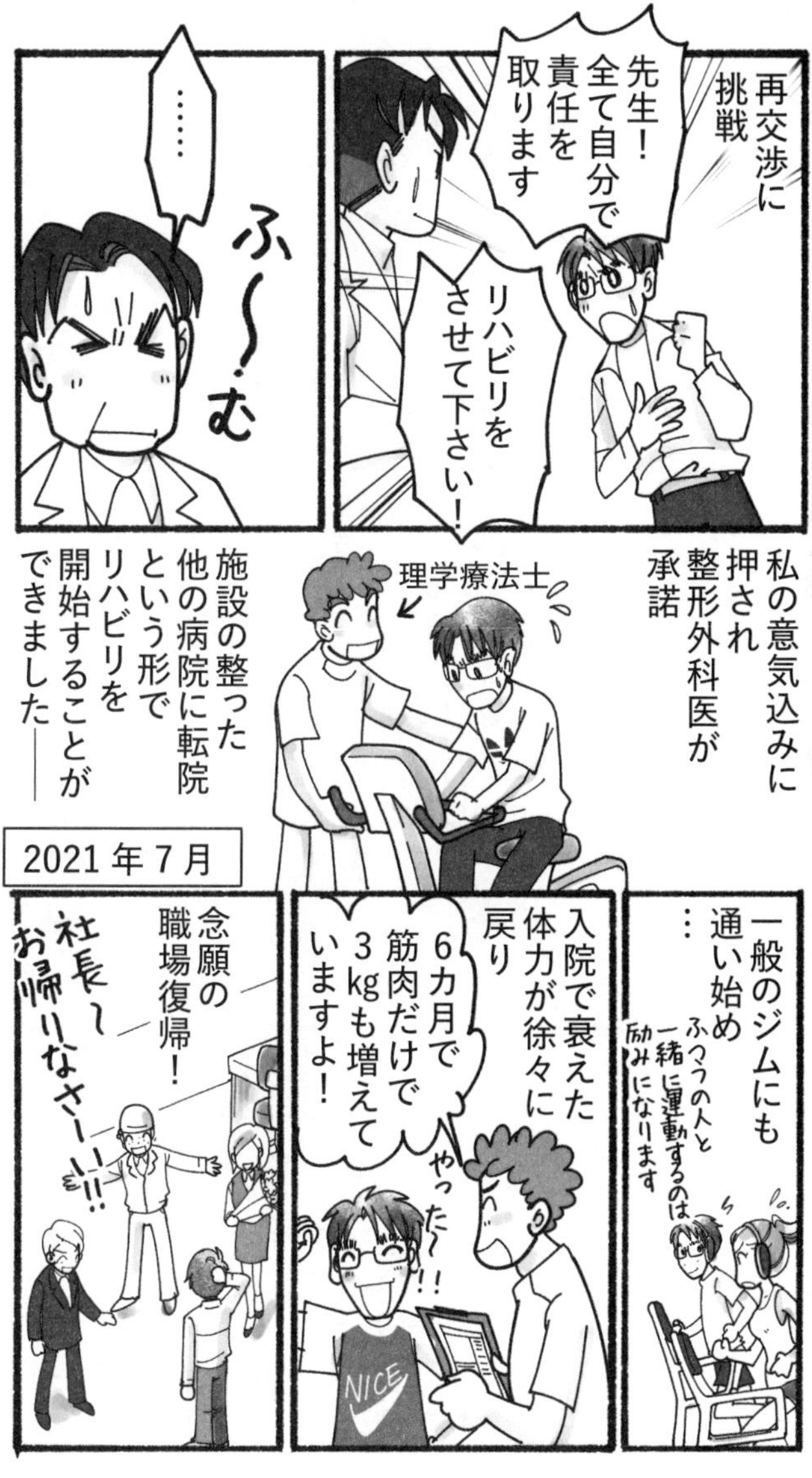

再交渉に挑戦
先生！全て自分で責任を取ります
リハビリをさせて下さい！
……
ふ〜〜む
私の意気込みに押され整形外科医が承諾
理学療法士
施設の整った他の病院に転院という形でリハビリを開始することができました――
2021年7月
一般のジムにも通い始め…
ふつうの人と一緒に運動するのは励みになります
入院で衰えた体力が徐々に戻り
6カ月で筋肉だけで3kgも増えていますよ！
やった〜!!
NICE
念願の職場復帰！
社長〜お帰りなさ〜い!!

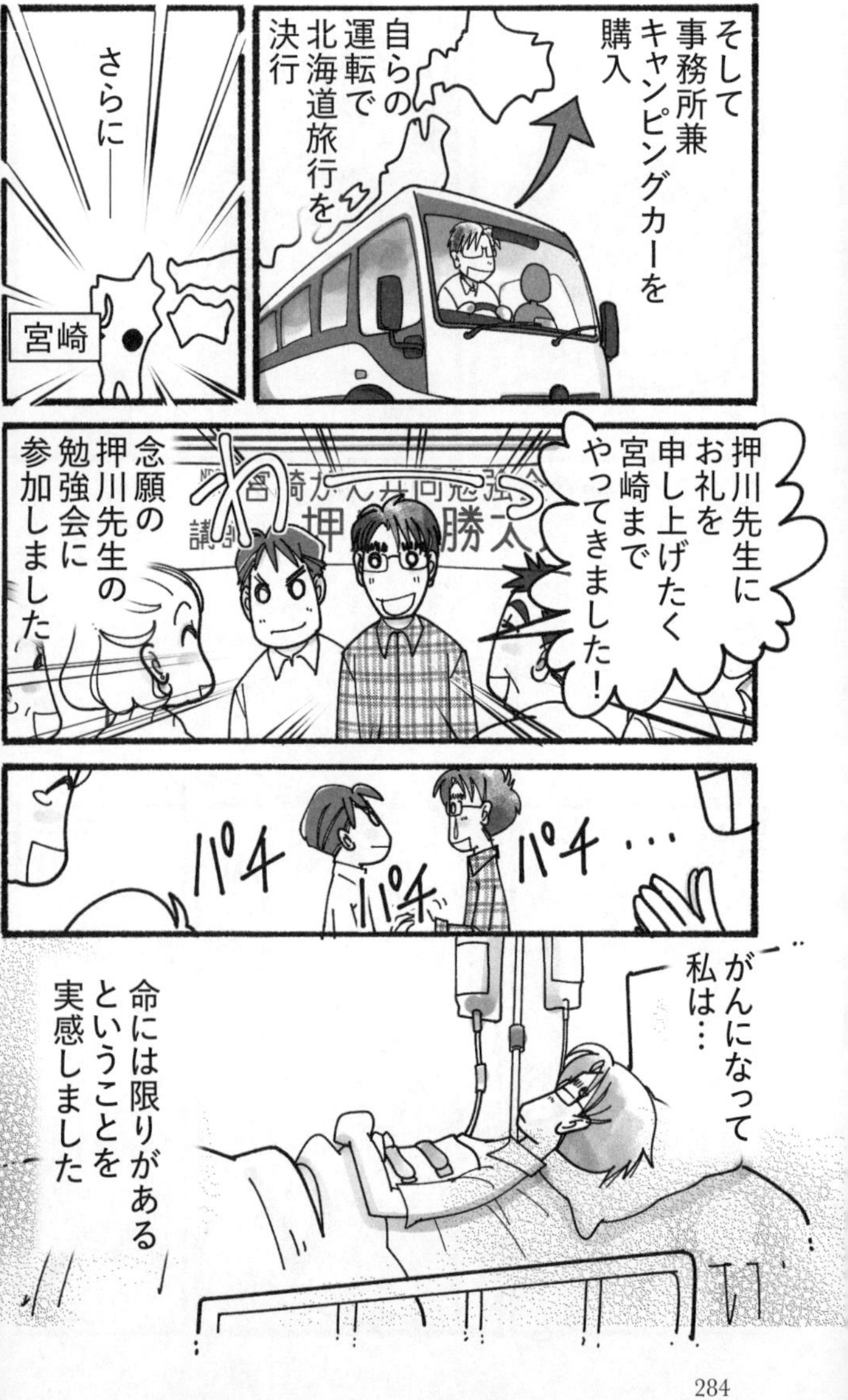
そして
事務所兼
キャンピングカーを
購入
自らの
運転で
北海道旅行を
決行
さらに――
宮崎
押川先生に
お礼を
申し上げたく
宮崎まで
やってきました！
念願の
押川先生の
勉強会に
参加しました
パチ
パチ
パチ…
私は…
がんになって
命には限りがある
ということを
実感しました

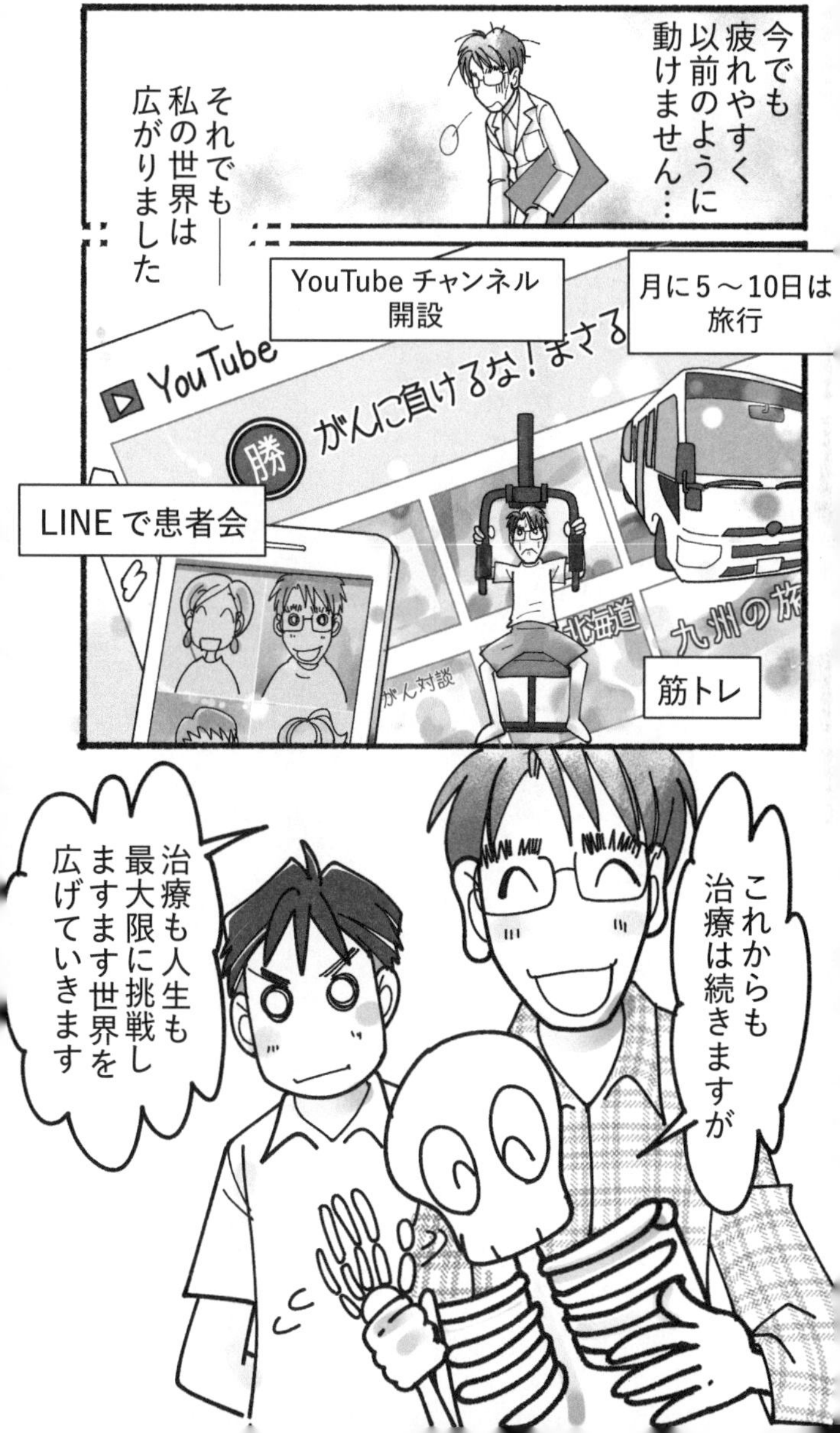
今でも疲れやすく以前のように動けません…
それでも――私の世界は広がりました
月に5～10日は旅行
YouTube チャンネル開設
YouTube
がんに負けるな！まさる
勝
北海道
九州の旅
がん対談
筋トレ
LINE で患者会
これからも治療は続きますが
治療も人生も最大限に挑戦しますます世界を広げていきます

解説　白川勝さんのケース

20年前、つまり2000年代以前は、肺がんの治療はとても困難でした。肺がんの初期発見に使われる胸部レントゲンで見つかったとしても、手術で治せない人が多く、副作用のきつい古典的抗がん剤を使っても、誰に効果が出るかは試してみなければわからなかったのです。

ですが、ここ十数年のがんのゲノム（遺伝子）研究の進展で状況は大きく変わってきました。発がんの原因となる、細胞が勝手に増えるシグナルを出すドライバー遺伝子変異を特定し、それをブロックする分子標的薬（例えばまんが中のタグリッソ）が開発されてきたからです。この結果、遺伝子変異を持つ患者さんを特定し、少ない副作用で劇的な治療効果を得られるようになったのです（残念ながら全員というわけではありません）。

これは、それぞれのがん患者さんに見合った最適な治療を行なうという意味で、「プレシジョンメディシン（precision medicine）：精密医療」ともいわれています。

2023年現在、肺がんに対してだけでも、8種類の遺伝子異常に対応する20種類以上の分子標的薬が開発されています。ただ、これらの薬の価格が高いのが課題です。

でも、その理由は一言でいえば、それらが「本当に効果があるから」です。もちろん、保険診療内で、高額医療費制度により自己負担は制限されます。

ただ、白川さんのように薬が効き、がんが縮小しても、それで全てが解決するわけではありません。なぜなら、がんとその治療による「過度の安静」は、足腰の筋肉を弱らせるからです。

かつては骨転移の回復は困難で、病的骨折の治療や予防に整形外科医が関与する余地は少なかったのですが、がん薬物療法の進化により、破壊された骨が再生し、通常の整形外科医がほとんど経験したことのないほどの回復を遂げる患者さんが増えてきました。

しかし、骨が再生したからといっても、筋力が衰えているため、以前の生活に戻るには運動や筋トレが必要となります。さらに、がん治療領域の進展が目覚ましい一方で、専門医間の連携がまだ十分でなく、がんリハビリテーションが十分に理解されていないという現状もあります。

つまり、がんが縮小したからといって、ひと段落というわけではないのです。人生を立て直すという視点から見ると、患者さん自身の主体性、つまり自分で行動しようとする意思は非常に重要となります。

白川さんのように、状況が許せばなんでも試してみる、新しい世界を探求する患者さんの例は、多くの方に参考になるはずです。

実際に宮崎まで自分で車を運転してやってこられた時はさすがにびっくりしましたが(笑)、がん治療の発展を、人生を再拡張するほどに活用できている素晴らしい事例として紹介させていただきました。

がん治療は、ただがん細胞を減らすだけでなく、患者さんの人生の質を向上させるための一環であるという視点は、非常に重要といえるでしょう。

本書にご協力くださった、がん患者さんを支援する方々です

大津秀一先生｜早期緩和ケア大津秀一クリニック院長

「全国初の、がんの進み具合を問わない早期からの緩和ケア外来のみを行なっているクリニックです。オンラインでの相談にも対応しています。緩和ケアを受けるには、実際は数々の障害があるのが現実です。どこでも緩和®で、いつでもどこでも誰でも緩和。ご家族だけの相談にも対応しています」

- ホームページ：https://kanwa.tokyo/
- お問い合わせ：info@soukikanwa.jp

辻本由香さん｜つじもとFP事務所代表

「乳がんサバイバーでがん遺族でもあるファイナンシャルプランナーです。がん経験者だからこそ語ることのできる知恵と情報をもとに、告知の時から相続まで、長期にわたった経済的な困りごとに伴走しています。病院では相談しにくい離婚・相続などのご相談も。オンラインで全国どこの方へでも対応可能です」

- ホームページ：https://fp-myhappiness.com/cancer/
- YouTube「がんと向き合うFPチャンネル」：https://www.youtube.com/@fp.cancer

野北まどかさん｜一般社団法人がんと働く応援団 共同代表理事

「がんになっても慌てずに対応するための知識と備えを、忙しい現役世代のためにわかりやすくまとめた『がん防災®マニュアル』を作成しています。一家に1冊、いざという時のためにぜひ常備を。また当団体では、がんになった方のキャリア相談も実施しております。お気軽にお問い合わせください」

- ホームページ：https://www.gh-ouendan.com/
- 『がん防災®マニュアル』申し込み：https://www.gh-ouendan.com/ganbousai

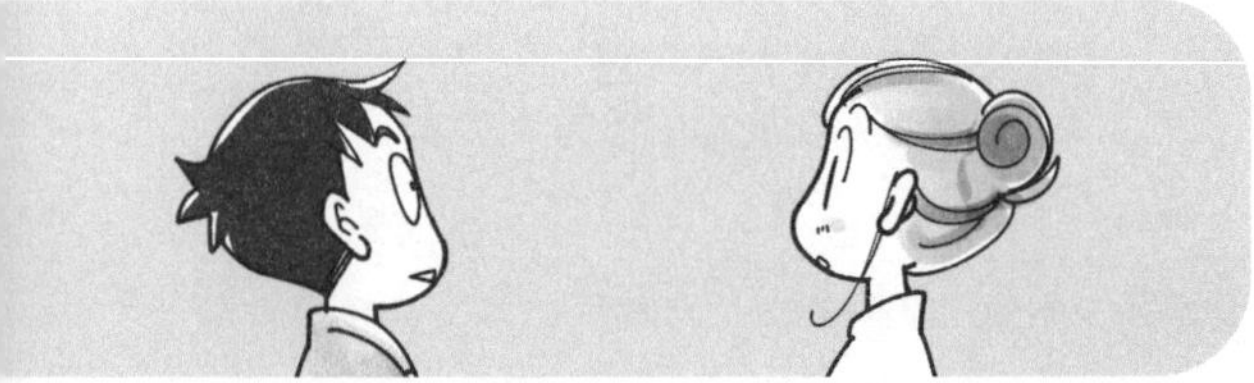

『YouTube がん防災チャンネル』 ｜主宰／押川勝太郎先生

押川勝太郎先生が、がん治療の悩みや不安について動画で答えるYouTube チャンネルです。毎週日曜日 19 時からのがん相談飲み会ライブでは、チャット欄から無料でがんについての質問ができます。

● URL：https://www.youtube.com/@ganbousai/

『がんここ』 ｜主宰／押川勝太郎先生

学会や専門書では見逃されているがん治療の戦略や盲点について、押川勝太郎先生とともに学ぶオンライン勉強会です。『YouTube がん防災チャンネル』よりももう少し詳しく学習したい医療者、患者さん本人やご家族を対象に、月に２回、開催しています。

●ホームページ：
https://community.camp-fire.jp/projects/view/460455

『がん治療医・押川勝太郎のウルトラセカンドオピニオン』

従来のセカンドオピニオンの枠を超えた有料助言サービスです。

・がんだけでなく、がん治療周辺の医学的な助言も行ないます。
・がん治療のことだけでなく、患者さんとご家族の「がん治療人生全体」のことを考えた絶妙な助言・提案・アイデア提供ができます。
・主治医と話しにくい、相性が合わない、主治医に不満があるなどの悩みをお持ちの方には、その主治医に合わせた対処方法を伝授します。仲介のためのお手紙作成も可能です。

●ホームページ：https://miyazakigkkb.amebaownd.com

がん患者会・勉強会などをご紹介します

『AYA GENERATION+group』｜代表／桜林芙美さん

AYA 世代のがん・小児がん経験者、その後 40 歳以上になったプラス世代が対象です。Zoom や LINE を使用したオンライン交流会を毎月開催しています。

●ホームページ：https://agutas.com/
●公式 LINE：https://lin.ee/qxEEYUF

『ピアリング』『ピアリングブルー』｜代表／上田暢子さん

『ピアリング』は乳がんと婦人科がん、『ピアリングブルー』は大腸がんなど消化器がんに向き合う女性のためのピアサポート・コミュニティ。無料会員制のＳＮＳです。がんと診断されてこれから治療を始める方、治療中の方、経過観察中の方。いつでも、どこでも「自分と同じ病気、似た状況」にある仲間とつながり支え合えるコミュニティです。

●ピアリングホームページ : https://peer-ring.com/about
●ピアリングブルーホームページ：
https://bleu.peer-ring.com/about

『NPO 法人宮崎がん共同勉強会』｜代表／押川勝太郎先生

2012 年発足の、押川勝太郎先生の活動の原点、かつ主催するがん勉強会です。対象者はがん患者とその家族、医療者、がんに興味がある一般の方々などです。宮崎市（現地）＋オンラインのハイブリッド開催を継続中。宮崎県外からでも参加可能です。

●公式ページ：
https://www.facebook.com/miyazakigkkb?locale=ja_JP

参考動画一覧

一部ウェブサイト、
冊子 PDF も含みます

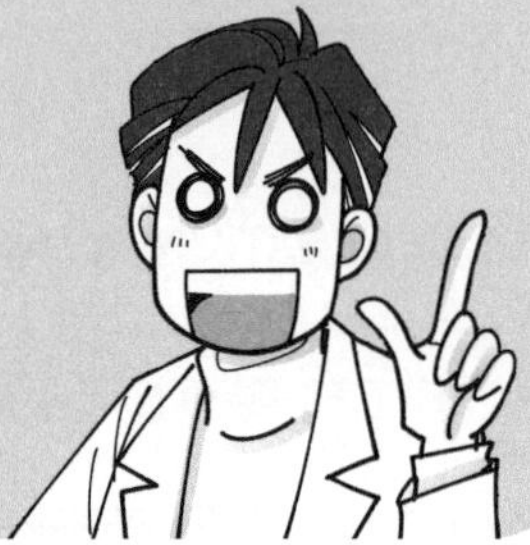

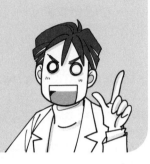

※他の QR コードを紙などで隠して読み取ってください。

【第 1 話】

①病院では教えてくれない抗がん剤治療の新常識 2018 web セミナー　https://youtu.be/sLa5ZF4Cgyg

②患者を味方に付けるがん支持治療 2020 年版
https://youtu.be/hsU3DRTEQbQ

【第 2 話】

①ほとんどの人が勘違いしているがん標準治療の本当の意味と徹底活用法教えます
https://youtu.be/pAWy0sk9ljg

②がん標準治療はなぜ批判が多いのか？・旅先 #62
https://youtu.be/sgog4BOLFLE

【第３話】

①緩和ケアの医師が症状を和らげるだけの医者と思っていると８割損をする 早期からの緩和ケア外来は「痛みや吐き気などの症状がなくてもかかる」（大津秀一先生『緩和ケアちゃんねる・かんわいんちょー』）
https://youtu.be/kH5v7V8cD4M

②緩和ケアの革命、「アクティブ緩和ケアとは何か？」
https://youtu.be/NkukTEXhd-c

【第４話】

①がん治療は一番最初が大事・旅先 #96
https://youtu.be/qvx7IfUCyiY

【第５話】

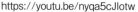

①抗がん剤副作用を乗り越えてはいけない・旅先 #251
https://youtu.be/2bawRZ-YCnc

②がん治療医はどうして患者さんをわかってくれないのか？旅先 #4
https://youtu.be/nyqa5cJlotw

【第６話】

①がん闘病動画を見すぎると危険な３つの理由・旅先＃246　https://youtu.be/z9_et_Nmpe0

②世間の人ががんで最も誤解していること・旅先 #140
https://youtu.be/lhJfisfu7wo

【第７話】

①がん患者会の利用の仕方・旅先 #34
https://youtu.be/vNgtbNKZeZY

【第８話】

①安易な善意ががん患者を地獄に落とす・旅先 #129
https://youtu.be/MEgdtPNxcEo

【第９話】

①冊子「乳がん治療にあたり将来の出産をご希望の患者さんへ」PDF　ダウンロード：http://www.j-sfp.org/ped/dl/breastCancer_brochure.pdf

②「日本がん・生殖医療学会」ウェブサイト
https://www.j-sfp.org/index.html

【第 10 話】

①ステージⅣがんはお先真っ暗？ Q&A#188
https://youtu.be/QyoRYrkHNOU

②乳がんステージⅣどう生きていけば良いのか？
Q&A#7　https://youtu.be/pzZ8QSuC6Hc

【第 11 話】

①食事療法はがんに効きますか？ Q&A#103
https://youtu.be/DnkDqwBkTDc

②免疫力を上げてがん予防なんてナンセンス・旅先 #65
https://youtu.be/A6Q20G_7MDI

【第 12 話】

①がんになっても障害年金もらえること知ってますか？・がん戦略対談★2（押川勝太郎×勝俣範之）
https://youtu.be/8_XqJkVTXYI

②病院が教えてくれないがん治療節約法・がん戦略対談★24（押川勝太郎×辻本由香）
https://youtu.be/kBc2M6bYY4g

【第13話】

①手術するとがんが飛び散る？・旅先＃ 259
https://youtu.be/jI2cIFGv7Jo

②がん患者を悩ませる親戚とは！？旅先 #116
https://youtu.be/GyDRqgZTWwI

③手術したらがんが暴れる！？→2022年日本人2022年最新データで解説
https://youtu.be/LogsTisXWXE

【第14話】

①【極論】がん患者の家族は一緒に苦しみすぎてはいけない・旅先＃ 225
https://youtu.be/cGK8zDhhfF0

②「家族は第二の患者というけれど…」がん防災解説シリーズ③
https://youtu.be/nInN6BS3XuI

【第15話】

①がん治療に専念してはいけない・旅先 #61
https://youtu.be/3545DWTqhDw

②がん治療人生で最重要なのは〇〇〇戦略・旅先＃ 211
https://youtu.be/zJQPufuEOZw

【第16話】

①がん先進医療をご検討の方ご一考を！・旅先＃216
https://youtu.be/Kjb-2vVg1o8

②がん標準治療だけではダメだと思ってる人が不幸になる３つの理由・旅先＃293
https://youtu.be/74UKMrqTcg0

【第17話】

①婦人科がんサバイバーとケモブレイン＋がん合コン作戦
https://www.youtube.com/watch?v=sEEK1gS3_s4

②【がん治療】その物忘れ！ケモブレインかも…？化学療法の副作用？（『がんサバイバー 古村比呂 ～がん・リンパ浮腫と共に～』）
https://youtu.be/avq65SNqvz8

【第18話】

①高齢者がん治療では延命を目指してはいけない？→常識が変わった！・旅先＃248
https://youtu.be/9zM4rNqqcmc

②高齢者がん治療の目標が変わった！・旅先＃222
https://youtu.be/Y_iCa1jwWiM

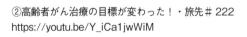

【第 19 話】

①がんと運動の関係（重要！）Q&A#21
https://youtu.be/7IQY7RfHs1g

②がん治療後の経過観察で何も治療しないのが不安だ・旅先 93
https://youtu.be/FdXk_w_zgfM

【最終話】

①実は病院側が助かるがん防災マニュアル・がん入門 #5
https://youtu.be/Lg8NICYhyi8

②事前に知っておきたいがん常識と、がん診断後の落とし穴
https://youtu.be/raTfmunehj0

【新書購入者特典・特別動画 3 本】

YouTube「がん防災チャンネル」にはない、有料オンラインがん勉強会『がんここ』のレクチャー動画を無料でお届けします。

①緩和可能なのについがまんしてしまうもったいないがん症状（42 分）
②医師に分かってもらえないつらい「しびれ」に患者側は何ができるか？（32 分）
③誰も分かってくれないケモブレイン（抗がん剤による認知機能異常）にどう立ち向かうか？（25 分）

こちらからお申し込みください。
https://pushriversho.com/fx/manga3

あとがき

押川勝太郎

この本がほぼ完成してから気付いたのですが（今頃か、と言われそう）、体験談として登場してくださったお２人のまんが以外の、第１話〜最終話までの20話分のテーマ選択には、実のところ私は全く関与していません。

がんの友人を持つ一般人であるおちゃずけさんの視点で、私のYouTube動画の中からテーマを選択し、ストーリー展開してくれたのです。ですから、下書きができるたびにわくわくして読んでいました。

逆に、終了とともに「桜木ななロス」を感じてしまったほどです（笑）。

つまり本書は、よくあるがん患者や医療者の視点で書かれたものではなく、ＳＮＳとスマホを使う普通の人が感じているがんへの疑問を出発点にしているところが、類書にない大きな特徴です。

2000年以前はタブー視されていたものの、今の患者さんのほとんどは、診断時にがん告知をされています。

しかし、日本人はテレビのドラマなどの影響で、がん患者さん全員が悲惨な経過をたどるのではないかという印象が脳裏に刷り込まれているため、がんに罹患したことを人に知られたくないと思うのが普通です。

となると、がん患者は孤独な戦いを強いられて、がん闘病記やネット検索による情報を参考にせざるを得ない人が多くなってくるわけです。

一方、世の中のがん闘病本は2010年頃までにすでに3000冊以上あったといわれており、近年、当事者経験のあるまんが家の方々によるがん闘病まんがもかなり増えてきました。さらにスマホの普及で、ブログやSNS、さらに動画での当事者による情報発信も爆発的に増えています。

ただし、偏った個人的体験や誤ったがん情報も溢れているため、そのまま参考にすると大変危険です。

もちろん、専門的なウェブサイトでのがん情報サービスや、各種がん治療ガイドも参考になるのですが、どうしても硬くとっつきにくく感じ、がん治療の全体像もよく見えません。

現役がん治療医でかつ、患者会（NPO法人宮崎がん共同勉強会）の理事長でもある私が、きちんとしたがん治療解説本を執筆したい、けれども内容を柔らかくするのには限界がある、と思っていたところ、まんがと文章解説のハイブリッド本の提案をいただきました。

できあがって見返してみると、よくあるがん闘病まんがのような重苦しさがなく、1話・1テーマの明快さが際立って、今までにないとっつきやすさが前面に出ていると思います。

私がやはり医療監修した「がん防災®マニュアル」（2023年6月時点で35万部発行・無料、入手方法は289頁参照）とセットで読んでいただけると、がんという人生の災難にどう立ち向かえるか、たくさんのヒントが得られるでしょう。

がん治療は確かに発展していますが、治療法だけでなく様々なテクノロジーの発展を活用して、がん人生のリスク軽減と日常の幸福感をどう守るか、という時代に入ってきています。

これから、がんに人生を邪魔されないために、あるいはがん罹患で狭くなった人生を再拡張するために、どんなテクノロジーが活用できるか、ぜひ私と一緒に研究していきましょう。

押川勝太郎（おしかわしょうたろう）

1965年宮崎県生まれ。宮崎善仁会病院消化器内科・腫瘍内科非常勤医師。抗がん剤治療と緩和医療が専門、'95年宮崎大学医学部卒。国立がんセンター東病院研修医を経て、2002年より宮崎大学医学部附属病院にて消化器がん抗がん剤治療部門を立ち上げる。'09年に宮崎県全体を対象とした患者会を設立、現在NPO法人宮崎がん共同勉強会理事長。著書に『孤独を克服するがん治療』（サンライズパブリッシング）がある。YouTube「がん防災チャンネル」で1500本以上の動画を通して正しいがんの知識を伝えている。

おちゃずけ

大阪府出身。まんが家、コミックエッセイ作家。押川勝太郎先生との出会いで現代の医療について学び直し中。著書に『最終ダイエット「糖質制限」が女性を救う！』『まんが ケトン体入門』（ともに共著、光文社）、『10代のための もしかして摂食障害？ と思ったときに読む本』（共著、合同出版）などがある。

まんが 押川先生《おしかわせんせい》、「抗《こう》がん剤《ざい》は危《あぶ》ない」って本当《ほんとう》ですか？

2023年8月30日初版1刷発行

著　者 —— 押川勝太郎　おちゃずけ
発行者 —— 三宅貴久
装　幀 —— アラン・チャン
印刷所 —— 萩原印刷
製本所 —— ナショナル製本
発行所 —— 株式会社光文社
東京都文京区音羽1-16-6（〒112-8011）
https://www.kobunsha.com/
電　話 —— 編集部03（5395）8289　書籍販売部03（5395）8116
業務部03（5395）8125
メール —— sinsyo@kobunsha.com

R <日本複製権センター委託出版物>
本書の無断複写複製（コピー）は著作権法上での例外を除き禁じられています。本書をコピーされる場合は、そのつど事前に、日本複製権センター（☎03-6809-1281、e-mail : jrrc_info@jrrc.or.jp）の許諾を得てください。

本書の電子化は私的使用に限り、著作権法上認められています。ただし代行業者等の第三者による電子データ化及び電子書籍化は、いかなる場合も認められておりません。

落丁本・乱丁本は業務部へご連絡くだされば、お取替えいたします。

© Shotaro Oshikawa Ochazuke 2023 Printed in Japan ISBN 978-4-334-10016-2

光文社新書

1267
ChatGPTの全貌
何がすごくて、何が危険なのか？
岡嶋裕史
ChatGPTと上手に付き合う方法を学び、その能力を最大限引き出すには？ 基礎知識からクリエイティビティ、今後の進化、人類の未来への影響までわかりやすく解説。
978-4-334-10013-1

1268
アートとフェミニズムは誰のもの？
村上由鶴
「みんなのもの」になろうとするエネルギーを持っているアートとフェミニズム。両者に対する理解の断絶が進んでいる現在の状況に風穴を開けるには？ 美学研究者による新しい試み。
978-4-334-10014-8

1269
不自由な社会で自由に生きる
「自由論」講義録
ウスビ・サコ編
社会は自由なように見えて、昔も今も違う形で不自由だ。宗教、表現、芸術、性、公共、そして私自身――。私たちを縛るものを知り、自由をつかみとるための8つのレッスン。
978-4-334-10015-5

1270
まんが 押川先生、「抗がん剤は危ない」って本当ですか？
押川勝太郎
おちゃずけ
怖いのは、闘う相手の正体を知らないから――治療の不安、医師との関係、お金、患者会、食事、周囲の人の心得など様々な疑問に、YouTubeで活躍の腫瘍内科医がまんがで答えます。
978-4-334-10016-2

1271
結婚しても一人
自分の人生を生ききる
下重暁子
しょせん、夫婦は他人――。大事なことは「求めない」「期待しない」etc. 夫婦がストレスなく暮らしていくためのヒントとは。50年続いた結婚生活と87年の人生を振り返りながら綴る。
978-4-334-10017-9